Raimbert

Notions d'Hygiène

1879

NOTIONS D'HYGIÈNE

NOTIONS

D'HYGIÈNE

SUIVI D'UN APPENDICE

CONTENANT L'HYGIÈNE DES AGES ET DES TEMPÉRAMENTS;
LES SIGNES DE LA MORT, LES ÉQUIVALENTS NUTRITIFS, ETC.

AVEC FIGURES ET PLANCHES

PAR

LE Dr L.-A. RAIMBERT

Membre correspondant de l'Académie de médecine
de la Société de chirurgie et de la Société anatomique de Paris
de la Société de médecine de Marseille
de la Société des sciences médicales et naturelles de Bruxelles.

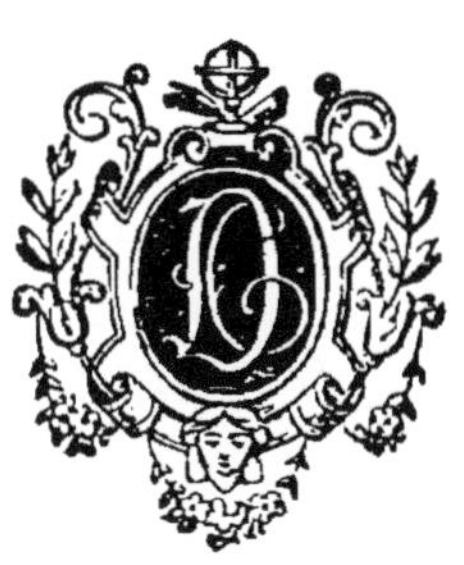

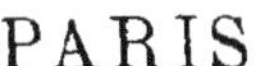

PARIS

LIBRAIRIE CH. DELAGRAVE

15, RUE SOUFFLOT, 15

1879

PRÉFACE

. . . . Belle santé, déesse des déesses,
Toi sans qui rien ne plaît, ni grandeurs, ni richesses,
Ni chansons, ni festins, ni caresses d'amour,
Viens, d'un mortel aimé, viens embellir les jours.
Touche-le de ta main qui répand l'ambroisie.
Ainsi tu nous verras, troupe agreste et choisie,
Les hymnes à la bouche, entourer tes autels,
Santé, reine des dieux, nourrice des mortels.

André CHÉNIER.

Cette invocation ardente du poëte, aux prises avec la maladie, fait admirablement ressortir la nécessité, pour chacun, de soustraire sa santé aux dangers dont elle est sans cesse menacée, et d'apprendre, de bonne heure, ce qu'il doit faire ou éviter pour l'améliorer ou la perfectionner, pour la conserver et pour conjurer la maladie qui arrête l'homme dans son essor, met une entrave à ses travaux ou à ses plaisirs, trouble ou empoisonne son existence, quand elle n'en interrompt pas prématurément le cours.

C'est à enseigner dans les divers établissements d'instruction, à répandre et à vulgariser les préceptes de l'hygiène, dont la pratique conduit à ce résultat, que sont destinées ces *Notions d'hygiène*.

Elles se composent de sept leçons dont le cadre a été tracé par l'Académie de médecine, sur la demande du Ministre de l'instruction publique.

Par leur destination même, elles doivent forcément comprendre des matériaux ou préceptes puisés de tous côtés; mais aussi se borner à ceux qui ont pour origine une observation rigoureuse, et qui ont reçu la sanction de l'expérience.

Ce sont donc des espèces de mosaïques formées de morceaux de choix plus ou moins bien réunis, disposés ou agencés.

Les sujets qui y sont traités comportaient de plus grands développements; mais leur répartition en sept leçons, à chacune desquelles une durée d'une heure est habituellement assignée, nous a obligé à nous restreindre aux choses indispensables, et même, malgré l'aridité qui pouvait en résulter, de les condenser et de les présenter pour ainsi dire en raccourci. Toutefois nous avons, dans une certaine mesure, obvié à cette insuffisance de détails et de développements par l'addition de quelques notes et par celle d'un appendice.

Cet appendice comprend surtout l'hygiène des *âges* et des *tempéraments*, dont il n'a été question que d'une manière incidente dans le cours des leçons. Y faire entrer d'autres sujets eût été sortir des limites qui nous étaient naturellement imposées, par l'âge du public auquel nous nous adressons.

Cependant nous avons cru ne pas les dépasser et augmenter la portée de cet opuscule :

1° En traitant d'une manière plus étendue l'hygiène de l'enfant nouveau-né, et en insistant davantage sur les divers modes d'allaitement, etc., sujets qui intéressent au plus haut point *la mère de famille ;*

2° En nous occupant de l'hygiène de l'enfant arrivé à l'âge de fréquenter la *salle d'asile* et l'*école*, et des conditions hygiéniques que doivent remplir ces établissements d'instruction. Les *administrations municipales* chargées de pourvoir et de veiller à la santé des enfants qui leur sont confiés, y pourront trouver des notions utiles pour les diriger dans l'accomplissement de leurs devoirs à cet égard.

Enfin les *maires*, les *prêtres*, les *instituteurs* et les personnes les plus éclairées des communes rurales, où la constatation des décès ne peut être faite par un médecin, y puiseront les connaissances nécessaires pour empêcher qu'une inhumation n'ait lieu avant que la certitude de la mort soit acquise.

On confond souvent la *constitution* et le *tempérament ;* nous définissons ce qu'on doit entendre par ces deux expressions. Nous exposons ensuite les caractères distinctifs des divers tempéraments et les règles d'hygiène qui leur sont particulièrement applicables.

Nous terminons cet appendice en établissant, sous le titre d'*équivalents nutritifs*, les quantités par lesquelles les différents principes nutritifs peuvent se suppléer les uns les autres dans la ration alimentaire, et en donnant, dans des tableaux et des planches, les proportions de ces principes contenus dans les aliments de nature animale et de nature végétale les plus usuels.

L'hygiène, pour atteindre le but qu'elle se propose, met à contribution toutes les sciences : les sciences physiques, — mécanique, physique, météorologie, chimie, — et les sciences naturelles, — zoologie, botanique, anatomie, physiologie, médecine; aussi leur manière de s'exprimer, leurs termes propres ou techniques interviennent-ils, à chaque instant, dans les sujets dont elle s'occupe et en rendent l'exposition difficilement intelligible, pour ceux qui n'ont pas été initiés à l'étude de ces sciences.

Pour atténuer cet inconvénient, et pour être compris du plus grand nombre, nous avons été aussi sobre que possible de ces expressions techniques, sans toutefois sacrifier la clarté et la concision qui ont été l'objet constant de notre préoccupation.

NOTIONS D'HYGIÈNE

PREMIÈRE LEÇON

CHAPITRE PREMIER

DE L'HYGIÈNE

Définition — but — moyens.

Définition de l'hygiène — son but — son utilité — son importance. — Augmentation de la durée de la vie humaine. — Division de l'hygiène — hygiène privée, hygiène publique — leur but commun. — Sujet de l'hygiène — ses conditions variables. — Agents de l'hygiène — variabilité de leur action — énumération de ces agents.

L'hygiène est la science qui apprend à l'homme l'art de conserver sa santé, c'est-à-dire cet état de l'économie dans lequel toutes les fonctions s'exécutent avec liberté, facilité et régularité.

Elle a pour but de rechercher les causes qui peuvent la troubler et d'indiquer les moyens de se soustraire à ces causes, ou d'en atténuer les effets.

Les conseils qu'elle donne, les règles qu'elle enseigne, les lois qu'elle impose ont pour conséquence de maintenir l'homme sain d'esprit et de corps, *mens sana in corpore sano*, de supprimer la maladie ou d'en diminuer la fréquence et l'intensité, enfin de prolonger la vie en la protégeant et en luttant contre les éléments de destruction qui la menacent sans cesse, et qui doivent finir par en avoir raison.

C'est aux progrès de l'hygiène qu'est dû, en partie du moins, l'accroissement de la vie humaine. Avant la fin du siècle dernier sa durée moyenne n'était que de 28 ans, elle est aujourd'hui de 40 ans au moins.

Ce résultat doit vous faire comprendre l'utilité et l'importance de l'hygiène.

On l'a dit depuis longtemps : la santé est le plus grand des biens; c'est un trésor. C'est elle, en effet, qui permet à l'homme d'appliquer son intelligence et sa force, sans autre interruption, sans autre perte de temps que celle d'un repos nécessaire, à conquérir. par le travail, le bien-être ou la richesse pour lui-même et pour sa famille. Et cependant, ce bien suprême, la plupart des hommes, par insouciance et par imprévoyance, négligent d'en prendre soin ; ce trésor, beaucoup le dissipent dans des excès de tous genres.

L'hygiène se divise en deux parties : l'hygiène privée et l'hygiène publique.

L'hygiène privée ou individuelle indique à chaque homme les règles qu'il doit suivre pour conserver sa santé.

L'hygiène publique ou collective est constituée par l'ensemble des connaissances qui assurent la santé des individus réunis, en plus ou moins grand nombre, dans les villes et dans les campagnes; des habitants d'une commune, d'un État.

Elle comprend les lois et les règlements sanitaires relatifs aux subsistances ; à la construction des édifices publics, des écoles ; à la voirie, aux égouts, aux cimetières, aux établissements dangereux, insalubres ou incommodes, aux épidémies, aux épizooties, etc., etc.

L'hygiène privée et l'hygiène publique concourent au même but : à la conservation, à l'amélioration et au bien-être des populations; à leur préservation des causes physiques et morales qui les font dépérir et dégénérer, à l'accroissement de leur résistance vitale et, en fin de compte, à leur prospérité et à leur grandeur.

Pour atteindre ce but, elles appellent à leur aide toutes les découvertes de la science, tous les enseignements propres à dissiper l'ignorance et les préjugés, à fortifier les âmes et à s'opposer à leur déchéance en y faisant pénétrer les préceptes de la morale, qui rend l'homme plus fort, meilleur et plus heureux.

L'hygiène privée doit seule nous occuper dans ces leçons.

Deux choses sont à considérer dans l'hygiène : le sujet ou individu et les agents ou modificateurs auxquels il est exposé.

Le sujet n'offre pas toujours des conditions semblables. L'âge, le sexe, la constitution, le tempérament, les habitudes, la profession et beaucoup d'autres états particuliers constituent des différences individuelles qui ont chacune leurs règles d'hygiène.

Vous comprenez sans peine, en effet, que celles qui conviennent à l'enfant ne sont pas applicables à l'adulte, ni celles de l'adulte au vieillard; que les préceptes qui régissent la santé de l'homme diffèrent de ceux qui conviennent à la santé de la femme; que le sujet qui est d'un tempérament lymphatique devra se soumettre à d'autres règles que celui qui est d'un tempérament sanguin, nerveux ou bilieux ; que l'hygiène des professions sédentaires diffère de celle des professions actives et laborieuses, etc.

Car nous sentons d'une manière différente l'action des modificateurs, nous sommes plus ou moins impressionnables à leur influence suivant ces conditions diverses.

Les agents ou modificateurs varient par leurs qualités, le mode, l'intensité et la durée de leur action. Ils déterminent ainsi, dans nos organes, des changements plus ou moins favorables ou contraires à l'accomplissement régulier de leurs fonctions, et au maintien de la santé.

L'air avec ses modifications de composition, de pression ou de pesanteur, de lumière, d'électricité, de température, de sécheresse et d'humidité, de mouvement ; les aliments et les boissons ; le régime des eaux ; l'état ou la configuration du sol ; l'habitation ; les vêtements et toutes les choses que nous appliquons sur notre corps ; celles qui en émanent ; nos sensations et nos mouvements, sont les agents de l'hygiène.

Je le répète, tous sont nécessaires à notre existence, mais tous aussi portent en eux les germes de sa destruction.

C'est à vous enseigner à en réglementer l'usage ; c'est à vous signaler les conditions dans lesquelles ils exercent une influence nuisible sur la santé, et à vous indiquer les moyens de la neutraliser ou de vous y soustraire, que nous allons consacrer ces leçons.

Abordons maintenant l'étude des agents atmosphériques.

CHAPITRE II

AIR ATMOSPHÉRIQUE

I. — Composition.

Oxygène. — Azote. — Acide carbonique. — Autres gaz. — Ozone. — Vapeur d'eau. — Poussières, etc. — Importance des qualités de l'air.

L'air constitue l'atmosphère qui nous entoure et forme autour de la terre une couche gazeuse de 60 à 80 kilomètres (15 à 20 lieues) qui y est retenue par l'action de la pesanteur.

Il est composé d'oxygène et d'azote dans la proportion d'un cinquième du premier et de quatre cinquièmes du second (1). Il contient en outre une très-petite quantité d'acide carbonique, un peu de vapeur d'eau (2), des traces d'hydrogène pur et carboné, d'azotate d'ammoniaque et d'ozone (3); enfin on y rencontre aussi des poussières

---

(1) L'air contient :

En volume	21	parties d'oxygène,
	79	parties d'azote.
En poids	23	parties d'oxygène,
	77	parties d'azote.

(2) La quantité d'acide carbonique contenue dans l'air est de 3 à 6 volumes pour 10,000 volumes d'air ; 4/10,000 de son volume est la quantité normale. Celle de la vapeur d'eau varie de 3 à 16 millièmes de son volume.

(3) L'ozone est de l'oxygène électrisé ou condensé. On le rencontre surtout à la campagne et dans les jardins des villes. Il se produit sous l'influence de toute oxydation lente ou vive, par l'action des rayons solaires sur les parties vertes des plantes et sur leurs essences balsamiques, et par celle de l'électricité.

Il a une odeur caractéristique assez vive qui se manifeste dans

d'origine végétale et animale, des spores, des ovules, des animalcules microscopiques.

L'air est l'élément nécessaire de la respiration, de la chaleur et de la vie ; aussi l'étude de l'influence exercée par ses diverses qualités sur la santé est-elle de la plus grande importance.

II. — Pression.

Pesanteur de l'air. — Manière dont elle s'exerce. — Diminution de la pression. — Ascension des montagnes. — Mal des montagnes. — Ascension en ballon — ses effets. — Mort des aéronautes Sivel et Crocé-Spinelli. — Habitation des montagnes. — ses avantages et ses inconvénients. — Augmentation de la pression. — Ouvriers tubistes et scaphandriers. — Préceptes hygiéniques.

L'air est pesant et composé de couches superposées de densités successivement décroissantes. Il exerce, sur chaque centimètre carré de la surface de notre corps, une pression équivalente à celle d'une colonne de mercure dont la base est d'un centimètre carré et s'élève à 76 centimètres de hauteur. La colonne d'air de même superficie à la base qui lui fait équilibre pèse un peu plus de 1 kilog. (1 kilog. 03). La surface développée du corps étant à peu près de 15,000 centimètres carrés, il en résulte que la pression supportée par la surface du corps est d'au moins 15,000 kilog. Mais cette pression est si également distribuée ; elle s'exerce dans tous les sens avec une uniformité si parfaite, que toutes les actions se compensent et s'équilibrent les unes les autres, et que nous pouvons supporter un poids aussi énorme sans en avoir conscience, et exercer nos mouvements avec la plus grande aisance et la plus grande facilité.

---

les champs, et principalement dans les lieux boisés, après le lever du soleil. On lui accorde la propriété d'arrêter la putréfaction, d'exciter les voies respiratoires et de faire naître ou disparaître certaines épidémies; mais il s'en faut de beaucoup que ce rôle, à l'égard des maladies épidémiques, soit suffisamment démontré.

Cette pression varie journellement, mais l'homme en subit les variations, souvent assez étendues, sans aucun dommage et même sans aucune gêne dans l'exercice de ses fonctions, soit par habitude, soit parce qu'elles ont lieu d'une manière lente et insensible.

Ce n'est que lorsque la pression diminue rapidement, comme dans une ascension en ballon, ou lorsque nous gravissons à pied de hautes montagnes que nous ressentons une fatigue en disproportion avec le chemin parcouru. et un malaise plus au moins notable (1).

Ce malaise est caractérisé par de la soif, la perte de l'appétit, le dégoût, des nausées ou des vomissements; par la gêne de la respiration; par des battements de cœur violents, et l'accélération du pouls; par la lourdeur des jambes, de la douleur dans les genoux, de la pesanteur de tête, une faiblesse et un abattement très-prononcés.

On a donné à l'ensemble de ces phénomènes qui rappellent le mal de mer, le nom de *mal des montagnes*.

Quelques instants de repos suffisent pour les faire disparaître; mais ils se manifestent de nouveau, si on reprend l'ascension. Ils sont moindres ou plus tardifs à se produire lorsque celle-ci se fait à cheval, et plus tardifs encore dans une ascension en ballon.

Ces phénomènes augmentent avec l'altitude; à 3,000 m. au-dessus du niveau de la mer, aux accidents décrits plus haut s'ajoutent : la plénitude des vaisseaux sanguins, avec douleurs de tête, vertiges, bourdonnements d'oreilles et quelquefois hémorrhagie. A une hauteur très-

(1) La pression ou pesanteur atmosphérique diminue de 1 centimètre à mesure qu'on s'élève de 100 mètres depuis les bords de la mer, et la colonne de mercure du baromètre s'abaisse progressivement, de telle sorte qu'à 6,000 mètres la pression est réduite de moitié.

considérable, vers 8 à 9.000 mètres, lorsque la pression est réduite à 24 ou 25 centimètres, ils peuvent aller jusqu'à être suivis d'une perte de connaissance et de la mort même, comme l'a démontré la catastrophe arrivée aux aéronautes Sivel et Crocé-Spinelli (1).

L'ascension de montagnes très-élevées et leur habitation peuvent donc avoir des inconvénients pour certaines constitutions, pour celles qui sont prédisposées aux saignements de nez, aux crachements de sang ; pour les individus qui ont la poitrine irritable, faible et délicate. Aussi ces dernières évitent-elles les hauteurs où l'air est raréfié, tandis qu'elles recherchent les vallées où il est plus dense.

---

(1) Ces phénomènes ont été attribués à la tension, sous l'influence d'une atmosphère raréfiée, des gaz contenus dans le sang ; cette tension, d'autant plus grande que la pression extérieure est moindre, a pour effet de dilater les vaisseaux et de leur permettre, l'action du cœur n'étant plus suffisamment contrebalancée, de se laisser distendre par une plus grande quantité de sang, jusqu'à ne pouvoir plus le retenir.

De Saussure, illustre naturaliste genevois, admettait une autre théorie des accidents de la décompression. Il pensait que si, quand l'air est raréfié, nous faisons pénétrer dans les poumons une même quantité d'air en volume qu'avant la raréfaction, nous en respirons en poids une quantité moindre et que par conséquent nous absorbons moins d'oxygène. M. Jourdanet a en outre admis que cet oxygène, en raison de la diminution de pression, doit se dissoudre en moindre quantité dans le sang.

M. P. Bert, en expérimentant sur lui-même et sur des animaux, a démontré la justesse de l'opinion de ces deux observateurs. Il résulte, en effet, de ses expériences que les accidents de la décompression rapide ou lente doivent être attribués à la moindre quantité d'oxygène contenue dans le sang, et à la moindre tension de l'oxygène de l'air dilaté. L'accélération de la respiration a pour but et pour effet de restituer au sang l'oxygène qui lui manque. Cette insuffisance d'oxygène se fait particulièrement sentir, lorsqu'il nous faut subvenir à la consommation d'oxygène qu'exige le déploiement de la force nécessaire pour soulever le poids du corps, en gravissant une montagne. Cette consommation surabondante n'ayant lieu ni pendant le repos, ni pendant une ascension à cheval ou en ballon qui n'exige aucun travail musculaire, les accidents de la décompression ne se manifestent qu'à un faible degré, ou sont plus tardifs à se produire, ou enfin n'ont lieu qu'à une plus grande hauteur.

Néanmoins les montagnards, à la condition d'habiter des régions d'une élévation modérée, comme celles du Jura et de l'Auvergne, jouissent habituellement d'une bonne santé. Leurs fonctions s'harmonisent avec les conditions du milieu dans lequel ils vivent. Ils ont l'appétit vif, les digestions faciles; leur respiration et leur circulation s'exercent avec plus de fréquence et d'ampleur. Ils sont vifs, agiles, forts, robustes, et se livrent à la marche sans fatigue et sans essoufflement.

Le séjour des montagnes est salutaire aux individus d'un tempérament lymphatique, à ceux dont la constitution ou les fonctions organiques sont plus ou moins altérées par l'excès des travaux intellectuels, des affections morales ou des plaisirs, pourvu que les organes de la respiration et de la circulation n'offrent aucune prédisposition maladive.

L'augmentation de la densité de l'air produit des effets opposés à ceux que déterminent les ascensions rapides. Dans l'air comprimé on éprouve un sentiment de bien-être. Le pouls et les mouvements respiratoires deviennent plus amples, moins fréquents, les membres semblent plus légers, leurs mouvements plus faciles et exiger moins d'effort.

Toutefois les fortes pressions employées dans les pêches sous-marines et dans le fonçage des piles de pont donnent lieu souvent à des accidents assez graves pour causer la mort (1). Ce sont d'abord des douleurs d'oreilles, un refroidissement très-intense, des démangeaisons vives que les ouvriers tubistes appellent *puces*; puis de violentes douleurs

---

(1) Sur 60 ouvriers employés à la fondation du pont de Saint-Louis (Missouri), 30 furent gravement frappés; 12 moururent.

dans les muscles et les articulations en exercice, des paralysies plus ou moins durables surtout dans les membres inférieurs ; enfin la mort subite.

On observe ces accidents dans les appareils destinés au fonçage des ponts (1), et chez les *scaphandriers* (2), au retour à la pression normale.

Leur intensité est en rapport direct avec la rapidité de la transition. Aussi la décompression doit-elle s'opérer avec une grande lenteur.

Préceptes hygiéniques.

Choisir pour sa résidence les localités d'une altitude modérée.

L'établir de préférence dans les vallées où l'air est plus dense, si on a la poitrine faible et irritable.

Éviter d'habiter des lieux très-élevés où l'air est vif et moins dense, ainsi que de se livrer à l'ascension des hautes montagnes, si on est prédisposé aux maladies de poitrine et du cœur et aux hémorrhagies.

Le séjour des lieux secs et élevés convient, au contraire, aux individus d'une constitution molle et lymphatique, et à ceux dont les fonctions organiques sont languissantes et délabrées, s'ils ne sont pas prédisposés aux affections précédentes.

---

(1) Ces appareils sont composés de tubes métalliques qu'on descend dans le lit du fleuve, et qu'on superpose successivement les uns aux autres, à mesure qu'ils descendent plus profondément. Le tube supérieur est surmonté d'une chambre, dans laquelle on insuffle de l'air comprimé, pour rendre l'appareil étanche. Les ouvriers sont introduits par un système particulier de portes. Quand ils ont creusé le sol jusqu'au solide, on remplit le cylindre métallique de béton, et la pile de pont se trouve constituée.

(2) Individus revêtus du scaphandre.

III. — Température.

Degrés thermométriques de la sensation de chaleur et de froid. — Cette sensation est relative — ses causes. — Résistance au froid — ses causes — ses limites. — Quantité de chaleur produite en vingt-quatre heures. — Résistance à la chaleur — ses causes. — Alcarazas. — Sécheresse et humidité de l'air. — Effets de la chaleur sèche. — Insolation. — Sieste. — Effets de la chaleur humide. — Éventail. — Effets du froid modéré. — Froid sec intense — ses dangers — exemples. — Effet du froid humide. — Préceptes hygiéniques.

Dans notre climat, l'air produit sur nos organes, couverts de vêtements, l'impression d'un corps chaud dès qu'il approche de + 25 centigrades, et celle d'un corps froid à + 6° ; à + 15°, elle est indifférente.

Cette sensation de chaleur et de froid est relative, et dépend des conditions dans lesquelles nous nous trouvons : elle varie avec la constitution, l'âge, le sexe, les habitudes, le climat, etc ; de sorte qu'un même degré de température peut être apprécié d'une manière différente, paraître chaud ou froid, suivant ces conditions diverses.

Quoique le corps humain soit affecté dans sa sensibilité par les modifications de température que subit l'air atmosphérique, sa température propre, qui est en moyenne de 37°5, reste néanmoins notablement la même pendant les saisons et sous les climats les plus opposés (1).

La propriété que l'homme sain possède de conserver une température toujours la même, quelle que soit celle de l'air ambiant, il la doit d'une part à l'énergie des fonctions de la respiration, et d'autre part à l'activité de la transpiration pulmonaire et cutanée.

---

(1) Cette température, invariable dans l'état de santé, ne peut s'élever ni s'abaisser de plusieurs degrés sans danger.

Lorsque, prise dans l'aisselle, pendant les maladies accompagnées de fièvre, la température monte à 40°, l'état est grave ; si elle s'élève à 41°, il y a danger de mort.

La résistance au froid est due à l'activité de la respiration. En effet, lorsque la température ambiante est très-froide, la respiration s'accélère ainsi que la circulation du sang, et la chaleur que produisent ces phénomènes contrebalance le refroidissement de la surface du corps. Cette chaleur a sa source principale, comme l'a démontré Lavoisier (1), dans les combinaisons qui s'opèrent dans les voies aériennes entre l'oxygène de l'air, le carbone et l'hydrogène, et qui donnent lieu à la formation d'acide carbonique et d'eau. Elle résulte aussi de celles qui ont pour siége l'intimité des organes, et en vertu desquels se forment divers produits de sécrétion tels que l'urée, l'acide urique, etc.

La quantité de chaleur produite par l'homme en vingt-quatre heures serait capable d'élever, à la température de l'eau bouillante, 25 kilog. d'eau à 0°. Mais cette quantité de chaleur ne s'accumule pas dans le corps de l'homme, elle se dissipe à mesure, et par rayonnement et par contact avec les corps ambiants, de telle sorte que la température reste sensiblement la même.

La production de la chaleur est donc limitée. Elle doit être secondée par une alimentation convenablement choisie, par l'exercice, par des vêtements et par le chauffage ; car les aliments qui introduits dans l'économie y jouent le rôle d'un combustible véritable, et le mouvement, sont aussi des sources de la chaleur ; les vêtements et le chauffage mettent obstacle à sa déperdition.

La résistance au froid est encore subordonnée à l'âge et au caractère général de l'organisation. Elle est moindre chez les sujets nerveux et lymphatiques, chez la femme,

---

(1) Lavoisier, illustre chimiste, né à Paris en 1743, mort en 1794, victime du tribunal révolutionnaire et auquel le juge Coffinhal disait en l'envoyant à l'échafaud : « La France n'a pas besoin de chimistes. »

chez le nouveau-né et le vieillard, enfin chez les individus dont l'alimentation est insuffisante.

La résistance à la chaleur dépend de l'évaporation d'eau qui se produit à l'intérieur des voies respiratoires et à la surface de la peau. Cette évaporation, qui s'élève par vingt-quatre heures en moyenne à 1,500 grammes, détermine pour l'économie une perte considérable de chaleur, et maintient le sang à une température constante. Ainsi, lorsque la température a de la tendance à s'élever sous l'influence d'un exercice, la sueur, qui se produit en même temps, le ramène à son chiffre normal.

Dans cette circonstance, notre corps ressemble à ces vases poreux appelés alcarazas, destinés à rafraîchir les boissons pendant les chaleurs de l'été ; il se refroidit par l'évaporation de la sueur dont il est couvert à sa surface, comme ceux-ci par l'évaporation de l'eau que leurs parois laissent transsuder.

L'air, quelle que soit sa sécheresse, n'est jamais complétement dépourvu d'humidité. Celle-ci y existe en plus ou moins grande quantité, soit à l'état de vapeur invisible, soit en gouttelettes liquides très-divisées qui forment les brouillards et les nuages, et elle associe son influence à celle qu'exerce sur l'organisme la chaleur et le froid.

Je vais vous exposer successivement l'action qu'exerce sur la santé la chaleur sèche et la chaleur humide ; le froid sec et le froid humide.

Chaleur sèche. — La chaleur sèche détermine de la pesanteur de tête, de la faiblesse musculaire et de la propension au sommeil, quelquefois de l'excitation cérébrale et de l'insomnie. Elle produit une gêne plus ou moins grande de la respiration, une diminution de l'appétit et rend les digestions difficiles, d'où la nécessité de faire usage d'une alimentation modérée et légèrement stimulante. Enfin, elle augmente la transpiration pulmonaire et cutanée dans une proportion considérable, de sorte que la température du corps ne s'élève que d'une quantité très-restreinte.

Cette transpiration abondante a pour effet d'épuiser rapidement les forces.

La soif, qui se manifeste alors, est due au besoin qu'éprouve l'économie de fournir à la perte d'eau qui se fait à la surface des voies respiratoires et de la peau. Il ne faut la satisfaire qu'avec des boissons prises en petite quantité, et modérément excitantes.

L'insolation détermine souvent l'asphyxie et des congestions pulmonaires et cérébrales; les morts subites même ne sont pas rares chez les individus exposés à l'action d'un soleil ardent.

On doit pendant les fortes chaleurs s'abstenir de marches et d'occupations actives au milieu du jour; c'est pourquoi les moissonneurs se reposent à l'ombre et dorment pendant la partie la plus chaude de la journée, prolongent leur travail le soir, et le recommencent dès l'aurore; c'est pourquoi les troupes qui ont de longues étapes à parcourir se mettent en marche de très-grand matin, afin d'arriver avant que le soleil soit très-élevé au-dessus de l'horizon; c'est pourquoi enfin, dans les pays méridionaux, on s'abstient de sortir, on fait la *sieste*, c'est-à-dire qu'on se livre au sommeil pendant la température élevée du milieu du jour.

Lorsqu'on est obligé de s'exposer à l'action directe des rayons solaires, il faut abriter sa tête sous des parasols ou sous des coiffures qui les réfléchissent, comme je le dirai en parlant des vêtements.

Chaleur humide. — L'air chaud et humide produit, à un degré bien plus prononcé que l'air chaud et sec, une action débilitante sur toutes les fonctions. L'appétit est faible et languissant, l'intelligence obtuse, le système musculaire débile, la respiration pénible.

Cette gêne de la respiration est due à ce que, à la dilatation de l'air, se joint sa saturation par de la vapeur d'eau. Cette saturation met obstacle à l'exhalation de celle qui provient des poumons, de même qu'elle s'oppose à la dissolution dans l'air de celle qui se forme à la surface du corps. Elle diminue, par cette raison, notre faculté de résister à la chaleur, et nous fait trouver accablante une température que nous supportons facilement lorsque la ventilation apporte, au contact de notre peau, de l'air non encore saturé d'humidité.

L'éventail, dont font un si grand usage les habitants des climats chauds, a pour effet de produire cette ventilation. C'est particulièrement l'air chaud et humide que nous appelons lourd, tandis qu'en réalité il est raréfié et d'une pesanteur spécifique moindre.

Cette condition de l'atmosphère s'observe souvent dans nos climats quand le temps est orageux, ou dans les climats chauds pendant la saison des pluies (1).

Froid sec. — Le froid sec est bien supporté par l'homme. Je vous ai dit quels phénomènes se passaient dans les voies respiratoires surtout, pour réparer la perte du calorique produite par l'abaissement de la température atmosphérique.

---

(1) On a vu des individus supporter dans une étuve sèche, dans un four, pendant sept et même dix minutes, des températures de 100° et 140°. Cette chaleur leur eût été insupportable, et ils eussent été menacés de suffocation et d'asphyxie, même à une températue très-inférieure, si l'air de l'étuve, au lieu d'être sec, eût été saturé d'humidité.

Les effets du froid varient suivant son intensité. Le froid modéré diminue la perspiration cutanée qui se trouve suppléée par l'augmentation de l'exhalation pulmonaire et de la sécrétion urinaire. Il augmente l'appétit et rend les fonctions digestives très-énergiques, mais il alourdit les fonctions cérébrales.

Le froid intense affaiblit l'action des muscles et rend la marche incertaine. Il détermine un sentiment de lassitude, de courbature, de l'engourdissement, le ralentissement de la respiration, un besoin impérieux de sommeil, enfin un assoupissement léthargique prélude de la mort. Il faut alors se garder du repos, car quiconque s'assied s'endort, et quiconque s'endort ne se réveille plus.

L'effet local du froid est de suspendre la circulation dans les parties qui y sont soumises, principalement dans les extrémités du corps où elle est moins active. Il serait dangereux de faire disparaître ces effets par une brusque élévation de température artificielle ou spontanée, elle produirait un effet contraire à celui qu'on en attend : la gangrène des extrémités, l'asphyxie et la mort.

Pendant la campagne d'Eylau, en 1807, la santé des soldats s'était conservée en bon état, malgré l'intensité du froid et l'abondance de la neige, lorsque tout à coup le thermomètre monta de — 19° à + 6°, et aussitôt un grand nombre d'hommes furent atteints d'inflammation de la peau à divers degrés et même de gangrène ; les plus gravement frappés furent ceux qui se chauffèrent.

Si le passage du froid à la chaleur est très-rapide, la mort peut arriver subitement.

Pendant la retraite de Moscou, le pharmacien en chef de l'armée, épuisé de froid, de fatigue et de faim, passe quelques heures dans une chambre chaude ; bientôt ses membres engourdis se tuméfient, et il meurt sans proférer une parole.

Dans le même temps, des soldats tombèrent subitement comme foudroyés en s'approchant du feu.

C'est en rappelant peu à peu la chaleur dans les parties atteintes, par des frictions avec de la neige ou avec de l'eau très-froide dont vous élèverez graduellement la température, que vous pourrez conjurer ces dangers.

Durant l'hiver de 1802, vingt soldats autrichiens, s'étant égarés dans les neiges du Mont-Cenis, furent trouvés au bout de 26 heures engourdis et ne donnant plus signe de vie. On les plaça dans des lits froids, on leur fit des frictions avec de la neige, avec de l'eau froide, puis avec de l'eau tiède; ils furent bientôt ranimés et se rétablirent rapidement.

Les engelures, les maladies inflammatoires des organes de la respiration, les rhumatismes, etc., sont les maladies engendrées par l'action plus ou moins intense du froid.

Froid humide. — Le froid humide enlève au corps plus de chaleur que le froid sec, parce que la quantité d'eau que l'air contient augmente sa capacité pour le calorique (1). C'est pourquoi les brouillards, par une température basse, font éprouver une sensation de froid pénétrant. Lorsqu'ils se précipitent sous forme de pluie qui imbibe les vêtements, la soustraction de calorique est plus considérable encore, et d'autant plus pernicieuse que le corps est échauffé et couvert de sueur.

Le froid humide, qui agit passagèrement, engendre les

(1) On sait par les belles expériences de Tyndall, physicien anglais, qu'un air saturé d'humidité absorbe 90 fois plus de chaleur qu'un air sec, parce que l'eau est un corps opaque pour la chaleur, quoiqu'elle laisse passer les rayons lumineux.

mêmes maladies que le froid sec, et même plus facilement encore ; s'il sévit d'une manière habituelle, son action débilitante sur tout l'organisme tend à imprimer à ces maladies une forme chronique. Enfin, associé à l'absence de la lumière solaire et du renouvellement de l'air, il favorise le développement de la scrofule et de la phthisie pulmonaire.

Préceptes hygiéniques.

Pendant les chaleurs, s'abstenir de travaux manuels qui exigent un grand déploiement de force musculaire.

S'abstenir de marches au milieu du jour, mais consacrer à ces exercices le soir et le matin.

Ne se livrer qu'à un exercice modéré pour éviter les sueurs abondantes qui épuisent les forces.

Pendant les chaleurs intenses, faire la sieste au milieu de la journée.

S'abriter la tête contre l'action des rayons solaires.

Porter des vêtements légers, amples et de couleur claire.

User d'une nourriture et de boissons peu abondantes et légèrement stimulantes.

Pratiquer une ventilation qui apporte au contact du corps de l'air non saturé d'humidité, à moins que cette humidité ne soit au-dessous de la température atmosphérique.

Faire un fréquent usage, surtout le matin, de bains frais ou d'ablutions et d'affusions froides.

Pendant le froid, lutter contre l'abaissement de la température par l'exercice, une alimentation substantielle, les vêtements et le chauffage.

En préserver avec soin les enfants nouveau-nés, les vieillards et les individus d'un tempérament lymphatique.

Pendant le froid intense, se garder du repos et d'une alimentation insuffisante.

En garantir toutes les parties du corps, surtout les extrémités, par des vêtements appropriés.

Se garder d'en faire disparaître les effets par une brusque élévation de température ; mais y rappeler peu à peu la chaleur.

Éviter avec soin le froid humide, surtout lorsqu'il est associé à l'absence de lumière solaire.

IV. — Lumière.

Effets de la lumière solaire. — Lumière intense. — Coup de soleil. — Privation de la lumière solaire — ses effets — maladies qu'elle engendre. — Association de la privation de lumière à l'humidité de l'air — maladies qui en résultent. — Lumière artificielle. — Préceptes hygiéniques.

Indépendamment de l'influence qu'elle exerce sur l'œil, qui est l'organe spécialement destiné à en recevoir l'impression, influence dont nous nous occuperons plus tard, la lumière solaire agit sur l'ensemble de la constitution en stimulant la circulation et le système nerveux. Elle tonifie et colore la peau dont elle active la circulation capillaire ; aussi voit-on celle des personnes qui vivent au grand air, celle des habitants de la campagne prendre sous l'action de la lumière du soleil, toujours associée à une plus ou moins grande quantité de chaleur, une coloration plus ou moins foncée. Lorsqu'elle agit avec excès, elle détermine cette inflammation superficielle connue sous le nom de *coup de soleil*.

La privation ou l'insuffisance de la lumière produit des effets tout contraires ; les plantes qu'on y soumet, comme agissent les jardiniers à l'égard de certains légumes, se décolorent, s'étiolent, se gorgent de fluides aqueux. Les individus qui passent leur vie dans les lieux obscurs et mal éclairés, dans des rez-de-chaussée exposés au nord et où le soleil ne pénètre jamais, les ouvriers qui travaillent au-dessous du sol, comme les tisserands, les mineurs, voient leur peau perdre sa couleur et sa tonicité et devenir pâle et molle. En outre, leur sang s'appauvrit, leurs forces se détériorent, et ils contractent les maladies appelées vulgairement humeurs froides (engorgement des glandes, ulcères de la peau, inflammation des os, etc.), qui sont la plus haute expression du tempérament lymphatique et scrofuleux; aussi, les individus doués de ce tempérament doivent-ils éviter, d'une manière toute particulière, de séjourner dans ces lieux malsains. « Où la lumière n'entre pas, a dit un proverbe, la maladie entre. »

La lumière artificielle ne peut suppléer la lumière solaire; de plus, elle consomme l'oxygène des lieux de réunion, plus ou moins clos et encombrés, qu'elle éclaire.

Préceptes hygiéniques.

Rechercher la lumière solaire diffuse qui tonifie et vivifie l'organisme.

Éviter l'action directe des rayons solaires sur les parties découvertes dont ils peuvent déterminer l'inflammation.

Éviter de séjourner, de travailler dans des lieux obscurs ou mal éclairés, surtout s'ils sont en outre froids et humides et qu'on soit d'un tempérament lymphatique.

V. — Électricité.

Orages. — Foudre. — Conditions qui exposent à être frappé de la foudre. — Moyens de s'en préserver. — Conseils de Franklin. — Paratonnerres. — Préceptes hygiéniques.

L'électricité se produit incessamment dans l'air. L'état électrique normal de l'atmosphère, que nous supportons sans en avoir conscience, acquiert, dans certaines conditions de température et d'humidité, une intensité qui fait naître les orages. Leur approche est signalée par la langueur de toutes les fonctions, par un sentiment d'accablement et de pesanteur général, de prostration des forces ; par des douleurs de tête et, chez les sujets nerveux surtout, par des malaises et des souffrances indéfinissables accompagnées d'une crainte involontaire.

La foudre éclate lorsque l'excès d'électricité positive ou négative d'un nuage se combine avec l'électricité d'espèce et de nom contraire, développée par influence à la surface de la terre.

Le danger d'être foudroyé est d'autant plus grand qu'on se trouve plus rapproché de matières conductrices de l'électricité qui se dirigent vers les nuages, et vont y soutirer la foudre.

Les arbres l'attirent ; aussi ne faut-il jamais se réfugier sous un arbre pendant un orage. Les hauteurs, les clochers élevés en sont fréquemment frappés ; de là, la nécessité de descendre dans une vallée pendant l'orage ; de là le danger de sonner les cloches dont les cordes, plus ou moins humides, conduisent le fluide électrique jusqu'à celui qui les tire.

Les colonnes d'air humide qui s'élèvent d'hommes ou d'animaux agglomérés, de meules, de granges remplies de grains ou de fourrages, conduisent aussi ce fluide jusqu'au lieu d'où elles émanent. Il convient donc de s'en éloigner.

Franklin (1) nous a donné les règles hygiéniques à suivre pour éviter d'être frappé de la foudre.

---

(1) Franklin (Benjamin), éminent citoyen, habile physicien et grand moraliste, né en 1706 aux États-Unis, mort en 1790.

En outre des préceptes précédents, il recommande de s'éloigner des cheminées, dont la suie a la propriété de l'attirer ; d'éviter le voisinage et le contact des métaux, des glaces, des dorures ; d'ôter les ornements métalliques qu'on a sur soi ; de ne point se placer sous un objet quelconque de métal ; d'interposer entre la terre et soi un corps mauvais conducteur, comme le verre, la soie ; de diminuer autant que possible les points de contact avec le sol et les murs.

L'établissement de paratonnerres sur les habitations est le meilleur préservatif de la foudre. Leur action s'étend horizontalement en tous sens à une distance double de la hauteur de leur tige.

Préceptes hygiéniques.

Pour se préserver de la foudre pendant un orage :

Ne pas se réfugier sous un arbre.

Ne pas se mettre à l'abri dans un édifice élevé, dans une grange pleine, derrière une meule de fourrage.

Ne pas se placer sur une élévation.

Ne pas se réunir à un groupe d'hommes ou d'animaux.

Éviter le contact ou le voisinage des corps bons conducteurs de l'électricité.

Interposer entre le sol et soi un corps mauvais conducteur de l'électricité.

Placer sur son habitation un ou plusieurs paratonnerres.

VI. — Vents.

Manière d'agir des vents. — Vents du Nord et du Nord-Est. — Vents d'Ouest. — Vents du Sud et du Sud-Est. — Mistral. — Sirocco. — Simoun. — Armée de Cambyse engloutie. — Ophthalmies. — Préceptes hygiéniques.

L'air n'est jamais dans un repos absolu. Sous l'influence de la radiation solaire, il éprouve des fluctuations, des déplacements, des courants plus ou moins rapides qui le renouvellent sans cesse et qui constituent les vents.

Les vents agissent sur l'homme en vaporisant les liquides qui sont à la surface de son corps. L'impression qu'il en éprouve (1) est en rapport avec leur vitesse, qui exagère les qualités météorologiques que nous venons de passer en revue : chaleur et froid, sécheresse et humidité.

Plus l'air se renouvelle rapidement, plus grande est la soustraction de calorique qu'il occasionne, et plus vivement elle est sentie. L'air froid et en repos nous impressionne beaucoup moins que l'air agité par le vent. Lorsqu'il agit sur le corps en sueur et couvert de vêtements imbibés d'eau, la rapide évaporation qu'il produit détermine un abaissement de température, qui donne souvent naissance à des maladies plus ou moins graves.

Les vents agissent encore d'une manière plus ou moins nuisible, par leurs variations brusques qui font naître des alternatives de chaud et de froid dans le même jour, par leur sécheresse, par les vapeurs aqueuses, par les poussières, les sables dont ils se chargent et qu'ils poussent souvent à de grandes distances; enfin, par le transport des émanations délétères qui se dégagent des eaux stagnantes et de certaines industries. Mais, d'un autre côté, ils sont souvent utiles en renouvelant l'air confiné et l'atmosphère stagnante et malsaine des localités trop abritées du vent. C'est par eux que se dispersent, en s'affaiblissant, les miasmes et les principes infectieux.

En France, les vents du Nord et du Nord-Est, qui viennent des continents, sont froids et secs; les vents d'Ouest,

(1) Un vent modéré parcourt 2 mètres par seconde; fort, 10 mètres; très-fort, 20 mètres; en tempête, 22 à 30 mètres; en ouragan, 35 à 45 mètres.

qui ont traversé l'Océan, sont froids et humides. Le vent du Sud-Est, qui règne dans la vallée du Rhône et est connu sous le nom de *mistral*, est très-froid et très-redoutable. Les vents du Sud et du Sud-Est, qui proviennent de l'intérieur de l'Afrique, absorbent, en passant sur la Méditerranée, des vapeurs aqueuses abondantes qui leur communiquent les propriétés déprimantes de l'air chaud et humide. Quand ils soufflent, les habitants des côtes de la Provence, qui le nomment *sirocco*, s'enferment chez eux et calfeutrent portes et fenêtres.

Le *simoun*, ou vent brûlant du désert, soulève une masse de sable fin qu'il entraîne avec lui, et dont il obscurcit l'atmosphère. Sous ses flots de poussière, on l'a vu engloutir des caravanes entières, et jadis anéantir l'armée de Cambyse. Il occasionne des ophthalmies graves et quelquefois l'asphyxie. Pour s'en préserver et en atténuer l'effet desséchant, les Arabes se couvrent la figure, les Perses s'enduisent le corps de boue humide, les Africains de graisse.

Préceptes hygiéniques.

Se mettre à l'abri du vent ou des courants d'air, lorsque le corps est en sueur et que les vêtements sont mouillés.

Ne pas se tenir sous le vent qui passe au-dessus de marais, de matières végétales et animales en voie de putréfaction.

Se garantir des vents chargés d'humidité, de poussières, de sables, de gaz irritants ou délétères.

Se prémunir, par des vêtements appropriés, contre les brusques changements de température qu'ils déterminent.

VII. — Altérations de l'air.

Vapeurs irritantes. — Emanations putrides végétales et animales. — Effluves. — Miasmes. — Eaux stagnantes — leur danger. — Poussières minérales. — Plomb — son action sur les ouvriers qui fabriquent la céruse, les peintres. — Mercure — son action sur les doreurs, étameurs de glaces. — Arsénic. — Papiers de tenture. — Phosphore. — Allumettes. — Moyens de préservation. — Blanc de zinc. — Galvanoplastie. — Phosphore amorphe. — Poussières végétales.

L'air peut être altéré par les produits de la respiration, par des gaz, des vapeurs et des poussières de différentes natures, par des effluves et par des miasmes (1).

La respiration est une des causes les plus puissantes de l'altération de l'air dans les endroits clos. C'est à cette altération qu'on a donné le nom d'*air confiné ;* je m'en occuperai à l'occasion des habitations. C'est aussi alors que je parlerai des gaz et vapeurs qui servent à l'éclairage et en sont le produit ; de ceux qui proviennent de la combustion et des émanations des fosses d'aisances, etc.

Quant à ceux qui émanent des grandes industries et se dégagent des fabriques de produits chimiques, de divers acides, de phosphore, d'allumettes, etc., on peut se faire une idée de leurs propriétés plus ou moins délétères ou irritantes pour les voies respiratoires, lorsqu'on a respiré l'air chargé des vapeurs qu'émettent les ustensiles de cuisine que, pour les étamer, les chaudronniers décapent dans les rues avec de l'acide chlorhydrique.

Les substances végétales et animales que la chaleur et l'humidité font entrer en putréfaction répandent dans l'air

(1) L'air tient en outre en suspension et charrie sans cesse un grand nombre de particules microscopiques organiques ou organisés tels que : des corpuscules provenant de substances inertes et des êtres vivants qui nous entourent ; des sporules de cryptomanes, des ovules d'infusoires et des vibrions de diverses espèces.

des émanations plus ou moins nuisibles, dont la présence est décélée par l'odeur qui émane du sol, lorsque après une longue sécheresse survient une petite pluie chaude.

Les effluves qui résultent de ces fermentations putrides, absorbées par les voies respiratoires et par la peau, exercent une action pernicieuse sur l'organisme.

L'insalubrité de ces émanations se rencontre au plus haut degré dans les eaux stagnantes, où entrent en décomposition les débris organiques des végétaux et des animaux qui y pullulent et y meurent. Ces émanations produisent l'intoxication marécageuse, d'où résultent les fièvres intermittentes. A cause de leur pesanteur spécifique et de la vapeur d'eau qui leur sert de véhicule, elles occupent les couches inférieures de l'atmosphère, et exercent une influence d'autant plus nuisible qu'on y séjourne plus longtemps à proximité du sol. C'est pourquoi il ne faut pas se coucher à terre, au voisinage des eaux dormantes, dans les contrées marécageuses.

Les exhalaisons qui se dégagent des matières animales en voie de putréfaction, que ces matières proviennent de l'homme, d'êtres vivants ou morts, agissent tantôt séparément, tantôt combinent leurs effets avec ceux des précédentes, et donnent naissance à des diarrhées, à des dyssenteries, à des fièvres typhoïdes, etc.

Les poussières qui, par leur présence dans l'air, sont capables d'exercer une action nuisible sur l'homme sont minérales, végétales et animales.

Les poussières minérales de silice, de grès, de plâtre, d'émeri, de houille, en pénétrant dans les poumons des ouvriers aiguiseurs, couteliers, tailleurs de pierre, houilleurs, etc., et en s'y fixant, y déterminent une inflammation et des ulcérations qui entraînent ces ouvriers au tombeau, dans un âge peu avancé, avec tous les symptômes de la phthisie pulmonaire (1).

Les émanations du plomb et du mercure donnent lieu à des accidents d'une nature différente. Les ouvriers qui fabriquent la céruse et le minium, les peintres qui emploient ces substances, en avalent et respirent les molécules pulvérulentes, et sont sujets à des coliques violentes avec constipation opiniâtre, à des douleurs articulaires, à des paralysies, à des maladies cérébrales, etc.

Les doreurs, les étameurs de glaces, les individus qui distillent ou volatilisent le mercure et en respirent les vapeurs, éprouvent des accidents caractérisés par une salivation abondante, avec gonflement des gencives, et un tremblement général qui les met dans l'impossibilité de travailler : accidents qui persistent souvent plusieurs années et quelquefois jusqu'à leur mort.

Les ouvriers qui manient le phosphore et fabriquent les allumettes chimiques, sont sujets à des douleurs de dents qui aboutissent à l'altération des os maxillaires.

Une ventilation énergique, les soins de la plus extrême propreté, consistant à enlever de la peau les particules métalliques qui y adhèrent, le changement de vêtements après le travail, sont les principales conditions générales à remplir pour se préserver de ces accidents.

Les conditions spéciales sont de remplacer la céruse par le blanc de zinc dans la peinture ; de substituer, pour la dorure, la galvanoplastie au mercure ; enfin d'employer,

(1) C'est à cette maladie que succombaient les ouvriers qui, à Sheffield, en Angleterre, font les pointes d'aiguilles, et ceux de la fabrique d'armes de Châtellerault, avant l'adoption d'un puissant système de ventilation qui, adapté à chaque meule, entraîne au dehors, au moyen d'un fort tirage, les poussières siliceuses et d'acier à mesure qu'elles se forment.

pour la fabrication des allumettes chimiques, le phosphore amorphe, qui n'émet pas de vapeurs, au lieu du phosphore ordinaire, qui en répand d'abondantes.

Parmi les poussières minérales, je dois encore signaler celles qui proviennent de certains papiers de tenture. Ces papiers peuvent, dans quelques cas, faire courir le danger d'empoisonnement. Ce sont particulièrement les papiers verts et les papiers bleus, surtout lorsqu'ils sont veloutés. Les premiers sont colorés avec le vert de Sweinfuld, couleur très-riche en arsénic; les seconds sont préparés avec le bleu cobalt, qui contient aussi une assez grande quantité de sel arsénical.

Les accidents qu'ils déterminent sont : une irritation très-vive des yeux, de la gorge, des bronches et de la toux sèche ; des douleurs erratiques, de l'affaiblissement, de la paralysie incomplète, de l'amaigrissement, etc.

Ces accidents sont dus, soit à l'hydrogène arsénié qui prend naissance par suite des conditions de chaleur et d'humidité le plus souvent réunies dans nos appartements, soit aux fines poussières, aux particules qui sont détachées de ces papiers, et qui pénètrent par la bouche et les narines dans les voies respiratoires et digestives.

Les poussières végétales et animales, comme celles de la farine, du charbon de bois, des pailles des céréales, du coton, de la laine, de la plume, etc., sont en général peu dangereuses. Cependant, chez les individus qui les respirent d'une manière plus ou moins continue, elles causent des irritations de poitrine, des bronchites ou catarrhes pulmonaires et quelquefois même, lorsqu'il existe une prédisposition, la phthisie.

VIII. — Des climats.

Définition. — Division. — Climats chauds. — Différence très-grande entre la température du jour et de la nuit. — Climats froids. — Longue durée de l'hiver. — Humidité de l'automne et du printemps. — Variations diurnes de la température peu marquée. — Six mois de nuit. — Aurores boréales. — Climats tempérés. — Saisons égales et bien tranchées. — Grande variabilité des conditions météorologiques et diurnes des saisons. — Influence de l'état du sol du voisinage de la mer sur les caractères climatériques des saisons. — Acclimatement.

En hygiène, on donne le nom de climat à une étendue de pays, à une réunion de localités, dans lesquelles la température et les autres conditions de l'atmosphère, dont nous venons d'étudier l'influence sur l'homme, sont à peu près identiques.

On divise les climats, en climats chauds, froids et tempérés.

Les *climats chauds* s'étendent de l'équateur aux tropiques et des tropiques, jusqu'au 30e degré de latitude australe et boréale. La température du jour, aux différentes époques de l'année, y est peu variable et la chaleur moyenne de l'année varie de + 18 à 20°. Leur caractère principal est de présenter une différence très-grande entre la température du jour et celle de la nuit, à cause du rayonnement nocturne vers les espaces célestes sans nuages. Cette différence va quelquefois jusqu'à 20 degrés : ce qui rend les nuits très-dangereuses. A certaines époques de l'année, il y règne des pluies abondantes qui sont dues à l'évaporation considérable de l'eau, sous l'influence de la chaleur.

Les *climats froids* s'étendent du 60e degré de latitude boréale et australe jusqu'aux pôles. Ils sont caractérisés par la durée et l'intensité de l'hiver dont la température descend à 20° au moins au-dessous de 0. Cette saison commence au mois d'octobre, est à son apogée en janvier et février, décline de mars à avril et se prolonge encore sur le mois de mai.

Les trois autres saisons ne durent que quelques semaines.

Pendant l'été, juin et juillet, la température moyenne est de + 2°,2 et la température extrême de + 15°.

L'automne et le printemps sont remarquables par leur humidité, que rend glaciale la température froide et persistante de l'atmosphère.

Dans chaque saison, la température présente une constance marquée, et éprouve peu de variations diurnes.

A mesure qu'on approche des pôles, l'eau ne tombe plus à l'état liquide, mais sous forme de neige.

Les nuits y ont une durée de six mois, qui débutent par six semaines d'un crépuscule de plus en plus faible, et finissent par une aurore de plus en plus intense. Cette nuit d'hiver est éclairée par de fréquentes aurores boréales.

Les *climats tempérés* règnent entre les 30e et 60e degrés latitude australe et boréale ; leur température moyenne est de + 10° à 15° centigrades. Ils ont des saisons tranchées : un été et un hiver séparés l'un de l'autre par des saisons intermédiaires : le printemps et l'automne. Les saisons sont surtout caractérisées par une grande variation de conditions météorologiques, et cela souvent dans la même localité d'un jour à l'autre, ou dans le même jour.

Dans ce climat, la zone moyenne, qui s'étend du 40e au 50e degré de latitude, et qui comprend l'Angleterre, la France et l'Allemagne, est la zone tempérée par excellence : les saisons y sont égales et bien tranchées.

Les zones situées au-dessous et au-dessus participent des caractères du climat avec lequel elles confinent. Entre le 30e et le 40e degré, les étés sont très-chauds et les hivers modérés ; la température est à la fois plus élevée et plus égale. Entre le 50e et le 60e degré, les froids sont plus rigoureux et les vicissitudes atmosphériques beaucoup plus considérables que dans le reste des climats tempérés.

Dans ces zones, l'élévation du sol, l'état de sa surface, sa nature, sa situation continentale ou sur le bord de la mer, déterminent les caractères climatériques des localités.

En général, le voisinage du bord de la mer est une condition très-favorable à l'égalité de température, en raison de l'humidité qui règne dans l'atmosphère et qui rend les été moins chauds et les hivers moins froids (1); tandis qu'au milieu des continents, et surtout dans les contrées montagneuses, on observe, suivant l'altitude, des températures qui oscillent entre des limites extrêmes.

Je ne m'arrêterai pas à vous parler de l'influence de ces climats sur l'homme. Ce que je vous ai dit de l'action de la chaleur et du froid, de la sécheresse et de l'humidité, des vents, des émanations marécageuses et putrides; l'énumération que je vous ai faite des maladies que ces agents engendrent, doivent me dispenser d'entrer dans de plus grands détails.

Toutefois, une question se présente à examiner ici : l'homme peut-il s'adapter à tous les climats, s'acclimater dans tous les milieux? Mais d'abord qu'entend-on par acclimatement? On donne ce nom aux modifications, plus ou moins profondes, que subit l'organisme de l'individu qui acquiert la faculté de vivre dans un climat différent de celui qu'il a habité jusqu'alors et de s'y propager par une suite de descendants sains et vigoureux.

(1) Cette humidité, due à l'évaporation continuelle qui se fait à la surface de la mer, est chargée de particules salines qui exercent sur les constitutions lympathiques et scrofuleuses la plus heureuse influence,

La faculté d'acclimatement dépend de conditions variées qu'il m'est impossible de vous exposer dans ces leçons tout élémentaires, mais de l'étude desquelles il ressort que l'acclimatement est facile quand le climat, dans lequel on émigre, diffère peu de celui que l'on quitte, et qu'il offre de bonnes conditions hygiéniques.

Le problème est plus complexe lorsque ces climats présentent des différences profondes ; la solution peut cependant en être réduite à cette observation importante, déjà faite par Vitruve, il y a 1900 ans : c'est que les habitants des climats tempérés ont beaucoup de difficulté à s'acclimater et à faire souche dans les climats chauds, à cause de l'excès de mortalité sur les naissances ; tandis qu'ils peuvent facilement vivre et se perpétuer dans les pays froids.

La mortalité est en effet considérable dans les contrées chaudes (1). Elle porte principalement sur les enfants. Elle est moindre chez la femme que chez l'homme. L'abus des boissons alcooliques n'est pas étrangère au plus grand nombre des décès chez ces derniers.

IX. — Endémies. — Epidémies.

Définition de l'*endémie* — ses causes — maladies endémiques — endémie marécageuse — moyens de préservation. — Définition de l'*épidémie* — caractères qui différencient les épidémies des endémies. — Maladies épidémiques — mode de propagation — moyens de préservation. — Epidémie de variole. — Vaccination.

Endémies. — Il faut mettre au rang des altérations de l'air les endémies et les épidémies.

---

(1) La statistique a prouvé que la mortalité est de 68 sur 100 au Cap Coast, sur la côte occidentale d'Afrique ; de 48 sur 100 à Sierra-Leoni ; de 12 sur 100 au Sénégal ; de 10 sur 100 à la Martinique ; de 9 sur 100 à la Guadeloupe, et de 5 à 7 sur 100 en Algérie, tandis qu'en France elle est seulement de 2 sur 100, tous âges réunis.

On donne le nom d'endémie à une maladie due à une cause locale et qui est particulière à la contrée où elle règne, soit d'une manière constante, soit à certaines époques de l'année.

Les endémies sont dues à des émanations, provenant de matières animales et végétales en voie de décomposition putride, dans les marais, dans les rivières, à l'embouchure des fleuves et au voisinage de la mer.

Comme exemple d'endémie, je vous citerai la fièvre intermittente qui règne dans toutes les localités, dans toutes les contrées où existent des eaux stagnantes contenant des détritus végétaux en macération.

Le charbon est endémique dans toute la Beauce, dans la Bourgogne, etc. Le choléra l'est dans le delta du Gange et la peste en Égypte; la fièvre jaune et la dyssenterie sont endémiques aux Antilles et en Amérique à l'embouchure du Mississipi. Les fièvres paludéennes, la dyssenterie règnent endémiquement en Algérie; la fièvre typhoïde est endémique à Paris; l'ophthalmie en Laponie et en Égypte; le goître, le crétinisme, le rachitisme, la scrofule le sont dans les Vosges, la Suisse, le haut Valais, etc., etc.

Pour détruire les endémies, il faut en pénétrer les causes; mais la connaissance des influences qui les font naître est quelquefois très-obscure, ou bien on est impuissant à les conjurer.

Le dessèchement des terrains humides, leur mise en culture, leur drainage, la conversion des eaux stagnantes en eaux vives, sont les seuls moyens d'assainir une contrée marécageuse, et de faire disparaître les effluves qui l'infectent.

Les ophthalmies qui, en Laponie, sont dues au froid et à l'éclat de la neige, et en Afrique à l'action des sables, ne peuvent être conjurées.

Épidémies. — Les épidémies sont des maladies qui attaquent en même temps, et dans le même lieu, un grand nombre de personnes à la fois, et qui dépendent d'une cause commune et générale survenue accidentellement ; telle est l'altération de l'air, des aliments, etc. (1).

Les épidémies diffèrent donc des endémies en ce que ces dernières appartiennent en propre à certains pays, y sont permanentes, et tiennent à des conditions météorologiques et telluriques le plus souvent appréciables. Les épidémies, au contraire, ne règnent que passagèrement et se généralisent davantage. Elles sont le plus souvent indépendantes des localités, et dues à des modifications de l'air presque toujours inconnues, ou nous ne saisissons que les circonstances secondaires qui se lient à leur manifestation et à leur propagation.

Ainsi, on a constaté que les phlegmasies et les catarrhes des appareils respiratoires sont rares pendant les saisons chaudes, et que ces affections deviennent souvent épidémiques aux époques annuelles des brusques variations de température. Elles sont alors vulgairement connues sous le nom de *grippe*.

Les épidémies de fièvre typhoïde se manifestent principalement en été et en automne.

Celles qui sont dues à un principe virulent spécifique et transmissible d'individu à individu, telles que la variole, la rougeole, la scarlatine, etc., peuvent régner en toute saison.

Les conditions qui président à la propagation des épidé-

---

(1) Un grand nombre de maladies spécifiques ou parasitaires sont dues à des germes venues du dehors déposés à la surface de la peau, comme le charbon, ou absorbés avec l'air, comme la variole, la rougeole, la scarlatine, la coqueluche, etc., ou avec les aliments, comme l'ergotisme qui se manifeste dans les années humides, lorsque les épis du seigle contiennent de nombreux ergots.

mies nous échappent souvent; cependant on a constaté qu'elles suivent fréquemment le mouvement des voyageurs, les cours d'eau, les chemins de fer et les routes; qu'elles sont quelquefois le résultat de transmissions d'un individu à un autre, par l'effet d'un contact médiat ou immédiat, et que toutes les causes déprimantes physiques et morales hâtent leur apparition; enfin que l'agglomération augmente beaucoup les chances de conservation et de reproduction de leurs germes, au milieu des hommes sains et malades (1).

Les précautions à prendre pendant le règne des épidémies consistent à se soumettre rigoureusement aux règles d'une hygiène sévère, sans toutefois modifier d'une manière trop absolue sa manière de vivre habituelle; — on éloignera les préoccupations morales dépressives, la crainte et la tristesse, les passions violentes; — on entretiendra autour de soi une atmosphère pure, une lumière abondante; — on fera de l'exercice au grand air sans le pousser jusqu'à la fatigue; — on portera des vêtements suffisamment épais pour se préserver du froid, de l'humidité et des variations atmosphériques; — on entretiendra les fonctions de la peau par des soins scrupuleux de propriété, par des lotions et des bains; — on évitera les fatigues de veilles prolongées et aussi les sorties à jeun; — la nourriture sera substantielle

(1) Dans quelques maladies contagieuses épidémiques ou épizootiques on est parvenu à découvrir le principe spécifique et transmissible propre à ces affections. Ainsi M. Chauveau a démontré que pour la variole et la vaccine il résidait dans un corpuscule microscopique tenu en suspension dans le liquide des pustules; M. Davaine a découvert que le charbon était la conséquence du développement, dans le sang des animaux, d'un infusoire de la classe des vibrioniens (la bactéridie); et avec lui j'ai démontré que le charbon de l'homme ou pustule maligne était dû à l'inoculation de ces bactéridies.

et légèrement tonique, mais en rapport de qualité et de quantité avec les facultés digestives, car tout écart de régime peut devenir funeste. On l'a dit avec raison, les ivrognes et les gourmands forment, avec les faibles et les valétudinaires, le principal contingent de toutes les épidémies.

Enfin ceux que ne retient aucun devoir pourront quitter les lieux infectés.

Les épidémies de variole (vulgairement la petite vérole) doivent être prévenues par la vaccination et la revaccination ; ce moyen de préservation, dont la découverte est due à Jenner (1), est d'une efficacité absolue ; il est vraiment déplorable qu'il soit encore souvent négligé.

Préceptes hygiéniques.

Éviter de respirer un air chargé de gaz irritants, de poussières minérales, et même de poussières végétales et animales.

Détruire ou atténuer les effets de ces gaz ou de ces poussières par une forte ventilation qui les emporte au loin.

Lorsque les gaz ou poussières sont doués de propriétés toxiques, comme celles du plomb, du mercure, du phosphore, etc., ajouter à la ventilation des lotions, des bains, le changement de vêtements.

Substituer, dans la peinture, le blanc de zinc à la céruse ; dans la dorure, la galvanoplastie au mercure ; dans la fabrication des allumettes, le phosphore amorphe au phosphore ordinaire.

Ne pas employer, pour tentures, des papiers verts ou

---

(1) Jenner (Édouard), médecin anglais, né en 1749 mort en 1823. Il s'est immortalisé par cette découverte.

bleus, surtout veloutés, qui émettent de fines poussières ou des vapeurs arsénicales.

Ne pas séjourner dans les lieux où l'air est imprégné des émanations qui se degagent des dépôts de matières végétales ou animales en voie de putréfaction, et des eaux stagnantes chargées de ces mêmes matières.

L'*endémie* marécageuse doit être détruite par le dessèchement et la mise en culture des terrains humides, par la conversion des eaux stagnantes en eaux vives.

Pendant le règne d'une *épidémie*, se soumettre rigoureusement aux règles d'une hygiène sévère qui se résument en la modération en toutes choses.

S'il est possible, quitter les lieux infectés.

Se soustraire à la variole, surtout à la variole épidémique, par la vaccination et la revaccination.

DEUXIÈME LEÇON

CHAPITRE III

DES HABITATIONS

I. — État du sol

Composition. — Sols compacts — argileux — sableux-limoneux. — Jardins. — Sous-sols argileux et marneux. — Configuration — collines — montagnes — plaines — vallées — bois et forêts. — Leur action sur la composition de l'air — sur la température — sur l'écoulement des eaux — sur les vents. — Les effluves marécageux. — Sur la transmission des épidémies. — Sur l'humidité de l'air.

Lorsque vous voudrez établir votre habitation dans une localité, vous devrez prendre connaissance des conditions météorologiques et géologiques de cette localité. Je vous ai exposé les premières dans la précédente leçon, je vais maintenant m'occuper des secondes.

Le sol doit être étudié sous le rapport de sa composition, de sa configuration, de l'état de sa surface, du régime des eaux; car cette série de causes exercent une influence puissante sur son degré de salubrité.

Composition. — Les sols compacts, argileux sont imperméables à l'humidité, et permettent difficilement l'écoulement des eaux de pluie et des eaux ménagères, à moins qu'ils ne soient en pente. Ils sont peu propices à l'établissement de l'habitation.

Les terrains sableux se laissent au contraire facilement pénétrer par les eaux ; mais s'ils sont blanchâtres, de même que les sols calcaires, ils augmentent la température de l'air ambiant et fatiguent la vue en réfléchissant fortement les rayons solaires.

Les terrains limoneux ou d'alluvion composés d'humus, c'est-à-dire de matières organiques en voie de décomposition, sont par cela même fertiles ; ils se prêtent avec la plus grande facilité à la culture, à la création de jardins, de parcs et à la multiplication, autour de l'habitation, de végétaux qui exercent une influence utile et favorable sur la santé. Mais s'ils reposent sur des argiles et des marnes, ils deviennent facilement le réceptacle d'eaux croupissantes dont je vous ai signalé les dangers.

Configuration. — L'habitation des collines d'une élévation modérée est en général salubre ; celle des montagnes expose au froid, aux variations brusques de température, aux effets de la diminution de la pression de l'air, aux vents impétueux.

Dans les pays chauds, l'altitude diminue jusqu'à un certain point les inconvénients de la chaleur.

Les plaines offrent en général des conditions hygiéniques favorables à l'habitation. La sécheresse ou l'humidité de leur sol, leur altitude, les vents dominants, en déterminent le degré de salubrité.

Les vallées larges, balayées par des courants d'air, et au fond desquelles coulent des rivières, sont dans les mêmes conditions de salubrité que les plaines, tandis que les vallées étroites, abritées contre les vents et échauffées par les rayons du soleil, ont une atmosphère lourde, immobile, chargée de brouillards et d'émanations plus ou moins nuisibles.

Bois et forêts. — L'existence de bois, de forêts dans une localité est favorable à sa salubrité.

Les arbres épurent l'air par le dégagement d'oxygène et l'absorption d'acide carbonique. Vous savez, en effet, que les parties vertes des végétaux soumises à l'action de la lumière solaire absorbent l'acide carbonique de l'air, en incorporent le carbone et émettent l'oxygène, tandis que la nuit elles absorbent l'oxygène et émettent l'acide carbonique. C'est ainsi que l'air atmosphérique se trouve débarrassé de l'acide carbonique que la respiration de l'homme et des animaux y répand d'une manière incessante (1). Les grands végétaux purifient encore l'air en décomposant les gaz et les émanations délétères qui se dégagent des substances organiques en voie de putréfaction sous l'influence de la chaleur et de l'humidité. Ils ont pour effet d'abriter le sol contre la trop forte chaleur des rayons solaires et de conserver à sa surface une certaine humidité. Par leurs racines, ils s'assimilent les détritus organiques qui y sont enfouis, favorisent l'écoulement des eaux, et en absorbent une partie qu'ils emmagasinent dans leurs tissus et que leurs feuilles restituent à l'atmosphère.

La vapeur d'eau que ces feuilles émettent continuellement, et la grande surface qu'elles présentent au rayonnement nocturne ont pour résultat d'abaisser la température de l'air ambiant, et de modérer l'intensité des chaleurs de l'été.

Enfin, les forêts protégent les contrées qui les avoisinent

---

(1) Cet échange entre les plantes et les animaux a été exprimé avec une concision et une élévation remarquables par notre grand chimiste M. Dumas dans les lignes suivantes : « Tout ce que l'air donne aux plantes, les plantes le cèdent aux animaux, les animaux le rendent à l'air : cercle éternel dans lequel la vie s'agite et se manifeste ; mais où la matière ne fait que changer de place. »

contre la violence des vents, contre les effluves marécageux, et quelquefois contre les épidémies.

Toutefois, leur voisinage trop immédiat et surtout l'habitation de leur intérieur peut être défavorable, à cause de la saturation de l'atmosphère par de la vapeur d'eau, de l'humidité du sol, du défaut d'insolation et de ventilation. Aussi, le soir, lorsque le refroidissement de l'atmosphère amène la condensation des vapeurs aqueuses qui y sont contenues, est-il prudent de se bien couvrir, pour se mettre à l'abri du froid pénétrant que ces vapeurs condensées déterminent, des névralgies et des rhumatismes qu'elles produisent.

II. — Régime des eaux.

Eaux courantes utiles à la salubrité des habitations — leur abaissement annuel — dépôts fangeux de leurs bords — leur insalubrité. — Inconvénients de l'habitation dans des endroits bas et encaissés. — Des parties basses des villes. — Eaux stagnantes. — Effluves marécageux — moyens d'y soustraire l'habitation. — Préceptes hygiéniques.

Eaux courantes. — Les eaux courantes des fleuves et des rivières sont favorables à la salubrité des habitations, parce qu'elles entraînent les immondices et facilitent les soins de propreté domestique et publique. Elles maintiennent autour d'elles une fraîcheur convenable et favorisent la végétation et l'entretien des jardins ; mais elles deviennent nuisibles lorsqu'elles subissent un abaissement annuel qui met à nu leurs bords, ou bien que leur débordement cause des inondations. Dans l'un et l'autre cas, les dépôts fangeux qu'elles laissent après elles donnent lieu à des émanations plus ou moins malsaines. C'est pourquoi il ne faut pas placer son habitation dans des endroits bas et encaissés, mais sur des coteaux et des lieux élevés ; c'est pourquoi les parties basses des villes sont moins salubres que les parties élevées et que, dans celles où règnent des fièvres intermittentes, les habitants du rez-de-chaussée des maisons sont plus souvent atteints que ceux des étages supérieurs.

Eaux stagnantes. — Les eaux stagnantes des marais, des étangs, des mares, etc., agissent de la même manière et exposent ainsi aux fièvres intermittentes ; il importe donc d'en éloigner l'habitation.

Les vents ayant la propriété, comme vous savez, de transporter au loin les effluves des marais, vous n'exposerez pas aux vents habituellement régnants la façade de votre habitation, afin d'y soustraire le plus possible les portes et les fenêtres, que vous aurez, en outre, le soin de fermer de bonne heure. Des plantations d'arbres, de peupliers, pourront encore faire obstacle à la pénétration de ces émanations.

Les habitations situées dans le voisinage des établissements industriels, des cimetières, ont leur salubrité compromise par des poussières, des vapeurs, des gaz et des exhalaisons animales et végétales répandus dans l'atmosphère à une distance plus ou moins grande ; on devra donc les éloigner de ces localités insalubres.

Préceptes hygiéniques.

État du sol. — Ne pas établir l'habitation sur un sol argileux, compacte et imperméable où les eaux séjournent facilement.

Sur un sol blanchâtre qui, en réfléchissant fortement les rayons solaires, fatigue la vue.

Établir l'habitation sur un sol d'alluvion et fertile, qui permette l'établissement de cultures, de plantations et de jardins.

Dans une localité dont la salubrité est favorisée par l'existence de bois et de forêts.

Dans les plaines, sur les collines, dans les vallées larges et bien ventilées.

Dans le voisinage des eaux courantes.

Éviter de la placer dans le voisinage trop immédiat des forêts ou à leur centre dont l'atmosphère et le sol sont saturés d'humidité, et qui manquent d'insolation et de ventilation.

Sur les montagnes élevées qui sont exposées aux vents et aux variations brusques de la température.

Dans les vallées étroites et encaissées où l'air ne circule pas.

Dans le voisinage des eaux stagnantes ou des eaux courantes qui, par leur abaissement annuel, ou à la suite de leur débordement, laissent sur leurs bords des dépôts fangeux.

Dans le voisinage des cimetières et des établissements industriels dont les émanations sont insalubres.

Ne pas exposer la façade de l'habitation aux vents régnants qui peuvent transporter les effluves des marais.

Faire obstacle à leur pénétration en fermant de bonne heure les portes et les fenêtres, et par des plantations d'arbres et de peupliers.

III. — Construction de l'habitation.

Orientation. — Terrain attenant à l'habitation. — Matériaux de construction. — Rez-de-chaussée. — Caves et sous-sol. — Rigole d'assainissement. — Toitures ardoise — tuile — chaume — planches — zinc — plomb. — Chambres sous les toits. — Formes des toitures. — Murs — leur humidité. — Enduits imperméables — enduits en plâtre. — Quand peut-on entrer dans un appartement. — Moyens de reconnaître l'humidité des enduits en plâtre. — Planchers. — Plafonds. — Peintures. — Papiers de tenture.

Maintenant que vous connaissez les influences diverses qui peuvent agir sur les caractères hygiéniques de la localité où vous voulez établir votre habitation, examinons les conditions les plus importantes de son exposition, les matériaux qui entrent dans sa construction, les différentes parties qui la composent, sa ventilation, son chauffage, son éclairage et sa propreté.

Orientation. — L'orientation ou l'exposition de l'habitation varie suivant les climats et les localités. Dans les pays du Nord on choisit l'exposition du midi et dans ceux du Midi l'exposition au nord (1). Dans nos contrées c'est cette dernière orientation qu'on doit donner aux façades de l'habitation quand on peut à volonté, suivant les différentes saisons, habiter les pièces exposées au nord et au midi. Dans les cas contraires, il faut préférer l'exposition à l'est et à l'ouest, qui n'offre ni le froid de l'exposition au nord ni la chaleur de celle du midi, quoique la prédominance des vents d'ouest, toujours plus ou moins chargés d'humidité, rende cette exposition assez souvent défavorable (2).

Habitation. — Le terrain attenant à l'habitation devra occuper une largeur et une longueur au moins égale à la hauteur des bâtiments qui le dominent et être autant que possible transformé en jardin; s'il est converti en cour, il sera pavé à chaux et à ciment.

Les matériaux de construction seront solides, secs et réfractaires à l'humidité. Leur choix, relativement aux fondations, sera en rapport avec la nature plus ou moins humide du terrain. C'est l'affaire de l'architecte.

---

(1) Dans la campagne autour de nous, où les habitations n'ont qu'un rez-de-chaussée et souvent une seule pièce, c'est l'exposition au Midi de la façade de l'habitation qui est la plus commune: — les autres côtés sont réservés à la butte du four, à l'étable, au cellier ou à la grange.

(2) Dans les villes où les maisons ont plusieurs étages, cet inconvénient est atténué par l'abri que forment contre ces vents les habitations situées en face de l'autre côté de la rue.

Les rez-de-chaussée doivent être construits au-dessus du niveau du sol, sur des caves voûtées et bien aérées. Dans le cas où ces précautions n'ont pas été prises, ce qui s'observe fréquemment dans les campagnes, on diminue l'humidité du terrain en le drainant et en creusant à l'extérieur, autour du mur de la maison, une rigole dont le niveau placé au-dessous du sol de l'intérieur en recueille les eaux, et les porte plus ou moins loin.

Les chambres placées sous les toits, très-chaudes en été et très-froides en hiver, doivent être séparées du toit par une couche d'air et un plafond d'une certaine épaisseur, pour atténuer les effets de ces vicissitudes atmosphériques.

Les tuiles et les ardoises forment les meilleures couvertures. Le chaume, quoiqu'il abrite bien contre les pluies et soit mauvais conducteur du calorique, doit être proscrit à cause des riques d'incendie auxquels il expose.

Les planches forment de mauvaises couvertures, elles se disjoignent et pourrissent.

Le plomb, le zinc sont employés quelquefois avec avantage; mais le plomb pouvant céder une certaine quantité d'oxyde aux eaux pluviales, celles-ci ne doivent pas servir à approvisionner des citernes.

La forme des toitures n'est pas sans importance. Les terrasses plates exposent les appartements sous-jacents aux infiltrations pluviales, et laissent s'accumuler, en hiver, les neiges qui deviennent une cause de froidure et d'humidité. On les préfère dans les pays chauds, parce qu'ils permettent aux habitants d'y respirer le soir un air frais et pur.

Dans nos contrées où il règne des pluies plus ou moins fréquentes, les couvertures doivent avoir une certaine inclinaison, de manière à permettre l'écoulement facile des eaux, et être percées d'ouvertures pour la circulation de l'air.

Les murs doivent être épais et secs, ce qu'on obtient difficilement, surtout au niveau du sol, où ils offrent une humidité constante due à la capillarité. Les moyens employés pour prémunir contre cette humidité, tels que ciments imperméables, enduits de bitume, etc., etc., sont plutôt parvenus à l'amoindrir qu'à la supprimer tout à fait. Le plâtre est une cause d'humidité pour les murailles sur lesquelles on l'applique. A proximité du sol, il se transforme en nitrate de chaux (salpêtre) et retient beaucoup d'eau; il faut donc le proscrire dans les parties inférieures et ne pas entrer dans une habitation, avant la dessiccation des couches de plâtre qui ont été appliquées sur les murs et sur les cloisons.

Deux moyens ont été proposés pour constater le degré d'humidité des murs d'un appartement, et déterminer l'époque où il peut être habité sans danger. L'un consiste à déposer dans des vases de la chaux vive broyée, et à les placer pendant 24 heures dans les pièces hermétiquement fermées. Si la chaux ne subit qu'une augmentation de poids de 3 à 4 grammes pour 500 grammes l'appartement est habitable.

Par l'autre moyen, on retire des murs à une profondeur de 1 à 2 centimètres, à l'aide d'une tarière, une certaine quantité de plâtre. Ce plâtre est pesé immédiatement et soumis à la dessiccation par la chaleur. Si la perte n'est que 15 à 20 0/0, les murs peuvent être considérés comme suffisamment secs.

Les planchers qu'on doit préférer sont ceux de bois de chêne et cirés; ceux de bois mous se défoncent, s'imbibent des liquides qui tombent sur eux et retiennent longtemps l'humidité des lavages.

Ces inconvénients se retrouvent, au plus haut degré,

dans les planchers de terre battue qu'on rencontre encore quelquefois dans les habitations des campagnes.

Les dalles, les carreaux, les briques constituent des planchers froids qu'il est bon de couvrir de tapis ou de nattes. On doit les laver souvent et les ressuyer aussitôt après le lavage, pour éviter un excès d'humidité toujours nuisible.

Les plafonds présenteront une surface unie : les poutres, poutrelles ou solives saillantes empêchent une aération complète, et retiennent les miasmes dans leurs anfractuosités.

Les murs des maisons, façades, couloirs, escaliers doivent être peints à l'huile ou à la chaux. Ceux qui sont peints à l'huile seront lavés de temps en temps, afin d'en enlever les couches de matières organiques qui s'y déposent et s'y accumulent à la longue. S'ils sont peints à la chaux, on en opérera tous les ans le grattage, et on y appliquera une nouvelle couche de peinture. Enfin, tout papier de tenture qu'on renouvellera, sera arraché complétement et, avant de coller un papier nouveau, on devra en reboucher les trous.

Préceptes hygiéniques.

L'exposition la meilleure à donner à l'habitation est celle de l'est et de l'ouest.

Préférer l'orientation au nord et au midi lorsque l'habitation n'a qu'un rez-de-chaussée ou lorsqu'on peut à volonté, suivant les différentes saisons, habiter les pièces exposées au nord et au midi.

Donner au terrain attenant à l'habitation une longueur au moins égale à celle des bâtiments qui le dominent.

Le convertir en jardin ou en cour pavée à chaux et à ciment.

Employer pour la construction des fondations de l'habitation des matériaux réfractaires à l'humidité.

Construire le rez-de-chaussée sur cave voûtée et aérée.

L'élever au-dessus du sol.

Séparer du toit les chambres supérieures, par l'interposition d'un espace vide et d'un plafond.

Employer pour couvertures l'ardoise, la tuile ou le zinc.

Rejeter le chaume, les planches et aussi le plomb, si les eaux pluviales doivent alimenter des citernes.

Donner aux toits une inclinaison qui permette l'écoulement facile des eaux; y établir des ouvertures qui permettent la libre circulation de l'air.

Construire les murs et les cloisons avec des matériaux secs et réfractaires à l'humidité.

Diminuer l'humidité des parties inférieures par des ciments imperméables, des enduits siccatifs, des boiseries bitumées, des peintures à l'huile.

Ne pas habiter une maison neuve avant que les enduits en plâtre ne soient suffisamment secs.

Établir les planchers en bois de chêne et cirés.

Les planchers en briques, dalles ou carreaux sont froids; tl est bon de les couvrir de tapis ou de nattes.

Laver souvent les planchers carrelés et les ressuyer aussitôt après le lavage, pour éviter un excès d'humidité.

Rejeter les planchers de bois mous et de terre battue, qui s'imprègnent facilement d'humidité et la conservent.

Donner aux plafonds une surface unie, sans poutres ni poutrelles, qui s'opposent à l'aération et retiennent les miasmes dans leurs anfractuosités.

Faire peindre à l'huile ou à la chaux les murs, façades, escaliers, corridors de l'habitation.

Laver de temps en temps ceux qui sont peints à l'huile, gratter et repeindre tous les ans ceux qui sont peints à la chaux.

En renouvelant un papier de tenture, l'arracher complétement, gratter le mur et reboucher les trous.

IV. — Air confiné.

Volume d'air nécessaire dans un temps donné à la consommation de la respiration. — Altération de l'air par la respiration dans un endroit clos — démonstration par de l'air soufflé dans une bouteille. — Quantité d'air nécessaire par heure et par individu dans un endroit clos. — Inconvénients des rideaux de lit épais. — Des alcôves — des cabinets sans fenêtres pour y dormir. — Effets de l'air confiné — exemples. — Ventilation — portes — fenêtres — escaliers. — Préceptes hygiéniques.

Il est de la plus grande importance de régler les dimensions de la pièce destinée à l'habitation ordinaire, et surtout au coucher, qui reste absolument close pendant un temps plus ou moins long. La capacité doit être proportionnée au nombre des personnes qui l'occupent, et à la durée moyenne du séjour qu'elles y font dans l'espace de 24 heures.

Pour assigner à un logement, à une chambre, etc., des dimensions conformes à l'hygiène, il importe donc de déterminer, au préalable, et le volume d'air nécessaire à la consommation de l'homme dans un temps donné, et les altérations que la respiration et d'autres actes lui font éprouver.

Air confiné. — Je vous ai fait connaître la composition de l'air dans notre précédente leçon. Voyons maintenant l'altération que la présence de l'homme ou des animaux dans un espace clos lui fait subir ; ce qui constitue l'*air confiné*.

Cette altération consiste dans une diminution de l'oxygène, une augmentation de l'acide carbonique et une production de vapeur d'eau (1). Celle-ci, s'ajoutant à la vapeur d'eau produite par la transpiration cutanée, peut aller jusqu'à saturer l'espace au point que l'eau ruisselle sur les murs.

Elle contient une certaine quantité de matières organiques qui donnent à l'air expiré une odeur particulière d'*enfermé*, et se manifeste lorsque les produits de l'expiration sont recueillis et abandonnés, pendant quelque temps, dans un réservoir fermé.

Vous pouvez vous en assurer en respirant dans une bouteille que vous fermerez hermétiquement. Au bout d'un certain temps, l'air qu'elle renferme aura contracté une odeur désagréable, due à la décomposition putride de cette substance organique (2).

L'air est encore vicié par les gaz qui s'échappent du tube digestif, enfin par la combustion des corps servant au chauffage et surtout à l'éclairage.

C'est à ces matières animales, connues sous le nom de

(1) L'homme respire 16 à 18 fois par minute et introduit chaque fois dans ses poumons 1/2 litre d'air : soit 500 litres environ par heure. Il expire la même quantité dans le même temps, mais l'air expiré a perdu 25 litres ou 4 centièmes d'oxygène et acquis 20 litres ou 5 centièmes d'acide carbonique exhalés; la proportion d'azote est restée la même. Il se produit dans le même temps, par suite de la combustion d'une partie de l'oxygène avec de l'hydrogène environ 25 grammes de vapeur d'eau qui viennent s'ajouter à 50 grammes produits par la perspiration cutanée et exigent pour se dissoudre au moins 10,000 litres ou 10 mètres cubes d'air. C'est donc 10 mètres cubes d'air qui doivent être fournis par tête et par heure dans un endroit clos. L'air vicié de ce milieu ne contiendra alors que 29 dix-millièmes d'acide carbonique dus à la respiration et 31 dix-millièmes en ajoutant 4 dix-millièmes qui se trouvent dans l'air ambiant :

$$\left(0,05 \times \frac{500}{10000} = 0,0025 + 0,0004 = 0,0031\right)$$

(2) Cette matière colore en jaune l'acide sulfurique et en rose une solution d'azotate d'argent au travers desquels on expire pendant quelque temps.

miasmes, dissoutes par la vapeur d'eau, que l'air confiné doit sa mauvaise odeur et son insalubrité; car, dans beaucoup de cas où l'air des pièces contenant un grand nombre d'individus, affecte péniblement la respiration, l'analyse chimique n'a pas trouvé, dans sa composition, un accroissement d'acide carbonique qui puisse expliquer la différence d'effet produit par cet air et par l'air libre (1).

En tenant compte de ces données, on a calculé qu'il faut à l'homme environ 10 mètres cubes d'air neuf par heure dans un endroit clos.

Les chambres à coucher doivent être cubées, déduction faite de l'espace occupé par des meubles, d'après la moyenne du séjour au lit, qui est de sept à huit heures; elles exigent donc une capacité de 70 à 80 mètres cubes par chaque individu, de 40 à 50 mètres au moins (2). Cette capacité peut être abaissée de moitié, mais ne jamais descendre au-dessous de 14 à 16 mètres cubes d'air par individu, lorsqu'une ventilation peut s'opérer par les fenêtres, les portes, les joints, etc.

Ce que je viens de dire doit vous faire comprendre combien il est insalubre de se coucher, pour dormir, dans

---

(1) D'après Andral et Gavarret, l'air d'une pièce de 10 mètres qui ne se renouvelle pas et dans laquelle un homme est enfermé contient :

Après 2 heures	42 litres ou	42 dix-millièmes d'acide carbonique
— 4 —	84 —	84 — — —
— 6 —	126 —	126 — — —
— 8 —	168 —	168 — — —

Alors que l'air paraît le plus vicié, il ne contient guère au delà de 1 0/0 d'acide carbonique et longtemps avant que l'air atmosphérique, dans lequel l'homme respire, contienne 4 ou 5 0/0 d'acide carbonique, cet air lui est devenu nuisible.

(2) Une chambre close de 30 mètres cubes, habitée pendant sept à huit heures par une personne, peut l'être encore pendant plusieurs heures sans danger, mais elle n'est exempte ni d'odeur ni d'excès d'humidité, tandis qu'une chambre de 60 mètres cubes ne présente plus ces inconvénients.

un lit entouré de rideaux épais, de s'enfermer la nuit dans des alcôves profondes et obscures, dans des cabinets étroits et sans fenêtres, où l'air ne circule pas.

Ces conditions sont surtout nuisibles aux individus malades qui ont toujours besoin d'une forte aération.

Les effets de l'air confiné se font souvent sentir sur les marins à bord des navires, sur les troupes dans les casernes ou les baraquements, dans les prisons et les hôpitaux, lorsqu'il y existe de l'encombrement. Le typhus, le scorbut, la pourriture d'hôpital, etc., en sont alors la conséquence.

Les accidents sont plus rapides et plus aigus si l'encombrement a lieu soudainement ou violemment dans des espaces très-restreints. Voici quelques exemples des effets de l'air confiné dans ces conditions.

En 1750, au vieux château de Old Bailey, à Londres, aux assises qui se tenaient dans une pièce de 30 pieds carrés, la plupart des juges et des assistants périrent asphyxiés; ceux qui survécurent étaient près d'une fenêtre ouverte.

Dans les Indes, 146 prisonniers anglais furent renfermés dans un cachot de 20 pieds carrés, où l'air n'arrivait que par deux fenêtres donnant sur une galerie étroite, et par lesquelles l'air ne se renouvelait que très-difficilement et lentement. Bientôt ils éprouvèrent une chaleur insupportable, puis une soif vive et de la suffocation. Ils se battirent pour s'approcher des soupiraux où pouvaient seuls atteindre les plus robustes. Au bout de 8 heures il n'y en avait plus que 23 vivants.

Après la bataille d'Austerlitz, 300 prisonniers autrichiens furent enfermés dans une cave; 260 y succombèrent en un court espace de temps.

Il en fut de même en 1848 à la suite des journées de

juin. Les prisonniers entassés dans les souterrains de la terrasse des Tuileries ne tardèrent pas à ressentir les terribles effets de l'air confiné.

Que de fois de pareils accidents ne se sont-ils pas produits dans la cale des vaisseaux négriers remplis de leur cargaison humaine.

Les portes et les fenêtres sont les ouvertures par lesquelles se fait la ventilation naturelle; elles doivent être placées en face les unes des autres, ou bien vis-à-vis de la cheminée. Les portes doubles, les tambours préservent mieux contre le froid, mais font obstacle à la ventilation.

Les fenêtres, par leur nombre et leur grandeur, seront en rapport avec la dimension de la pièce, et devront y laisser pénétrer abondamment l'air et la lumière solaire, condition qui sera remplie si elles sont élevées à moins de 50 centimètres au-dessus du sol, et si la distance de leur partie supérieure n'est pas de plus de 30 centimètres au-dessous du plafond.

Les escaliers doivent procurer l'accès facile de l'air et de la lumière aux corridors, et aux appartements intérieurs qui viennent s'y ouvrir. Les marches en seront larges et peu élevées, afin de ne pas déterminer, pendant leur ascension, un essoufflement pénible et essentiellement nuisible à ceux qui sont atteints de maladies des poumons ou du cœur. Il faut les balayer souvent, ainsi que les corridors auxquels ils aboutissent, et, s'ils ne sont pas cirés et frottés, gratter les dépôts de terre et d'immondices qui résistent à l'action du balai.

Préceptes hygiéniques.

Donner aux pièces de l'habitation et surtout aux chambres à coucher, une dimension proportionnelle au nombre des personnes qui l'occupent et à la durée moyenne du séjour qu'elles y font.

Dans un endroit clos, la capacité ne doit pas être moindre de 40 à 50 mètres cubes par personne, et, dans un endroit ventilé, de 14 à 16 mètres.

Il est insalubre de se coucher, pour dormir, dans un lit entouré de rideaux épais, dans des alcôves profondes et obscures, dans des cabinets étroits et sans fenêtres où l'air ne se renouvelle pas, surtout pour les individus malades qui ont besoin d'une forte aération.

Les portes et les fenêtres des pièces de l'habitation seront placées en face les unes des autres ou de la cheminée, afin d'y laisser pénétrer abondamment l'air et la lumière.

Les escaliers et corridors doivent être bien éclairés, bien aérés, balayés souvent et nettoyés par le grattage de la terre et des immondices qui résistent au balai.

Les marches des escaliers seront larges et peu élevées, pour être d'une ascension facile.

V. — Annexes de l'habitation.

Cuisines — conditions de salubrité — fourneaux — vapeur de charbon — éviers. — Eaux ménagères — puisards. — Latrines — leurs émanations — vidange — conditions de salubrité. — Écuries, étables, poulaillers, etc. — fumiers et purins. — Inconvénients des animaux et des fleurs dans les chambres à coucher pendant la nuit.

Cuisines. — Les cuisines pour n'être pas insalubres doivent être spacieuses, dallées ou carrelées, bien éclairées et ventilées. La vapeur de charbon qui s'y dégage expose, par l'acide carbonique, et surtout par l'oxyde de carbone qu'elle contient, à des accidents d'asphyxie plus ou moins graves. C'est pourquoi il faut placer les fourneaux sous une hotte communiquant avec le conduit de la cheminée, de manière à produire un courant d'air qui entraîne les émanations du charbon.

Les pierres d'éviers répandent souvent une mauvaise odeur qui se dégage du conduit par où s'écoulent les eaux de vaisselle ; on y remédie en plaçant au-dessus de l'orifice une cloche à bords découpés qui, plongeant dans une petite rainure remplie d'eau, ne s'oppose pas au passage de ces liquides.

Eaux ménagères. — Les eaux ménagères sont des eaux plus ou moins chargées de débris organiques et qui ont déjà servi à différents usages domestiques; leur odeur est sinon nuisible, du moins très-incommode dans l'habitation; il importe donc de les expulser au dehors.

Dans les villes, quand elles ne peuvent être déversées sur la voie publique, elles vont se perdre dans les fosses d'aisance ou dans des puisards. Ceux-ci tantôt laissent ces eaux s'infiltrer dans les terres et aller corrompre l'eau des puits voisins, tantôt conservent à leur intérieur une vase plus ou moins liquide qui fermente et donne lieu à un dégagement d'effluves putrides.

Dans l'un et l'autre cas, il faut fermer l'ouverture du puisard au moyen d'un siphon dans lequel l'eau qui s'écoule sert elle-même d'obturateur. Cette mesure suffit, si le liquide s'infiltre dans les terres; dans le cas contraire, ou si le puisard est à parois étanches, on doit procéder à son curage périodique, en ayant soin de désinfecter la masse des matières qu'il renferme avec du peroxyde ou du sulfate de fer, du charbon, ou enfin des chlorures alcalins (chlorure de chaux, de soude).

Dans les campagnes, quand les eaux ménagères ne contiennent plus de substances capables de servir à la nourriture des bestiaux, elles vont se perdre dans les fumiers ou bien dans les mares, et celles-ci, réduites par l'évaporation sous l'influence des chaleurs de l'été, exercent une action plus pernicieuse que celles des marais, car elles donnent souvent naissance à la fièvre typhoïde.

Latrines. — Les latrines sont souvent une source d'infection pour les habitations, à l'intérieur desquelles elles sont établies. Les émanations qu'elles dégagent sont toujours plus considérables pendant les temps chauds et humides. Ces émanations contiennent des vapeurs ammoniacales (1) qui donnent lieu chez les vidangeurs à une ophthalmie, à de l'enchifrènement ou bien à des phénomènes d'asphyxie dus à une atmosphère presque entièrement privée d'oxygène (2).

On prévient ces accidents par l'emploi soit du peroxyde ou du sulfate de fer, soit des chlorures ou du charbon mélangés aux matières au moment de la vidange (3).

Les cabinets d'aisances doivent être éclairés, aérés, ventilés, et éloignés des appartements, surtout des chambres à coucher. Leurs siéges seront en bois dur, cirés et maintenus très-propres. On en garnira l'ouverture d'une cuvette fermée par une soupape à bascule, communiquant avec un réservoir d'eau. Les murs en seront peints à l'huile et lavés de temps en temps. Le sol en devra être imperméable et tenu dans un état constant de propreté par des lavages.

---

(1) Ces vapeurs sont composées de sulfhydrate d'ammoniaque uni à une petite quantité d'acide sulfhydrique.

(2) L'air des fosses d'aisance contient 2 0/0 d'oxygène, 94 d'azote et 4 d'acide carbonique.

(3) L'huile lourde de houille introduite dans la fosse par petites quantités (1 kilog. par mètre cube) est un moyen de désinfection très-efficace. Cette substance arrête la fermentation de telle sorte que l'odeur des matières organiques en décomposition et celle de l'ammoniaque n'est plus sentie dans l'habitation.

Écuries, étables, etc. — Il faut aussi éloigner de l'habitation les écuries, les étables, les chenils, les poulaillers, les pigeonniers, les clapiers à lapins, qui répandent des émanations toujours désagréables par leur odeur et sont aussi bien souvent nuisibles.

Tous ces locaux seront tenus avec la plus grande propreté possible; on rendra imperméables le sol des écuries dans la partie qui reçoit les urines, et les ruisseaux destinés à leur écoulement seront fréquemment lavés.

Si l'usage très-répandu dans les fermes, de mettre l'écurie, en communication directe avec la chambre à coucher, ou d'y faire coucher une ou plusieurs personnes, n'est pas plus souvent suivi d'accident, c'est que l'air, vicié par la respiration de nombreux animaux réunis, peut se renouveler par les ouvertures libres et les larges fissures que les portes mal closes présentent le plus souvent.

Le séjour des fumiers et des purins à proximité des habitations, si fréquent dans la campagne, est très-souvent nuisible. Ces amas de matières végétales et animales donnent lieu, pendant les chaleurs de l'été surtout, à des fermentations dont la nocuité ne peut être contestée.

J'ai vu tous les habitants d'une maison, devant laquelle stagnaient des purins que la chaleur atmosphérique faisait fermenter et évaporer, être pris de la fièvre typhoïde dont il n'existait aucun cas dans la localité.

Aussi conviendrait-il de recueillir ces purins dans des réservoirs étanches, comme cela se pratique dans le nord de la France et en Suisse.

Animaux et fleurs. — Les animaux conservés dans l'intérieur des appartements ont, surtout pendant la nuit, où aucune aération ne peut avoir lieu, l'inconvénient d'en consommer une partie de l'air, et d'y répandre des odeurs plus ou moins désagréables, si elles ne sont, nuisibles. Il en est de même des végétaux; et si l'on ne peut attribuer à la petite quantité d'acide carbonique qu'ils émettent les accidents que leur présence a quelquefois déterminés, tels que céphalalgie, vertiges, syncopes, convulsions, etc., c'est à leurs émanations odorantes qu'il faut les rapporter.

Les fleurs, douées d'odeurs agréables ou non, seront donc proscrites dans les chambres habitées, principalement la nuit.

Préceptes hygiéniques.

Les cuisines seront spacieuses, bien éclairées et ventilées; pavées ou dallées; avec hotte au-dessus des fourneaux communiquant au conduit de la cheminée, et avec cloche à bords découpés sur l'ouverture de la pierre d'évier.

Procurer aux eaux ménagères un écoulement facile.

Éviter qu'elles n'aillent corrompre les puits, les mares, les eaux qui servent de boisson aux hommes et aux animaux.

Les recevoir dans des puisards étanches, fermés à l'aide d'un syphon et curés périodiquement, en désinfectant les matières qu'ils contiennent.

Tenir les latrines éloignées des appartements et surtout des chambres à coucher.

Éviter qu'elles ne répandent de l'odeur en faisant usage de sièges de bois dur maintenus très-propres, de cuvettes hermétiques, de tuyaux d'aspiration et d'appel.

Les éclairer, aérer, ventiler, en peindre les murs à l'huile et en rendre le sol imperméable, afin de pouvoir y opérer des lavages.

Éloigner de l'habitation les écuries, étables, poulaillers, clapiers à lapins, les fumiers et les purins.

Tenir tous ces locaux avec la plus grande propreté possible.

Ne laisser séjourner dans les chambres à coucher, pendant la nuit, ni des animaux ni des fleurs.

VI. — Chauffage. — Ventilation.

Nécessité du chauffage — degré de chaleur nécessaire — le chauffage est un moyen de ventilation. — Appareils de chauffage. — Poêles — leurs avantages et leurs inconvénients — précautions auxquelles ils obligent. — Cheminées — leurs avantages et leurs inconvénients. — Fumée — moyens de l'empêcher. — Calorifères — leurs avantages — calorifères portatifs — réchauds — braseros — chaufferettes. — Préceptes hygiéniques

Vous savez que l'homme produit de la chaleur par sa respiration et d'autres actes organiques. Je vous ai dit que cette production de chaleur a ses limites, et qu'il faut qu'elle soit secondée par différents moyens au nombre desquels se trouve le chauffage.

En effet, pendant la plus grande partie de l'année dans les pays froids et dans nos climats pendant la saison froide et humide, l'homme ne résisterait pas au froid, dans sa demeure, s'il ne pouvait par des moyens artificiels suppléer à la chaleur du soleil absente, et produire le calorique qui lui est nécessaire pour se garantir des maladies dont le froid et l'humidité sont des causes puissantes. Le degré de chaleur qu'il doit maintenir autour de lui pour atteindre ce but varie de 12 à 18 degrés. Les individus à constitution faible, à tempérament lymphatique, les enfants, les vieillards, les convalescents ont besoin d'une chaleur artificielle plus forte; il en est de même des individus à profession sédentaire et qui séjournent constamment dans le même local sans se livrer à aucun exercice.

Le chauffage des appartements n'a pas seulement pour but de produire une chaleur artificielle, il est aussi destiné à suppléer à la ventilation naturelle qui se pratique par l'ouverture des fenêtres, lorsque celle-ci ne peut être effectuée.

De nombreux appareils de chauffage ont été imaginés (1); je ne vous parlerai que de ceux qui sont les plus employés et qui permettent le mieux la rénovation continue de l'atmosphère domestique.

Ils sont au nombre de trois : le poêle, la cheminée et le calorifère.

Poêle. — Les poêles sont les appareils qui procurent, avec la même consommation de combustible, la plus forte chaleur. Ils dessèchent, il est vrai, l'air de la pièce; mais on obvie à cet inconvénient en plaçant sur leur tablette des vases d'eau, qui cèdent à l'air la quantité de vapeur nécessaire pour le rendre salubre. Cependant, comme les couches d'air les plus échauffées se portent vers les parties supérieures, il en résulte que la tête subit plus fortement l'action du calorique : de là des vertiges, des céphalalgies, etc. Les asthmatiques supportent mal la chaleur des poêles.

La chaleur élevée qu'ils produisent dans les appartements rend plus sensible à l'impression de l'air extérieur, et expose ceux qu subissent ces transitions aux phlegmasies des voies respiratoires et des articulations (2).

Les fourneaux économiques, qui sont des espèces de poêles disposés pour cuire les aliments, présentent les mêmes inconvénients.

Les poêles, à cause de l'étroitesse de leurs tuyaux, ne suffisent pas toujours, malgré l'intensité de leur tirage et

---

(1) Voir *Dictionnaire général des sciences théoriques et appliquées*, par Privat-Deschanel et Focillon. Delagrave, 1870.

(2) Ces transitions sont moins rapides lorsque la chaleur est produite et entretenue par un poêle de faïence qui, s'il s'échauffe plus lentement, se refroidit aussi moins vite qu'un poêle métallique.

la rapidité de la colonne d'air qui les traverse, au renouvellement de l'air de la pièce qu'ils occupent. Pour suppléer à cette insuffisance, il faut faire passer le tuyau du poêle au milieu d'une sorte de manchon qui s'ouvre d'une part dans la pièce à chauffer, d'autre part à l'extérieur, à l'endroit où le tuyau va déverser la fumée. Le tuyau échauffé par le passage de la fumée communique sa chaleur à l'air contenu dans le manchon qui l'entoure, puis cet air, devenu alors plus léger, s'élève dans le manchon (1), sort par son extrémité supérieure et est remplacé par l'air vicié venu de la pièce habitée, qui se renouvelle par les fissures, les joints des portes et des fenêtres (2).

On réalise l'effet obtenu par ce manchon, lorsqu'on dirige, comme cela se pratique dans presque tous les ménages d'ouvriers, le tuyau du poêle dans une cheminée; mais alors il ne faut pas, ainsi qu'on le fait trop souvent, pour éviter une déperdition de la chaleur produite, fermer le bas de la cheminée. On ne doit pas non plus, lorsque le poêle contient de la braise encore allumée, fermer la clef du tuyau. La suppression du tirage a pour effet alors d'opérer la combustion de cette braise aux dépens de l'oxygène de l'air de la chambre. A mesure qu'elle s'opère, l'acide

(1) Les petits serpents de papier placés sur une tige qui leur sert de pivot, au voisinage des tuyaux de poêles, indiquent que, autour d'eux, l'air est dans un mouvement incessant de bas en haut.

(2) Ce n'est pas seulement par les joints des portes et des fenêtres que passe l'air destiné à la ventilation, c'est au travers des murs mêmes. Une expérience qui se faisait à l'exposition pédagogique russe en donnait la démonstration.

Sur les faces opposées d'un bloc de ciment est fixé d'une façon hermétique un entonnoir en verre. A l'extrémité allongée de chaque entonnoir est adapté un tube en caoutchouc; l'extrémité libre de l'un de ces tubes plonge dans un verre d'eau; par celle de l'autre, l'expérimentateur souffle de l'air. Cet air, après avoir traversé le bloc de ciment, sort, par l'extrémité du tube plongée dans l'eau,

carbonique se dégage et, si l'on ne facilite pas immédiatement le renouvellemennt de l'air, l'asphyxie peut arriver.

Cheminée. — La cheminée est un des procédés de chauffage les plus simples et les plus salubres; car elle procure une ample ventilation, et ne peut émettre de chaleur qu'en renouvelant l'air d'un appartement sur une grande surface (1). Une cheminée ordinaire, fonctionnant avec une

sous forme de bulles qui viennent éclater à la surface de ce liquide. Voici le tableau des expériences de M. Pettenkofer qui démontrent la perméabilité des murs :

CONDITIONS SPÉCIALES	DURÉE de l'expérience	CAPACITÉ de la chambre	TEMPÉRATURE de l'air dans la chambre	TEMPÉRATURE de l'air en dehors	DIFFÉRENCE de température	VENTILATION par heure	
	h.	m. c.	degrés.	degrés.	degrés.	m. c.	
1° Conditions normales.	1	75	18	— 1	19	75	L'air est parfaitement renouvelé en 1 h.
2° Fenêtres, portes et autres ouvertures ouvertes; poêle chauffé durant toute l'expérience.	1	75	18	— 1	19	94	Soit 25 0/0 en plus.
3° Fenêtres, portes et autres ouvertures, fermées aussi hermetiquement que possible ; toutes les fenêtres et ouvertures bouchées avec colle d'amidon.	1	75	18	— 1	19	54	Soit 25 0/0 moins que dans le premier cas.
4° Conditions normales.	1	75	22	18	4	22	
5° Moitié de la fenêtre (8 pieds carrés) ouverte.	1	75	22	18	4	42	
6° Le poêle ne retire de la chambre que 90 m. c. d'air et encore dans les meilleures conditions possibles.							

(1) Les cheminées ordinaires à petit foyer brûlent 1 kilog. de houille ou 2 kilog. de bois par heure.

La chaleur rayonnante émise n'est pour le bois que de 25, et pour la houille et le coke, de 55 0/0 de la chaleur totale dégagée par le combustible brûlé; et la meilleure cheminée n'en utilise que le quart. Ainsi, avec le bois, une cheminée n'utilise que 6 0/0 environ de la chaleur totale, et 13 0/0 avec le coke et la houille.

Ces cheminées appellent et renouvellent par heure de 50 à 100 mètres cube d'air, et sont capables d'assainir une enceinte habitée par 12 à 15 personnes.

activité moyenne, détermine, par heure, une évacuation d'air qui atteint et dépasse *cinq fois* la capacité de la pièce qu'elle est destinée à chauffer (gén. Morin). Mais elle occasionne une grande perte de calorique et une forte dépense de combustible, parce qu'une grande partie de l'air appelé par la cheminée ne passe pas sur le combustible, et que la plus grande quantité (les 9/10) de la chaleur produite contribue seulement à échauffer le courant d'air ascendant qui s'établit dans le tuyau de la cheminée (1). On diminue la perte du calorique, et on utilise 20 au lieu de 10 0/0 de la chaleur produite, en employant pour le chauffage de la pièce une partie du calorique que la flamme entraîne. Pour cela on introduit dans des plaques ou des tuyaux métalliques creux, placés au fond, et quelquefois aussi sur les côtés du foyer, de l'air puisé au dehors à l'aide d'un conduit (ventouse). Cet air échauffé est alors appelé dans la pièce, par le tirage de la cheminée sur les côtés de laquelle des bouches de chaleur le déversent, et il contribue, tout à la fois. à élever la température et à opérer une bonne ventilation.

Les cheminées ont l'inconvénient, tout en chauffant l'air situé à côté d'elles, de laisser à une basse température les parties reculées de la chambre, de sorte que,

(1) La quantité d'air qui passe par une cheminée ordinaire est d'environ 60 mètres cubes par kilo de bois brûlé dans un temps donné. Il faut donc que la pièce à échauffer reçoive dans le même temps un volume d'air égal, soit à l'aide des ventouses disposées dans le coffre de la cheminée, soit par les joints des portes et des fenêtres.

Il passe en moyenne par une cheminée de cabinet 400 mètres cubes d'air par heure, l'ouverture extérieure étant de 90 centimètres et le conduit de 27 centimètres carrés; il entre en outre 6 mètres cubes dans le même temps par les joints des portes et fenêtres. Une bouche de chaleur dont l'air est chauffé à 45° fournit par heure en moyenne 125 mètres cubes d'air.

par suite de l'action de la chaleur rayonnante, on éprouve une température trop élevée par devant et une sensation de froid par derrière; mais elles ont l'avantage, en portant l'action de la chaleur rayonnante sur les membres inférieurs, de dégager la tête par l'afflux sanguin qui s'opère vers les pieds; en outre, d'exercer une stimulation sur tous nos organes; enfin la moindre accumulation de calorique qu'elles y déterminent, nous permet de passer sans danger à l'air extérieur.

Le grand inconvénient des cheminées est qu'elles fument souvent, surtout lorsque leur manteau est trop haut ou leur coffre trop large. Elles ne tirent pas alors, et permettent à tous les vents de refouler l'air dans l'habitation.

Les moyens proposés pour s'opposer à la fumée ont tous pour but d'activer la combustion, et de la rendre plus complète. Ils consistent à donner à la cheminée une prise d'air considérable au dehors, par des tuyaux qui amènent cet air sur ses côtés, après l'avoir échauffé dans une plaque métallique creuse disposée à cet effet, et aussi à diminuer le calibre du tuyau de cheminée, en même temps qu'à augmenter sa longueur.

Quant au refoulement du courant d'air ascendant par des vents violents, il disparaît souvent en plaçant au sommet du tuyau de la cheminée, soit un chapiteau connu sous le nom de *gueule de loup* qui, en tournant comme une girouette, peut prendre une position contraire à l'action du vent, soit un appareil d'aspiration qui active le mouvement ascensionnel de la colonne d'air, et par suite la combustion et le renouvellement de l'air de la pièce.

Calorifères. — Les calorifères qu'on emploie pour le chauffage sont à air chaud, à vapeur et à eau chaude. Je ne vous parlerai que du premier qui est généralement employé dans les habitations privées ; les autres sont destinés à chauffer les édifices publics.

Les calorifères à air chaud sont de grands poêles, placés dans les caves, et auxquels on adapte des tuyaux de distribution terminés par des bouches de chaleur. L'air pris au dehors s'échauffe en traversant les tuyaux placés dans le poêle, et se distribue dans les différentes pièces de l'habitation.

Ces calorifères opèrent une bonne ventilation et élèvent facilement la température ; mais il ne faut pas qu'ils soient trop éloignés de la pièce à échauffer, autrement il arrive qu'une grande partie du calorique se perd dans le trajet. La chaleur qu'ils développent a les mêmes inconvénients que celle des poêles, et rend plus impressionnable à l'action du froid extérieur.

Je n'abandonnerai pas ce sujet sans vous mettre en garde contre certains procédés de chauffage, dans lesquels la combustion se fait à foyer découvert tels que les *braseros* très-employés en Italie, les réchauds, les poêles et calorifères portatifs, etc., qu'on établit au milieu des pièces sans ventilation suffisante ou sans conduit pour transmettre à l'extérieur les émanations pernicieuses qui résultent de la combustion. Le charbon ou la braise qu'on y brûle, versent dans l'air leurs produits gazeux composés d'acide carbonique, d'oxyde de carbone et d'une petite quantité d'hydrogène carboné. Ces substances donnent lieu aux phénomènes de l'asphyxie et de l'empoisonnement par les gaz délétères, et surtout par l'oxyde de carbone. C'est lui qui produit la petite flamme bleue visible au-dessus du charbon enflammé des fourneaux.

Le charbon qui brûle à l'air libre produit 1/2 0/0 de ce gaz et donne lieu à des maux de tête, à des vertiges, à un commencement d'asphyxie qu'on a mis à tort autrefois sur le compte de l'acide carbonique. Les poêles en fonte, surtout quand ils sont neufs et enduits de plombagine, dégagent toujours une certaine quantité de ce gaz.

Préceptes hygiéniques.

Pendant la saison froide, entretenir autour de soi une température de 12 à 18 degrés, à l'aide d'appareils de chauffage (poêle, cheminée ou calorifère), qui renouvellent en même temps l'air de la pièce occupée.

Le chauffage par le poêle exige que le tuyau de la fumée se rende dans un manchon qui s'ouvre à l'extérieur, ou dans le conduit d'une cheminée ouverte par le bas;

Que la clef de ce tuyau ne soit pas fermée, lorsque le foyer contient de la braise encore allumée;

Qu'un vase contenant de l'eau soit placé sur la tablette.

Dans le chauffage par la cheminée, qui est le meilleur, à cause de la puissante ventilation qu'il produit, éviter la fumée en activant la combustion, et en s'opposant au refoulement de ses produits, par une construction et des appareils appropriés.

Dans le chauffage par le calorifère,

Conjurer l'élévation de température, souvent trop considérable, par une ventilation suffisante, et la sécheresse atmosphérique, par des vases remplis d'eau;

Rejeter les procédés de chauffage dans lesquels la combustion se fait dans des foyers découverts et sans conduits pour la transmission, au dehors, des gaz délétères qu'elle produit (braseros, réchauds, chaufferettes, poêles et calorifères portatifs).

VII. — Éclairage.

Substances qui servent à l'éclairage. — Chandelles — leur pouvoir éclairant — leurs inconvénients. — Lampions, torches, oribus — leurs inconvénients. — Bougie — sa supériorité sur la chandelle. — Huile de colza. — Lampes. — Huile et essence de pétrole et autres huiles essentielles — leurs inconvénients — danger auquel elles exposent — précautions à prendre. — Danger d'asphyxie causé par la combustion des substances éclairantes dans un endroit clos. — Gaz de l'éclairage — ses qualités — son pouvoir éclairant — sa consommation d'air — ses inconvénients dans les habitations privées — lieux où il convient — ses propriétés explosibles — fuites de gaz — précautions à prendre. — Préceptes hygiéniques.

L'éclairage est destiné à remplacer la lumière du soleil lorsqu'elle fait défaut. Il exerce sur la santé, suivant les procédés et les conditions qui y président, une influence que nous devons maintenant apprécier.

Les substances qui servent actuellement à l'éclairage sont solides, comme le suif, la cire, les résines; liquides, comme les huiles grasses et les huiles essentielles; enfin gazeuses, comme le gaz provenant de la distillation de la houille.

Suif. — Le suif sert à fabriquer les chandelles. La lumière d'une chandelle de 6 à la livre est peu considérable; elle est dix fois moindre que celle d'une bonne lampe Carcel. Son intensité décroît à mesure que la mèche s'allonge, et que la combustion se ralentit et devient plus incomplète; d'où la nécessité de couper la mèche sous peine de perdre les 3/4 de l'éclairage. Enfin la flamme des chandelles est dans une agitation incessante qui fatigue la vue (1).

La combustion incomplète d'une chandelle produit des vapeurs irritantes composées de gaz hydrogène carboné, d'huile empyreumatique et de charbon, qui déterminent

(1) Cette agitation est due aux variations qui se produisent dans le courant des matières volatilisées, ainsi que dans l'échauffement et la dilatation des couches d'air immédiatement en contact avec la substance en combustion, et à leur remplacement par des couches d'air plus froid.

souvent du larmoiement, du picotement à la gorge et de la toux. Le charbon, en se mêlant aux mucosités des voies respiratoires, produit les crachats noirâtres expectorés le matin, quand on a passé la nuit dans un lieu où les lumières ont incomplétement brûlé.

Les lampions, les torches, les oribus encore brûlés dans quelques campagnes, fabriqués avec des résines et des graisses non purifiées, répandent une fumée noire qui a, au maximum, les inconvénients de la combustion incomplète du suif. Ils ne doivent être employés qu'à l'extérieur, dans les endroits où la rénovation de l'air est abondante et rapide.

Acide stéarique. — La bougie de cire a, depuis un certain nombre d'années, été presque exclusivement remplacée par la bougie d'acide stéarique, à cause du prix peu élevé de cette dernière.

Quelle que soit sa composition, la bougie a un immense avantage sur la chandelle. Sa combustion est plus complète, sa fumée a moins d'âcreté et irrite moins que celle du suif, car elle dépose moins de charbon et contient peu d'huile empireumatiqne. La flamme de la bougie est moins volumineuse, plus blanche et plus éclairante d'un tiers que celle de la chandelle.

Huiles grasses. — Des huiles grasses, la plus généralement employée pour l'éclairage est l'huile de colza ; elle doit être purifiée, par l'acide sulfurique, des mucilages végétaux qu'elle contient presque toujours.

La fumée qu'elle donne en brûlant dépend du genre de lampe employé. Un bon système d'éclairage (1) à l'huile donne peu de fumée. Celui qui est défectueux dégage,

(1) Voir *Dictionnaire général des sciences théoriques et appliquées*, par Privat-Deschanel et Focillon. Delagrave, 1870.

surtout en filant, une fumée épaisse et fétide contenant du charbon, des hydrogènes carbonés et de l'azote, qui ont tous les inconvénients des mêmes produits dégagés par le suif.

Huiles essentielles. — Les huiles essentielles (huiles de schiste, de pétrole, essence de pétrole) sont très-employées aujourd'hui, dans des appareils de formes variées. Quelque parfaits que soient les appareils qui servent à les brûler, une petite quantité d'huile échappe à la combustion, et se volatilise en répandant une odeur désagréable (1).

De plus, comme ces huiles minérales sont combustibles par elles-mêmes et que, à cause des vapeurs qu'elles émettent quand elles ne sont pas épurées, elles s'enflamment à l'approche d'un corps en ignition, il importe de ne se servir que d'huile rectifiée, qui ne donne pas de vapeurs à la température ordinaire, de ne pas la verser auprès d'une lumière et, à plus forte raison, de n'en pas remplir la lampe pendant qu'elle brûle. Il peut y avoir danger d'asphyxie à laisser, la nuit, brûler une chandelle, une bougie et surtout une lampe dans une chambre habitée, si cette chambre est bien close et de petite dimension, s'il n'y existe ni cheminée, ni poêle, ni prise d'air quelconque. La combustion, qui se fait alors aux dépens de l'oxygène de la pièce, produit de l'acide carbonique et celui-ci, après avoir occa-

---

(1) Quand on fait usage de ces huiles, il faut en outre les conserver dans un bidon de métal hermétiquement bouché, et ne pas l'ouvrir près d'une lumière.

Pour éviter une explosion, ne se servir que de lampes dont le bec est au moins à 6 centimètres de la surface du liquide, n'en allumer la mèche que lorsque le récipient est plein, et l'éteindre en ne la descendant pas complétement, mais seulement jusqu'à ce qu'elle ne présente plus qu'une petite flamme bleuâtre sur laquelle on soufflera.

Pour éteindre ces huiles, lorsqu'elles ont pris feu, employer la cendre, le sable, la terre, et non pas l'eau.

sionné de la céphalalgie et des vertiges, finirait, si l'air n'était pas renouvelé, par déterminer l'asphyxie (1).

Gaz. — Le gaz de l'éclairage — hydrogène plus ou moins carboné — est le produit de la distillation de la houille dans des cornues chauffées au rouge. Il brûle avec une flamme dont la blancheur et l'éclat sont en rapport avec son degré de pureté, et surtout avec la quantité de carbone qu'il contient. La flamme d'un bec de gaz ordinaire donne une lumière 13 fois plus intense que celle d'une chandelle de 6 à la livre, et 9 fois plus que celle d'une bougie; en d'autres termes, il faudrait 13 chandelles ou 9 bougies pour égaler son pouvoir éclairant.

Le gaz de l'éclairage exige pour sa combustion une consommation considérable d'air, et dégage une quantité énorme de chaleur. Un bec de gaz aurait bientôt dépouillé de son oxygène, et chargé d'une proportion énorme d'acide carbonique un appartement clos dans lequel on l'aurait allumé (2).

C'est pourquoi il ne convient pas d'employer ce mode d'éclairage dans les habitations privées; il doit être réservé pour les cours, les escaliers, les vestibules, les magasins où le renouvellement continuel de l'air peut fournir une proportion d'oxygène suffisant à sa combustion, et entraîner la grande quantité d'acide carbonique qui en résulte.

Ce gaz contient en outre de l'acide sulfureux, du sul-

(1) Une bougie consumant 10 grammes d'acide stéarique par heure, ou bien 10 grammes d'huile qui brûlent dans une lampe, produisent dans ce laps de temps environ 15 litres d'acide carbonique et brûlent 121 litres d'oxygène. C'est à peu près la consommation d'oxygène d'un homme ordinaire.

(2) Un bec d'éclairage brûle de 130 à 150 litres de gaz par heure et absorbe de 190 à 220 litres d'oxygène; il en consomme par conséquent autant que 9 à 10 individus. Il produit environ 120 litres d'acide carbonique et dégage une énorme quantité de chaleur.

fure de carbone, de l'acide sulfhydrique et du charbon. Ces substances, qui échappent à la combustion, occasionnen- de l'étouffement, des irritations à la gorge, au larynx, aux bronches et une toux sèche, fatiguante, chez les personnes qui sont obligées de résider dans les lieux fortement éclairés au gaz.

Indépendamment de ces inconvénients, le gaz de l'éclairage, mélangé à l'air dans une proportion déterminée (11 0/0), devient explosible et occasionne des accidents aussi graves que nombreux. Une rupture de conduit, un robinet incomplétement fermé, peut donner lieu à ce degré d'altération de l'air.

Dès que l'odeur du gaz est perçue, il est donc prudent d'éteindre les corps en ignition, et de ne pas entrer, avec une lumière, dans un appartement où cette odeur est très-prononcée.

Il serait dangereux de chercher la fuite de gaz dans un local fermé, en promenant, le long du conduit, une bougie enflammée, ou tout autre corps en ignition (flambage).

Préceptes hygiéniques.

Rejeter, de l'intérieur des habitations, l'éclairage par les lampes qui brûlent incomplétement l'huile dont elles sont alimentées; par les oribus, les lampions, les torches qui répandent une fumée noire et épaisse très-irritante.

S'abstenir, autant que possible, de l'éclairage à la chandelle qui est inconstant, vacillant, qui fatigue la vue, et répand des vapeurs irritantes pour les voies respiratoires.

Préférer l'éclairage à la bougie quoiqu'il offre, mais à un moindre degré, les mêmes inconvénients.

L'huile de colza bien épurée, brûlée dans un bon système de lampe, est le meilleur mode d'éclairage. N'employer qu'avec réserve et circonspection, dans l'intérieur de l'habitation, l'éclairage aux huiles minérales qui répandent une odeur désagréable, s'enflamment avec facilité, font explosion et n'offrent aucune sécurité.

Éviter ce danger en se servant d'huile rectifiée, en ne la versant pas auprès d'une lumière et, à plus forte raison, en ne remplissant pas la lampe pendant qu'elle brûle.

Ne pas laisser brûler, pendant la nuit, une chandelle, une bougie et surtout une lampe dans une chambre à coucher bien close, de petite dimension, et où il n'existe aucune prise d'air au dehors, parce qu'il peut y avoir danger d'asphyxie.

S'abtenir, dans l'habitation privée, de l'éclairage au gaz qui consume beaucoup d'air, et dégage une grande quantité de chaleur et des vapeurs irritantes, à moins toutefois qu'il n'existe une abondante rénovation d'air.

Ne pas entrer dans une pièce où l'odeur du gaz est très-prononcée, pour ne pas s'exposer à une explosion.

S'abstenir de chercher une fuite de gaz dans un local fermé, en promenant le long du conduit un corps enflammé.

TROISIÈME LEÇON

CHAPITRE IV

VÊTEMENTS

Les vêtements sont les substances diverses que l'homme applique à la surface de son corps, pour modifier l'influence des agents extérieurs, et pour y retenir le calorique qu'il produit et laisse échapper sans cesse.

On les a comparés, avec assez de raison, à de petites habitations mobiles, à l'intérieur desquelles nous vivons dans une certaine indépendance des changements qui se produisent dans la température, et dans l'état hygrométrique de l'atmosphère.

Les vêtements agissent sur l'organisme par la matière qui entre dans la composition de leur tissu, par leur texture, par leur couleur et par leur forme.

Nous allons les considérer successivement sous ces divers rapports.

I. — Substances vestimentaires.

Chanvre. — Lin. — Coton. — Paille. — Soie. — Laine. — Fourrures. — Pelleteries. — Plumes. — Degré et ordre de leur pouvoir conducteur du calorique, — Leur pouvoir hygrométrique. — Nécessité de changer les vêtements imprégnés d'humidité. — Vêtements de caoutchouc, — Leurs inconvénients. — Texture des vêtements. — Couleur des vêtements, — Leur pouvoir absorbant du calorique, des odeurs. — Préceptes hygiéniques.

Nature. — Les substances qui servent à former les vêtements appartiennent au règne végétal, comme le chanvre, le lin, le coton, la paille, et au règne animal, comme la laine, la soie, les poils, les plumes, le duvet de certains animaux.

Pouvoir conducteur. — Ces substances n'ont pas, à l'égard du calorique, le même pouvoir conducteur; les unes le reçoivent et le perdent facilement : elles sont dites bons conducteurs du calorique ; les autres l'absorbent et le laissent échapper avec lenteur : elles en sont mauvais conducteurs, et conservent la chaleur animale en s'opposant à sa transmission au dehors.

Le degré de conductibilité existe comme il suit, du plus au moins, dans les substances les plus employées à la confection des vêtements : le chanvre et le lin, le coton, la soie, la laine. Les vêtements de laine tiennent donc plus chaudement que ceux qui sont de soie; ceux-ci plus que ceux qui sont de coton, et ceux de coton plus que ceux qui sont confectionnés avec le chanvre ou avec le lin.

Les fourrures, les pelleteries, les plumes, le duvet, sont les corps les plus mauvais conducteurs du calorique, et par conséquent les plus chauds.

Pouvoir hygrométrique. — Ces substances possèdent à des degrés divers, comme tous les corps, le pouvoir de s'imprégner de l'humidité de l'atmosphère. Le pouvoir hygrométrique des différentes substances vestimentaires se manifeste dans l'ordre suivant : le lin, le chanvre, le coton, la laine, la soie. Un tissu est d'autant moins chaud qu'il se charge plus facilement d'humidité. Car, en se substituant à l'air emprisonné dans ses mailles, l'eau devient une double cause de refroidissement ; d'abord par sa plus grande capacité pour le calorique, ensuite par son évaporation ultérieure, laquelle enlève à la peau une grande quantité de chaleur. D'où la nécessité de changer promptement de vêtements lorsqu'ils sont imprégnés d'humidité; que cette humidité provienne de l'atmosphère ou de la surface de notre corps, et de la sueur qu'y a développée un exercice ou un travail manuel plus ou moins énergique. Les rhumes, les fluxions de poitrine, les pleurésies, les rhumatismes sont souvent la conséquence d'une infraction à cette règle.

Caoutchouc. — Depuis un grand nombre d'années on fait un fréquent usage, pour se garantir de la pluie, de vêtements imperméables de *caoutchouc*. Ces vêtements ont l'inconvénient de ne pas se laisser traverser par la transpiration vaporisée. Cette vapeur non-seulement se condense et s'accumule à la surface interne du tissu imperméable, mais encore imprègne ceux qui sont situés au-dessous de lui. Elles entretiennent ainsi, autour du corps, une humidité qui, dès que l'on quitte le vêtement imperméable, s'évapore au contact de l'air extérieur, et produit un abaissement de température dont l'effet peut être très-pernicieux.

Texture. — La texture d'une étoffe modifie son pouvoir conducteur du calorique. Plus une étoffe retient de l'air dans ses mailles, plus elle est chaude ou mauvais conducteur de calorique. Les étoffes de laine et de soie, lâches et poreuses, très-légères et très-épaisses, l'emportent par conséquent, à égale quantité de matière, sur celles dont la trame est serrée et mince. Elles s'opposent le plus au refroidissement de la surface du corps, et stimulent la peau par leurs frottements et par l'électricité qu'elles développent dans leurs glissements sur la peau, pendant les mouvements. Celles de lin et de chanvre, composées de fils fins et serrés, sont, au contraire, des tissus très-bons conducteurs qui mettent le plus facilement le corps en équilibre avec le milieu ambiant, et y produisent un sentiment de fraîcheur.

Couleur. — La couleur des vêtements exerce une grande influence sur leur propriété absorbante ou rayonnante du calorique. Les vêtements noirs ou de couleur foncée l'absorbent, et la laissent échapper avec facilité; tandis que les vêtements blancs ou de couleur claire s'en imprègnent difficilement, et le retiennent plus longtemps. Ces derniers maintiennent donc, d'une manière plus égale et plus constante, la chaleur à la surface du corps (1).

Le pouvoir absorbant des tissus colorés est soumis, à l'égard des *odeurs*, aux mêmes lois que celles qui président à l'absorption du calorique et de la lumière, et se manifeste, comme pour ces agents, dans l'ordre suivant : noir, bleu, rouge, vert, jaune, blanc.

En résumé, il résulte de ce qui précède que les vêtements de laine blanche, faits avec une étoffe d'un tissu souple, lâche, poreux, léger et épais, et qui retient beaucoup d'air dans ses mailles, sont les plus mauvais conducteurs du calorique, les moins hygrométriques, ceux qui préservent le mieux le corps de l'influence des agents atmosphériques, qui enfin conservent mieux la chaleur.

Il en résulte, en outre, que le vêtement blanc, qui absorbe le moins facilement les émanations odorantes, est, pendant le règne des maladies épidémiques et contagieuses, le plus favorable à celui qui le porte; tandis que le costume noir, qui offre la surface la plus absorbante, s'imprègne des odeurs et des miasmes répandus dans l'atmosphère.

---

(1) Dans les pays septentrionaux, les animaux changent de couleur à l'approche de l'hiver; on y voit des lièvres blancs, des renards blancs. L'ours blanc appartient aux mêmes contrées.

Préceptes hygiéniques.

Les vêtements de laine ou de soie sont, après les fourrures et les pelleteries, les plus chauds et ceux qui s'imprègnent le moins d'humidité.

Les vêtements de coton, et surtout ceux de lin et de chanvre, sont les plus froids et les plus hygrométriques.

Les vêtements faits d'étoffes d'un tissu lâche, poreux, très-léger et très-épais, sont plus chauds que ceux confectionnés avec des étoffes dont la trame est serrée et mince.

Les vêtements imperméables de *caoutchouc* qui garantissent de la pluie et de l'humidité, en condensant, à leur surface interne et dans les tissus situés au-dessous d'eux, les produits de la transpiration, exposent, quand on les quitte, à un abaissement de température qui peut être pernicieux.

Les vêtements blancs et de couleur claire maintiennent, d'une manière plus égale, la chaleur à la surface du corps, parce qu'ils s'imprègnent plus difficilement du calorique, et le retiennent plus longtemps que les vêtements noirs.

Les vêtements blancs, qui s'imprègnent aussi moins facilement des odeurs et des miasmes que les noirs, doivent être préférés en temps d'épidémie.

II. — Forme des vêtements.

Caprices de la mode. — Étroitesse des vêtements. — Constrictions produites par les vêtements, — Leurs dangers. — Coiffures. — Chemises. — Cols et faux-cols. — Cravates. — Cache-nez. — Gilet. — Pantalon. — Caleçon. — Veste. — Habit. — Redingote. — Manteaux. — Pardessus. — Paletot. — Gants — Bas. — Jarretières. — Chaussures. — Chaussures de caoutchouc. — Corsets. — Préceptes hygiéniques.

La forme des vêtements est trop sujette aux caprices de la mode pour nous arrêter longtemps. Je vous dirai seulement que vous devez vous abstenir de ceux qui exercent des compressions multiples ; que ce soit par leur étroitesse, ou par les liens et les moyens qui servent à les contenir. Les cravates, les ceintures étroites, les corsets que portent les femmes, les jarretières, les ligatures de tout genre. déterminent une constriction plus ou moins forte, qui a pour effet de gêner la circulation dans les vaisseaux capillaires, de produire des anévrysmes, des varices, des congestions des organes internes, principalement du cerveau et des poumons.

C'est à ce point de vue surtout que la forme des vêtements doit vous intéresser, et qu'il est utile de vous signaler les conditions favorables ou contraires à l'hygiène, que présentent les différentes pièces qui les composent.

Coiffures. — La coiffure de l'enfant nouveau-né doit être légère, mais suffisante pour mettre sa tête à l'abri des vicissitudes atmosphériques. On évitera surtout qu'elle exerce la moindre compression capable de déformer le crâne, dont les os sont si mobiles et si flexibles à cet âge.

Quand l'enfant est plus âgé et qu'il commence à marcher, on peut ajouter à sa coiffure un bourrelet qui le préserve des chutes et des violences extérieures.

Plus tard, des casquettes d'étoffes légères, des chapeaux de paille ou de feutre léger pour le jour, et un bonnet de toile pour la nuit, retenus sous le menton par des cordons, sont les coiffures qui lui conviennent le mieux.

Ce sont aussi celles que l'adulte devra adopter. Mais, comme il ne peut les maintenir sur sa tête que par la constriction qu'elles y exercent circulairement, il évitera que celle-ci soit trop forte, et devienne ainsi la cause de céphalalgies plus ou moins prolongées.

Il fera bien, du reste, de s'habituer à n'en porter aucune dans l'intérieur de l'habitation.

La coiffure dont on se sert pendant la nuit, quelle qu'elle soit, ne tient souvent sur la tête qu'à la condition de comprimer plus ou moins fortement le pavillon des oreilles, de manière à le rendre douloureux ; on éviterait cet inconvénient en la fixant avec des brides sous le menton ; mais il serait préférable d'avoir pris, de bonne heure, l'habitude de coucher la tête nue, et de se passer de coiffure pendant la nuit.

Chemise. — La chemise ne doit pas être d'un tissu trop léger, afin de pouvoir absorber les produits de la sécrétion cutanée ; ni d'un tissu trop dur capable d'irriter la peau. Elle n'exercera pas, autour du cou, de compression susceptible d'apporter la moindre gêne à la circulation du sang dans les vaisseaux de cette partie.

Cols. Faux-Cols. — Les cols et faux-cols empesés ne doivent être ni trop fermes ni trop serrés : dans le premier cas ils peuvent, par leurs frottements, déterminer des inflammations de la peau, des furoncles ou des anthrax ; dans le second ils gênent la circulation dans les vaisseaux du cou, et pourraient, surtout chez les vieillards, contribuer à produire des congestions cérébrales et des apoplexies.

Cravates. — Ce qui précède s'applique aussi aux cravates dures, rigides et trop serrées. L'usage, pendant l'hiver, d'une large cravate de laine appelée *cache-nez*, qui couvre toute la moitié inférieure du visage, peut avoir son avantage, parce que l'air qu'elle tamise arrive à une moins basse température dans les voies respiratoires ; mais elle rend ces parties très-impressionnables au froid, lorsqu'on les découvre, et expose aux coryzas et aux angines. Il ne faut donc pas, après avoir retiré cette cravate, rester soumis à une basse température.

Gilet. — Le gilet doit couvrir convenablement la poitrine sans la comprimer. Il ne doit pas non plus en serrer la base, pour ne pas mettre obstacle à la libre dilatation de ses parois et de celles de l'abdomen, ni gêner la respiration et la digestion.

Pantalon. — Le pantalon, lorsqu'on le retient en serrant, autour de la base du thorax ou au-dessus des hanches, la ceinture qui en forme la partie supérieure, produit les mêmes effets nuisibles, et favorise en outre la production des hernies : aussi doit-il être soutenu avec des bretelles.

Caleçon. — Pour le même motif, le caleçon n'exercera, par sa ceinture, qu'une faible constriction autour de la taille. Il se fixera au-dessous des genoux, et de préférence au-dessus des malléoles, par des liens peu serrés, afin de ne pas mettre obstacle à la circulation dans les veines de la partie du membre inférieur située au-dessous d'eux, et de ne pas occasionner la production de varices et d'ulcères.

Jarretières. — Pour éviter le même danger, il vaut mieux placer les jarretières, qui retiennent les bas, au-dessus qu'au-dessous du genou.

Veste, Habit, Redingote. — La veste. l'habit et la redingote sont destinés à couvrir la partie moyenne du corps. La veste le fait incomplétement, parce qu'elle ne dépasse guère les lombes. L'habit remplit mieux cet office, et la redingote mieux encore, car, de plus que les autres vêtements, elle préserve du froid la partie inférieure du tronc et supérieure des membres abdominaux. On a constaté, dans l'armée, une diminution des inflammations des organes digestifs, quand la tunique a été substituée à l'habit.

Manteau, Pardessus. — Le manteau, le pardessus ou paletot sont d'une grande utilité dans la saison froide et rigoureuse. Ils servent à renforcer les vêtements qui précèdent, auxquels ils se superposent, et à mettre à l'abri des changements brusques de température.

Gants. — Les gants destinés à conserver à la peau des mains sa souplesse et sa finesse, et à la préserver des engelures et des crevasses que déterminent les variations de la température atmosphérique et les froids rigoureux, doivent être portés en laine ou en peau, et fourrés pendant l'hiver. On s'abstiendra, surtout alors, de gants trop étroits qui compriment les doigts, y gênent la circulation, et sont contraires au maintien de leur caloricité.

Pendant l'été, on les préfèrera de fil ou de coton.

Bas. — Les bas de laine, de fil ou de coton, suivant la saison, seront fixés au-dessus des genoux, et non au-dessous, par des jarretières modérément serrées, afin d'éviter les inconvénients que je vous ai déjà signalés.

Chaussures. — Quant aux chaussures, elles doivent être solides, larges, à semelles épaisses et à talons peu élevés, pour maintenir la stabilité du pied pendant la marche, et éviter les entorses. Trop étroites ou trop courtes, elles produisent des douleurs, des cors, la déformation des orteils et l'incarnation des ongles : affection très-douloureuse.

Ce que je vous ai dit, tout à l'heure, des vêtements imperméables de *caoutchouc*, concerne aussi les chaussures faites avec cette substance. Elles ont pour effet de préserver les pieds, beaucoup mieux que le cuir, de l'humidité extérieure; mais, tandis que le cuir se laisse encore traverser par la plus grande partie de la transpiration insensible des pieds, la chaussure de caoutchouc, d'une imperméabilité absolue, entretient, autour de ces organes, quand elle a été portée longtemps et surtout lorsqu'on cesse de marcher, une humidité qui tend incessamment à se refroidir. Au point de vue de la préservation de l'humidité, les *sabots* en bois seraient la meilleure chaussure; mais ils sont durs, lourds, fatiguent et occasionnent, par leurs frottements, l'épaississement de l'épiderme; de plus, leur inflexibilité ne leur permet pas de se prêter aux divers mouvements du pied.

Corset. — Des vêtements particuliers à la femme, pour les motifs que j'ai déjà donnés, je ne dirai qu'un mot : il s'appliquera au corset.

Cette partie de son vêtement devient pour elle, dans notre état social, une nécessité. Il apporte, en effet, à la colonne vertébrale un soutien que celle-ci ne trouve pas dans le système musculaire rendu débile par un exercice insuffisant, et par une existence trop sédentaire. Pour remplir ce but, le corset ne doit que soutenir, sans les comprimer, les organes sur lesquels il est appliqué; n'apporter aucune gêne à la liberté des mouvements et de la respiration; ni, par une constriction trop forte au-dessus des hanches, léser les organes digestifs dans leurs fonctions. Enfin la femme n'en doit pas faire usage avant l'adolescence et un développement plus ou moins avancé.

III. — Des vêtements suivant les âges, les climats, les saisons.

Le froid est une des causes de la mortalité des enfants nouveau-nés. — Nécessité de les couvrir chaudement. — Vêtements de l'enfant nouveau-né — De la seconde enfance, — De la jeunesse, — De l'âge adulte, — Du vieillard. — Vêtements de la saison froide, — Leur composition, — Leur nombre, — Leur étroitesse. — Vêtements de la saison chaude. — Coiffures. — Composition et couleur des vêtements. — Texture des étoffes. — Largeur des vêtements.

Les vêtements doivent être modifiés selon les âges. La quantité de calorique produite par l'homme varie, en effet, aux différents âges de la vie. Elle est d'autant moins considérable qu'il est plus jeune. L'enfant qui vient de naître est incapable de résister aux abaissements de température, s'il n'est protégé par des vêtements. L'une des plus grandes causes de la mortalité des enfants nouveau-nés est l'impression du froid sur eux et l'insuffisance de vêtements; il est donc nécessaire de les couvrir chaudement.

De plus, quelle que soit la manière dont il est enveloppé, l'enfant ne doit subir aucune constriction qui mette obstacle à la dilatation de la poitrine et du ventre; il faut laisser à ses membres la plus grande liberté possible, et s'abstenir de les emprisonner dans d'étroits maillots qui les maintiennent en une extension continue.

Une coiffure légère, des linges souples et moëlleux, des langes, puis des jupons et des robes en laine ou en coton, suivant la saison, constitueront les principaux objets qui serviront à le vêtir.

Dans un âge plus avancé, dans la seconde enfance, l'enfant résiste mieux au froid; sa vivacité naturelle lui fait exécuter des mouvements qui ont pour effet d'activer, dans son organisme, la production du calorique; aussi peut-il, même dans la saison froide, réagir suffisamment contre l'inclémence de la température, pour supporter d'être plus légèrement vêtu que s'il restait en repos.

Les vêtements de laine, moëlleux, maintenus secs et propres, assez souples et assez peu serrés pour ne pas gêner les mouvements, sont le mieux appropriés à cet âge. Dans la jeunesse et l'âge adulte, l'homme doit tenir compte, pour se vêtir, des besoins que lui créent et son degré d'impressionnabilité au froid, à la chaleur, à la sécheresse et à l'humidité, et les conditions dans lesquelles il se trouve placé. C'est à ces époques qu'il lui est utile d'apprendre à s'accommoder des intempéries du climat où il vit, et à s'endurcir à leurs rigueurs. Suivant qu'il saura user avec plus ou moins de modération des vêtements chauds, il augmentera ou diminuera sa puissance calorifique, et en prolongera ou en abrégera la durée.

Les vieillards, en effet, sentent chaque jour leur caloricité diminuer, et deviennent de plus en plus impressionnables aux vicissitudes atmosphériques. Il convient donc qu'ils protégent leur tête, très-fréquemment dépourvue de cheveux, contre les changements de température, soit avec une perruque, soit avec une calotte, soit même, comme autrefois, avec un bonnet de soie noire, enfin qu'ils portent des vêtements assez chauds ou assez nombreux pour se bien garantir du froid. Ils doivent éviter aussi de se soumettre à aucune compression, à aucune ligature capable d'entraver la circulation et de produire des congestions sur les organes internes et notamment sur le cerveau et les poumons, congestions auxquelles ils sont déjà si prédisposés.

Climats, saisons. — Dans les climats tempérés la nature, la forme, la couleur et l'épaisseur des vêtements doivent varier avec la saison, de manière à contrebalancer l'influence des variations atmosphériques.

On changera donc la nature des vêtements l'hiver et l'été, et on les adaptera à la saison dans laquelle on se trouve : ainsi, dans la saison froide, les vêtements se composeront, sinon de fourrures épaisses, comme ceux des habitants des climats rigoureux, du moins de pièces superposées les unes aux autres, et dont on augmentera ou diminuera le nombre selon la rigueur du froid ou la douceur de la saison.

Une autre condition qu'il est encore utile de remplir,

c'est de porter des vêtements étroits. L'étroitesse leur permet de s'appliquer exactement à la surface du corps et de ne laisser aucun accès à l'air extérieur ; de sorte que celui qui est interposé aux différentes pièces de vêtement se renouvelle difficilement, et continue de conserver au corps sa température propre.

Dans la saison des chaleurs, il faut protéger le cou, le visage et les yeux contre l'action directe des rayons solaires, par des coiffures en tissus légers et de couleurs claires; les casquettes munies de visière et de couvre-nuque, les chapeaux à larges bords, de paille ou de feutre gris rempliront bien cet office. Les vêtements doivent aussi être légers, de couleurs claires, et faits avec des étoffes de fil de chanvre ou de coton, ou mieux encore avec un tissu de laine fin, souple et moelleux, qui isole le corps et le soustrait à la température élevée de l'atmosphère.

Les différentes pièces qui les composent seront en outre larges, afin de permettre à l'air de s'y renouveler aisément, et d'y opérer une douce ventilation qui rafraîchit la peau en activant l'évaporation des liquides perspiratoires. Mais, comme il est impossible d'opposer aux caprices de l'atmosphère une perpétuelle variété d'habillement, il ne faut les modifier qu'aux époques de l'année où la chaleur et le froid sont stables et bien établis.

Préceptes hygiéniques.

Quelle que soit la forme des vêtements, éviter qu'ils exercent des compressions, des constrictions capables de gêner le jeu des organes, et surtout de ceux de la circulation et de la respiration.

La coiffure de l'enfant nouveau-né sera légère, mais

suffisante pour mettre sa tête à l'abri des vicissitudes atmosphériques.

Éviter qu'elle exerce sur le crâne une compression capable de le déformer. Quand l'enfant commence à marcher, ajouter à sa coiffure un bourrelet léger qui le préserve des chutes et des violences extérieures.

La coiffure de jour de l'enfant d'un âge plus avancé, comme celle de l'adulte, sera légère et fixée sur la tête, s'il est nécessaire, par un cordon élastique passé sous le menton, plutôt que par une constriction circulaire trop forte.

La coiffure de nuit, en tissu léger de toile, de coton ou de soie, a besoin d'être maintenue à l'aide de cordons sous le menton, pour ne pas comprimer douloureusement le pavillon des oreilles. Il vaut mieux s'en passer en contractant, de bonne heure, l'habitude excellente de coucher la tête nue.

La chemise sera d'un tissu ni trop léger, ni trop dur, et n'exercera, autour du cou, aucune compression capable d'y gêner la circulation.

Les cols et les faux-cols empesés, les cravates ne seront ni trop fermes, ni trop roides, ni trop serrés.

Lorsqu'on fait usage d'un cache-nez dans la saison froide, après s'en être découvert, ne pas rester exposé à une basse température.

Le gilet par sa base, le pantalon et le caleçon par leur ceinture n'exerceront aucune constriction autour de la partie inférieure de la poitrine et supérieure du ventre. Le pantalon doit être soutenu avec des bretelles.

Le caleçon sera fixé de préférence au-dessus des malléoles, et les jarretières seront placées au-dessus et non au-dessous des genoux.

Les chaussures doivent être solides, larges, à semelles épaisses, flexibles et à talons peu élevés.

Les gants seront de laine ou de peau et fourrés en hiver, mais peu étroits, de fil ou de coton en été.

Couvrir chaudement l'enfant qui vient de naître.

Quelle que soit la manière dont il est enveloppé ou vêtu, ne soumettre son ventre et sa poitrine à aucune constriction qui en puisse gêner la dilatation, et laisser à ses membres la plus grande liberté possible.

Pendant la jeunesse et l'âge adulte s'abstenir de vêtements trop chauds, afin de s'endurcir aux intempéries et aux rigueurs du climat.

Pendant la vieillesse porter des vêtements chauds, qui mettent suffisamment à l'abri du froid et des vicissitudes atmosphériques.

Adapter la nature des vêtements aux variations atmosphériques et à la température de la saison.

Dans la saison froide et variable, porter des vêtements de laine étroits surperposés, dont on peut augmenter ou diminuer le nombre à volonté.

Dans la saison chaude, porter des coiffures très-légères, de couleur claire, à larges bords, ou munies de visière et de couvre-nuque ; des vêtements blancs d'une étoffe de chanvre ou de coton, ou mieux d'un tissu de laine fin souple et moelleux.

Ne modifier la nature des vêtements qu'aux époques de l'année où la chaleur et le froid sont stables et bien établis.

IV. — Des vêtements appliqués sur la peau, — Du lit. De la propreté du linge et des vêtements.

Chemise de chanvre et de coton. — Changement de chemise. — Chemise de laine. — Gilet de flanelle. — Effet des tissus de laine appliqués sur la peau. — Quand il convient de les quitter et de les reprendre. — Dans quelles conditions ils conviennent. — Du lit, — Sa composition. — Lit de plumes, — Ses inconvénients. — Draps, — Couvertures, — Édredons, etc. — Traversins, — Oreillers. — Le lit suivant les conditions d'âge, de sexe, etc. — Propreté du linge, — Lavage, — Battage, — Aération, — Désinfection, — Préceptes hygiéniques.

A ces considérations et à ces règles générales touchant la nature des vêtements et les modifications qu'il convient de leur faire subir, suivant les âges, les climats et les saisons, je dois en ajouter de particulières relatives à ceux que nous appliquons sur notre peau.

Dans l'antiquité, le vêtement (robe ou tunique) mis en contact avec la peau, était de laine; aujourd'hui il est de chanvre ou de coton.

La chemise, suivant qu'elle est confectionnée avec l'une ou l'autre de ces substances, est plus ou moins conductrice du calorique; et la sensation de froid qu'elle fait éprouver, ainsi que l'inconvénient qui en résulte, lorsque la transpiration dont elle est imbibée vient à s'évaporer, sont en rapport avec cette propriété.

Aussi la chemise de coton, formée d'une substance moins conductrice, et par conséquent moins froide, tend à se substituer de plus en plus à celle de chanvre, quoiqu'elle soit d'une résistance et d'une durée moindres.

On doit changer de chemise au moins deux fois par semaine, et il est d'une bonne hygiène de porter, pendant la nuit, une chemise différente de celle qui a servi pendant le jour On permet ainsi aux produits de la sécrétion cutanée, qui les ont imbibées, de s'évaporer pendant l'espace de temps où chacune d'elle n'est pas en contact avec la peau.

La substitution de la toile de chanvre ou de coton aux tissus de laine a pu avoir, à certains points de vue économiques et même hygiéniques, de grands avantages; mais les progrès de la civilisation et de l'industrie les ont considérablement atténués, de sorte que nous voyons actuellement l'usage des tissus de laine (gilet, caleçon, ceinture, bas), appliqués sur la peau, se répandre de plus en plus.

Le gilet de flanelle est d'un usage fréquent, et la chemise de même étoffe jouit, dans certaines circonstances de froid et d'humidité, et de transpiration cutanée, d'une faveur méritée.

Le contact de la laine sur la peau a, en effet, pour résultat de stimuler ce tégument, d'y développer de l'électricité, d'en exciter l'activité sécrétoire, et de contrebalancer, par ce fait, l'influence contraire du froid. D'autre part, le tissu de laine s'oppose aussi, en vertu de sa prorpiété très-faiblement conductrice du calorique, au refroidissement de la sueur dont il est imprégné.

Les vêtements de laine sur la peau deviennent intolérables pendant les chaleurs de l'été. Il convient alors de cesser de les porter; mais il ne faut pas le faire prématurément et avant que la température estivale ne soit définitivement établie. On doit ensuite les reprendre pendant l'automne, dès l'apparition des premiers froids.

Ces vêtements sont particulièrement utiles aux vieillards, aux sujets d'un tempérament lymphatique, aux individus atteints d'affections aiguës ou chroniques de la poitrine, enfin à tous ceux dont la caloricité est affaiblie, ou qui sont exposés à subir, pendant leurs travaux, le froid humide, ou des changements brusques de température. Ils conviennent peu aux individus d'un tempérament sanguin.

Du lit. — Le lit sert à l'homme pour se reposer et dormir, et est, en quelque sorte, son vêtement de nuit. Il a pour base le matelas, formé d'un mélange de laine et de crin ou de laine seulement. Dans la campagne, le lit de plume remplace presque exclusivement le matelas. Il a le grave inconvénient de s'imprégner des émanations du corps ainsi que de l'humidité, de provoquer un état de chaleur et de moiteur qui affaiblit les principales fonctions et surtout le système musculaire, enfin de déterminer des éruptions à la peau, lorsque la transpiration devient excessive.

Les draps, de toile ou de coton, destinés à être en contact immédiat avec la peau, et à en absorber les exhalaisons, doivent être changés tous les quinze jours.

Les couvertures, les couvre-pieds, les édredons ont pour effet de conserver la chaleur en s'opposant au rayonnement du corps; leur pouvoir protecteur est en raison des matières qui les composent et du degré de conductibilité de ces matières pour le calorique. Leur épaisseur et leur nombre doivent être en rapport avec la saison et le degré de caloricité individuelle.

Les traversins et les oreillers servent avantageusement à tenir la tête élevée. Ils sont de plume habituellement.

Les individus prédisposés aux fluxions sanguines vers la tête, donneront la préference à ceux qui sont confectionnés en crin, et par conséquent moins chauds.

Les lits doivent être appropriés aux conditions individuelles. Les sujets jeunes ont besoin d'un coucher ferme et épais. Une couche flasque et chaude les amollit, prolonge sans besoin leur sommeil, énerve leur vigueur musculaire, leur ôte l'appétit, rend leur digestion pénible et leur nutrition languissante. Elle convient mieux aux femmes et aux vieillards.

Propreté du linge et des vêtements. — La propreté du linge et des vêtements est un précepte essentiel d'hygiène.

Le linge qui s'imprégne des matières sécrétées par la

peau, doit être fréquemment changé. Les tissus de lin, de chanvre et de coton se débarrassent parfaitement de ces matières par le lavage et le lessivage, ainsi que de l'air altéré qui séjourne dans leurs mailles.

Les vêtements épais de laine, les étoffes de soie, de velours, souillés de substances du dehors, se prêtent peu à cette opération. Ils doivent être battus, brossés et aérés aussi souvent que possible. Les odeurs qui imprègnent les vêtements, les matelas, les couvertures, etc., se dissipent par la simple exposition à l'air ; il convient donc de les y exposer le plus souvent possible.

Cette propreté sera très-rigoureusement observée pendant les maladies, et surtout pendant les épidémies. Le linge des malades, les vêtements dont ils ont fait usage doivent être soumis à des lavages et à des nettoyages complets. Dans quelques cas même, il sera nécessaire de procéder à la destruction des miasmes dont ils sont imprégnés, ou des parasites qui s'y sont attachés, à l'aide de substances désinfectantes ou de procédés particuliers.

Préceptes hygiéniques.

Des vêtements que nous appliquons sur notre peau, préférer la chemise de coton qui conserve mieux la chaleur que celle de chanvre ou de lin.

La changer au moins deux fois par semaine et ne pas porter la même pendant le jour et pendant la uuit.

Les vêtements de laine, — gilet ou chemise de flanelle, — en contact avec la peau, sont souvent préférables, à cause de l'action stimulante et calorifique qu'ils exercent sur cet organe, et, parce qu'ils s'opposent au refroidissement de la transpiration.

Ils sont particulièrement utiles aux vieillards, aux sujets

d'un tempérament lymphatique, aux convalescents de maladies aiguës ou chroniques des poumons, aux individus qui pendant leurs travaux sont exposés au froid humide, aux variations brusques de température.

On peut les quitter pendant l'été, mais seulement lorsque les chaleurs sont définitivement établies; il faut les reprendre pendant l'automne aux premiers froids.

Le lit doit être épais et ferme, composé surtout de matelas de laine et non de lits de plume, plus élevé vers la tête, et suffisamment couvert, en tenant compte du climat, de la saison et de conditions individuelles.

Les lits mous chargés de couvertures superposées, de couvre-pieds ou d'édredons, énervent, amollissent et déterminent des éruptions à la peau, par la chaleur et la transpiration excessive qu'ils produisent.

Changer les draps tous les quinze jours.

Changer fréquemment le linge qu'imprègnent les secrétions de la peau, et l'en débarasser par le lavage et le lessivage.

Observer rigoureusement ces soins de propreté pendant les maladies et surtout pendant les épidémies.

Procéder s'il est nécessaire à la destruction des miasmes ou des parasites, à l'aide de substances désinfectantes ou de procédés particuliers.

Battre, brosser et aérer les vêtements épais de laine, de soie et de velours qui ne se prêtent pas à cette opération.

Débarrasser les matelas, couvertures, édredons, des odeurs qui les imprègnent, en les exposant à l'air le plus souvent possible.

CHAPITRE V

DES COSMÉTIQUES

Définition. — Cosmétiques de la peau. — Préparations d'alcool et d'huiles essentielles. — Préparations acides. — Pommades, pâtes et crêmes. — Fards. — Avantages, inconvénients et dangers de ces cosmétiques. — Cosmétiques de la bouche. — Préparations d'alcool et d'huiles essentielles Poudres dentifrices inertes. — Poudres dures ou acides. — Leurs inconvénients. — Nécessité de conserver l'intégrité des dents — Soins à donner aux ongles. — Aux cheveux. — Cheveux secs ou gras. — Cosmétiques destinés à colorer les cheveux. — Leurs dangers. — Préceptes hygiéniques.

Les cosmétiques sont des substances ou des préparations destinées à agir sur la peau ou ses dépendances, comme les dents, les cheveux etc., dans le but de lui conserver ses qualités, de l'embellir ou de remédier aux altérations qui surviennent accidentellement et par les progrès de l'âge.

Les cosmétiques de la peau ont pour but d'entretenir la finesse, la souplesse et la couleur de cette membrane; de la fortifier et de la préserver de gerçures et d'éruptions; de la déterger des matières grasses, qu'y versent les glandes sébacées, et des produits épidermiques qui y adhèrent; d'amortir le feu du rasoir; de dissiper l'odeur désagréable de certaines sueurs, etc.

L'eau, dans laquelle on a fait dissoudre du savon, est le cosmétique qui répond le mieux à ces divers usages; malgré cela, une foule de préparations liquides sont journellement préconisées et employées dans le même but. Presque toutes contiennent des huiles essentielles, quelques-unes sont en outre acides.

Étendus de beaucoup d'eau ces liquides exercent sur la peau une action astringente et tonique. Lorsqu'elles ne sont pas suffisamment délayées, les huiles essentielles, mises à nu par la combinaison de l'eau avec l'alcool qui les tient en dissolution, peuvent irriter la peau, et la gercer quand elles sont acides.

Des pommades, des pâtes et des crêmes, inventées pour adoucir la peau et en diminuer la sécheresse, celles qui ont pour base l'axonge, la cire vierge, l'huile d'amande douce, le blanc de baleine, doivent être exclusivement employées.

Les poudres d'amidon et de riz, douées de propriétés adoucissantes, peuvent aussi avoir leur utilité.

Quant aux préparations destinées à colorer la peau, qui constituent les fards blancs ou rouges dont font un grand usage les femmes et les acteurs, elles n'ont d'autre inconvénient que de l'irriter et de la ternir, en la soustrayant au contact de l'air ; mais si elles contiennent de l'arsenic ou de la céruse, elles exposent aux accidents que produit l'absorption de ces substances toxiques.

La bouche et les dents qu'elle contient exigent des soins particuliers, qui ont pour but de raffermir les gencives, de nettoyer et de conserver les dents, de prévenir leur carie et de masquer la fétidité de l'haleine qui en est la conséquence. Il importe donc d'enlever les débris des aliments qui, après les repas, s'y attachent et s'y corrompent ; de détacher les dépôts de tartre qui s'y forment et y adhèrent (1).

(1) Le tartre dentaire est un enduit limoneux d'un blanc jaunâtre qui se durcit et forme à la base de la couronne des dents une incrustation composée principalement de phosphate de chaux provenant de la salive altérée. — Le tartre détermine une congestion des gencives, amène le déchaussement et l'ébranlement des dents, et hâte la chute de ces organes.

Les cosmétiques qui servent à cet usage sont des préparations alcooliques contenant des huiles essentielles, et qu'on emploie plus ou moins étendues d'eau ; des poudres inertes ou légèrement alcalines comme le charbon, le quinquina et la magnésie, dont on charge un brosse douce trempée dans de l'eau dégourdie, et qu'on promène sur les dents.

Il faut s'abstenir de poudre de corail ou de pierre ponce, à cause de leur dureté, à moins quelles ne soient parfaitement porphyrisées et associées aux poudres précédentes ; et aussi des poudres acides qui ne blanchissent les dents qu'en attaquant leur émail.

Les dents ont pour fonctions de couper et de broyer les aliments, de rendre leur imprégnation de salive plus complète, et, par suite, leur digestion plus facile quand ils sont arrivés dans l'estomac. Il importe donc d'éviter d'en compromettre la solidité et l'intégrité, en les employant à briser des corps durs, en s'en servant comme de tenaille ou d'étau, enfin de pourvoir à leur remplacement quand elles sont détruites : agir ainsi n'est ni du luxe ni de la coquetterie.

Les ongles exigent d'être lavés et brossés, surtout à la face inférieure de leur extrémité libre, au-dessous de laquelle s'accumulent des impuretés qu'il est malpropre d'y laisser séjourner. Lorsqu'ils acquièrent une longueur incommode, il faut les couper en demi-cercle. Ceux des orteils seront coupés carrément et non en rond, ni trop courts, afin de prévenir leur incarnation ou pénétration dans les chairs : infirmité, fréquente aux orteils, qui nécessite une opération douloureuse,

Les soins qui conviennent aux cheveux consistent à les démêler, à les peigner et à les brosser soigneusement, pour les débarrasser des débris épidermiques qui s'attachent à leur racine, et de la crasse qu'ils forment en se combinant avec les matières grasses versées par les glandes sébacées; enfin à n'y pas laisser séjourner ces insectes parasites si fréquents chez les enfants. Ils sont toujours la cause de démangeaisons et d'irritations du cuir chevelu, et ont souvent pour conséquence le développement de ces maladies appelées gourmes, teignes, etc., dont plusieurs sont d'une guérison très difficile, et entraînent la perte des cheveux.

Il est d'une mauvaise pratique de laver souvent les cheveux à l'eau chaude ou froide, parce qu'on les rend secs et cassants; de les lier ou de les tirailler, comme font les femmes, parce qu'on en accélère la chute.

Les hommes ne doivent les porter ni très-longs ni très-courts. Dans le premier cas, le temps manque souvent pour leur donner les soins qu'ils exigent; dans le second, la tête est privée de l'abri naturel qu'ils sont destinés à lui procurer.

C'est un préjugé, que rien ne justifie, de croire qu'il convient de couper les cheveux très-souvent pour en activer la croissance; les plus belles chevelures sont celles que les ciseaux ont le plus respectées.

Les cosmétiques des cheveux ne doivent être composés que d'huiles ou de graisses parfumées. Le plus souvent ils sont inutiles, ou ne conviennent qu'aux personnes dont les cheveux sont secs; celles qui, au contraire, les ont gras et humides doivent s'en abstenir, et se contenter de quelques lotions légèrement savonneuses.

Les cosmétiques qui sont destinés à la coloration des cheveux ne sont inoffensifs qu'à la condition de ne contenir aucune substance métallique; tandis que ceux dans la composition desquels entrent le plomb ou l'azotate d'argent offrent plus ou moins de danger. Le plomb peut être absorbé et donner lieu à l'intoxication saturnine qui se manifeste par des coliques, des paralysies, etc. L'azotate d'argent irrite le cuir chevelu, brûle les cheveux, en attaque le bulbe et favorise l'alopécie.

Quant aux nombreuses préparations vantées pour réparer la chute des cheveux, elles sont toujours impuissantes à obtenir ce résultat, parce que, la calvitie étant due à la destruction des bulbes pileux, les cheveux ne peuvent se reproduire.

Les mêmes soins hygiéniques et de propreté s'appliquent à la barbe qui doit être peignée et lavée ou rasée.

Préceptes hygiéniques.

L'eau additionnée de savon est le meilleur des cosmétiques de la peau, celui qui concourt le plus efficacement à sa propreté, à l'entretien de sa vitalité et de la régularité de ses fonctions.

Des cosmétiques destinés à tonifier la peau, à entretenir sa souplesse et sa couleur, n'employer, pour la tonifier, que l'alcool uni à quelques huiles essentielles et très-étendu d'eau; pour l'assouplir, que des pommades et des poudres douées de propriétés adoucissantes; pour la colorer, que des fards qui ne contiennent aucune substance métallique.

Les dents doivent être débarrassées avec soin du tartre qui y adhère, des parcelles d'aliments qui s'y attachent après les repas et s'y corrompent.

Il ne faut pas compromettre leur intégrité et leur solidité en s'en servant pour briser des corps durs.

Dans l'intérêt d'une bonne insalivation, il faut les remplacer quand elles sont détruites.

Les cosmétiques de la bouche et des dents doivent être

exclusivement composés de préparations alcooliques contenant des huiles essentielles, de poudres dentifrices inertes végétales, légèrement alcalines, et non de substances minérales dures ou acides.

Les cheveux doivent être démêlés, brossés et débarrassés soigneusement des débris épidermiques, de la crasse et des parasites qu'ils peuvent contenir.

Ne les porter ni trop longs ni trop courts.

Ne les enduire de graisses ou d'huiles parfumées que s'ils sont secs; ne les laver avec de l'eau légèrement savonneuse que s'ils sont trop gras.

Rejeter pour les colorer les cosmétiques contenant des substances métalliques.

CHAPITRE VI

BAINS, LOTIONS, ETC.

Bain froid ou frais, — Ses effets. — Utilité de la natation dans le bain. — Distance du bain après le repas, — Sa durée. — Soins après le bain. — Conditions incompatibles avec le bain.
Bain chaud ou tiède. — Bain de propreté, — Ses effets, — Ses dangers après le repas. — Inconvénients de trop élever la température du bain.
Lotions ou ablutions, — Leur utilité, — Leur température contre les engelures, — Chez les enfants. — Bains généraux et partiels. — Les bains élément essentiels de la propreté du corps. — Préceptes hygiéniques.

Ce qui importe plus que d'embellir le corps, c'est de pourvoir à sa propreté, c'est d'entretenir la vitalité et la régularité des fonctions des organes qui entrent dans sa composition.

L'eau employée à différents degrés de température en lotions, surtout avec du savon, en bain général ou partiel, en ablution ou en affusion, est l'agent qui contribue le plus efficacement à ce but, en débarrassant la peau des débris épidermiques qui séjournent à sa surface.

Bains. — On distingue les bains en bains *froids* et en bains *chauds*.

Les bains *froids* ou *frais*, tels qu'on les prend en été, ont de 25 à 30° centigrades. Ces bains conviennent dans la saison chaude ; ils enlèvent au corps l'excès de chaleur qui surexcite toutes les fonctions ; ils ralentissent la circulation, diminuent la transpiration cutanée, sont suivis d'une réaction franche et donnent du ton à tout l'organisme. En même temps, ils relèvent l'action musculaire, raniment l'appétit et les forces digestives.

Mais, pour qu'ils produisent ces effets d'une manière assurée, il est nécessaire d'exécuter des mouvements dans le bain et surtout s'y livrer à la natation ; sans cette condition, ces bains ne déterminent qu'un ralentissement de la circulation et un effet sédatif sur le système nerveux.

Pour assurer l'effet réfrigérant de ces bains, il faut les répéter souvent, les prendre trois ou quatre heures après les repas, et n'y pas séjourner jusqu'au frisson précurseur d'une réaction qu'on doit éviter. Au sortir du bain, il faut s'essuyer rapidement, pour empêcher l'évaporation des parties mouillées, et par suite un refroidissement trop grand suivi de réaction. On s'abstiendra de tout ce qui pourrait rompre la sédation obtenue, et ranimer trop vivement la caloricité.

Ces bains ne conviennent pas aux âges extrêmes de la vie : au vieillard, parce qu'il perd chaque jour sa force de calorification, et qu'il serait exposé à des congestions d'autant plus à craindre que la réaction est, chez lui, plus lente et plus incertaine ; à l'enfant, en raison de l'énergie avec laquelle le froid l'impressionne et de l'abaissement rapide que subit sa température. C'est seulement peu à peu que celle-ci atteint le degré nécessaire pour qu'il supporte le bain froid sans dangers.

Les bains chauds ou tièdes ont de 30 à 35 degrés centigrades. Ces bains sont ceux dont on fait habituellement usage dans un but de propreté. Ils ont pour effet de ramollir l'épiderme dont les débris flottent à la surface de l'eau, et de débarrasser la peau des impuretés qui s'y attachent. Ils produisent l'impression d'une douce chaleur qui se propage aux organes intérieurs, émoussent la sensibilité, opèrent une détente général et délassent des fatignes d'une longue marche. Prolongé, le bain tiède est débilitant. Pris après le repas il peut arrêter la digestion, (1) s'il fait affluer le sang à la périphérie du corps.

A une température de 35 à 40 degrés, ces bains sont chauds et stimulants. Ils rougissent la peau, accélèrent le pouls et la respiration. A la stimulation qu'ils produisent succède une débilitation, un épuisement secondaire, auquel l'augmentation de la transpiration cutanée et pulmonaire, qu'ils déterminent, n'est pas étrangère. Lorsqu'ils sont prolongés, ils peuvent déterminer des congestions dans divers organes, principalement dans le cerveau et les poumons. Il importe donc de ne pas élever la température du bain tiède à celle du bain chaud, comme sont trop portées à le faire quelques personnes, et de n'y pas séjourner longtemps.

Lotions. — Les lotions ou ablutions sont indispensables

(1) Ventri repleto balneum intrare caveto.
(*Éc. de Salerne*)

au maintien de la santé ; elles entretiennent les fonctions dépuratives de la peau, et la nettoient des matières qui se déposent incessamment à la surface, et que l'absorption fait passer dans les voies circulatoires. Pratiquées avec méthode et précaution, et surtout pendant les chaleurs, elles sont toniques et peuvent améliorer la santé habituelle.

Les lotions des mains et des pieds sont des pratiques usuelles de propreté, qu'il faut renouveler plus ou moins fréquemment. Les bains de pieds pris froid, matin et soir pendant une ou deux minutes, préviendront les engelures, s'ils sont suivis de frictions faites avec un linge rude.

Chez les enfants, dont la caloricité et la faculté de réaction ne s'acquièrent qu'avec les années, les lotions journalières doivent être faites avec une eau plus ou moins tiède.

Les bains généraux et partiels, les lotions dont je viens de vous parler, sont les éléments essentiels et les plus actifs de la propreté. Ils doivent aussi être appliqués aux différents conduits qui s'ouvrent à la surface du corps : aux yeux, au nez et aux conduits auditifs, pour les débarrasser du produit des sécrétions dont ils sont le siége. L'accumulation du *cérumen* dans les oreilles est souvent une cause de surdité.

Préceptes hygiéniques

Les bains froids ou frais conviennent pendant les chaleurs de l'été ; il est salutaire de s'y livrer à la natation.

Ils doivent être pris souvent, courts et seulement trois ou quatre heures après les repas.

Ils ne conviennent ni aux enfants très-jeunes, ni aux vieillards.

Les bains tièdes, dont on fait usage dans un but de propreté, ne doivent pas être pris immédiatement après le repas. Il importe de ne pas les rendre débilitants par un séjour trop prolongé, et de n'en pas trop élever la température, afin de ne pas déterminer de congestions au cerveau ou aux poumons.

Les lotions et les ablutions froides ou tièdes, appliquées aux diverses parties du corps et aux différents orifices qui s'ouvrent à sa surface, sont des pratiques journalières de propreté indispensables au maintien de la santé, et qu'il importe de ne pas négliger.

QUATRIÈME LEÇON

CHAPITRE VII

DES ALIMENTS

I. — Définition. Classifications.

Définition. — Aliments solides, — Aliments liquides ou boissons. — Classifications. — Aliments tirés du règne végétal et du règne animal, — Aliments hydrocarbonés ou respiratoires, — Aliments albuminoïdes ou azotés, réparateurs ou plastiques. — Substances minérales des aliments.

Définition. — On donne le nom d'*aliment* aux substances qui sont introduites dans les voies digestives pour subvenir à l'accroissement du corps, pour réparer les pertes qu'il éprouve dans ses tissus, et pour fournir les matériaux de la chaleur animale.

Les aliments sont solides ou liquides.

Les *aliments solides* ne pénètrent dans le torrent circulatoire qu'après s'être transformés et dissous dans le tube digestif, et y avoir été absorbés par des vaisseax de diverses espèces. Les *aliments liquides* ou *boissons* passent, au contraire, sans modification préalable dans le torrent de la circulation.

Classification. — Pour vous exposer l'influence des aliments sur la santé, je les suivrai dans le règne végétal et le règne animal sous les noms vulgaires que vous leur connaissez. Mais, auparavant, je dois vous exposer une classification à laquelle j'aurai souvent recours dans cette leçon. Elle a pour base l'action exercée, par les sucs gastriques, sur les aliments et sur les principes immédiats qui entrent dans leur composition (1), et le rôle que ces principes jouent dans l'acte de la nutrition.

A ce point de vue, on peut diviser les aliments en deux classes. La première est formée des principes *hydrocarbonés* qui comprennent: 1° Les corps *gras*; ils sont contenus dans le beurre, la viande, les poissons et l'huile.

2° Les *fécules* et les *sucres*; ils existent dans les graines des céréales, des légumineuses, dans la pomme de terre, le riz, etc.

La deuxième classe est composée des principes *albuminoïdes ou azotés*, comme la *fibrine* des viandes, le *gluten* ou *fibrine végétale*, la *caséine*, la *gélatine*, l'*osmazôme*. On a aussi donné à la première classe le nom d'aliments *respiratoires* ou *thermogènes*, c'est-à-dire qui fournissent au sang le carbone brûlé pendant l'acte de la respiration, en produisant de l'acide carbonique et de la chaleur; car cette combustion est, comme vous savez, la principale source du calorique nécessaire pour maintenir toujours au même degré la chaleur animale.

On a appelé les aliments de la deuxième classe, aliments *réparateurs* ou *plastiques*, parce que, essentiellement composés de principes azotés, ils ont pour rôle, lorsqu'ils sont parvenus dans le sang, de se substituer aux éléments de même nature consumés et détruits dans l'intimité et dans la profondeur de nos tissus.

---

(1) On appelle principes immédiats les corps solides, liquides ou gazeux auxquels peuvent être ramenés les subtances organiqnes sans subir de décomposition chimique. Ainsi l'eau, les acides, les sels, les graisses, les huiles, les essences, les fécules, la dextrine, les sucres. l'albumine, la fibrine, la gélatine, etc, etc, sont des principes immédiats.

Les substances alimentaires contiennent, en outre, du chlorure de sodium ou sel marin, du phosphate de chaux et autres sels; et, dans des combinaisons diverses du phosphore, du fer, etc., qui sont destinés à la réparation des mêmes principes dans les tissus de l'économie, et constituent les aliments *minéraux*.

II. — Aliments tirés du règne végétal.

Fruits. — Composition. — Fruits acides, sucrés, mucoso-sucrés, — Influence de leur degré de maturité sur leur digestibilité. — *Légumes.* — Légumes *herbacés*, — Composition. — Légumes aqueux, acides-aromatiques. — Digestibilité des légumes cuits et crus. — Légumes *féculents ou farineux.* — Composition. — Digestibilité. — *Céréales.* — Composition. — Digestibilité en rapport avec le mode de préparation de leurs farines. — Pain. — Ses diverses espèces, — Pâtes non-levées : vermicelle, macaroni, semoule. — Pâtisserie. — *Champignons.* — Composition. — Digestibilité. — Champignons alimentaires. — Champignons vénéneux.

Fruits. — En général les fruits contiennent presque toujours, dans des proportions diverses, des matières sucrées, acides, albumineuses ou mucilagineuses,aromatiques, etc., unies à une grande quantité d'eau.

Dans quelques-uns, c'est à l'huile que ces principes sont associés. Les fruits, suivant la prédominance des principes qui précèdent sont dit *sucrés* comme les prunes, les abricots, les pêches, les poires, les pommes, les fraises, les cerises, etc,, *acides* comme les groseilles, les citrons, les grenades, les coings, les tomates, etc., enfin *mucoso-sucrés* lorsqu'ils contiennent des sucs gélatineux ou mucilagineux unis au sucre, comme les melons, les concombres, les citrouilles, etc.

Les fruits *oléagineux* ou *huileux* comprennent les noix, les noisettes, les amandes, les olives, etc.

Les fruits sont d'une digestion d'autant plus facile qu'ils sont plus mûrs, moins acides et d'une pulpe plus molle ou moins dense; mais il n'en faut pas faire abus, autrement ils donnent lieu à des diarrhées, à des dyssenteries, aux vers intestinaux, etc. Ces maladies sont surtout la suite de l'usage de fruits qui n'ont pas atteint leur maturité, et qui sont doués d'une acidité plus ou moins grande. La cuisson atténue ces inconvénients (1).

Les fruits huileux sont, en général, difficiles à digérer. Ils le sont d'autant plus qu'ils contiennent une plus grande quantité d'huile, et celle-ci est d'autant plus grande que le fruit est plus vieux.

Légumes. — Sous cette dénomination sont compris les légumes herbacés, et les légumes féculents. On y fait entrer aussi les fruits mucoso-sucrés dont il a été question tout à l'heure, tels que melons, citrouilles, etc.

Légumes herbacés. — Les légumes herbacés ou herbes potagères sont des plantes cultivées dans les potagers. Ils sont plus ou moins riches en *mucilage*, principe analogue à la *gomme*, qui n'a que peu de valeur nutritive, et auquel sont associés avec plus ou moins d'eau (2), tantôt un acide et du sucre, tantôt un principe volatil âcre, de la matière colorante et, enfin, une petite quantité de *légumine* ou *albumine végétale*, substance azotée qui communique aux végétaux leur odeur et leur saveur. Elle est spéciale pour chacun d'eux, et a pour effet de favoriser la digestion des fécules, des gommes et des mucilages.

---

(1) Les fruits verts, ainsi que certaines racines (carrottes. navets), contiennent, intimement mêlée à leurs tissus, une substance paticulière insoluble dans l'eau appelée *pectose*. L'eau acidulée et la chaleur la transforment en *pectine*; dans le fruit qui mûrit cette transformation se fait sous l'influence de ses acides naturels. C'est pourquoi les fruits mûrs sont d'une digestion plus facile que les fruits verts.

(2) Les légumes herbacés contiennent de 75 à 90 pour 100 d'eau au moins.

Ces principes, suivant qu'ils prédominent dans les diverses espèces de légumes, servent à les dénommer où à les classer en *légumes aqueux*, comme la laitue, la poirée, l'épinard, les diverses chicorées, qui contiennent de l'eau en grande quantité ; en *légumes acides* comme l'oseille ; en *légumes aromatiques* et *sucrés* comme le salsifis, le scorsonère, le topinambour, les pois et les haricots verts, la betterave, l'artichaut, le navet, la carotte, le chou-fleur, le chou. Le principe aromatique ou volatil est *âcre* dans la carotte, et dans divers espèces de navets et de choux ; mais il disparaît par la cuisson.

En général, les légumes herbacés sont d'une digestion facile, mais ils nourrissent peu ; la mollesse ou la densité de leurs fibres augmente ou diminue leur digestibilité. Ceux que l'on mange crus ne conviennent qu'aux estomacs doués d'une grande puissance digestive ; ils sont indigestes pour les estomacs faibles.

2° *Légumes féculents ou farineux* (pommes de terre, haricots, fèves, pois, lentilles, etc.). Dans ces légumes la fécule, qui en forme la base, est associée à différents principes, comme le sucre, le mucilage, des matières extractives et colorantes, et, dans quelques-uns comme haricots, pois et lentilles, avec une matière azotée : la *légumine* ou *caséine végétale*.

La digestion de ces substances alimentaires est souvent accompagnée de gaz. Elles fatiguent l'estomac il faut en faire un usage modéré.

Céréales. — Les fruits des céréales, qui jouent un si grand rôle dans l'alimentation de l'homme, contiennnent, mais dans des proportions très-différentes, les mêmes éléments nutritifs. Leur composition présente 1° des substances organiques *azotées*, telles que de la glutine, de l'albumine, de la caséine, de la fibrine, substances comparables aux produits de même nom qui existent dans les tissus animaux; 2° des substances organiques *non azotées*, comme de l'amidon, de la dextrine, de la glycose, de la cellulose 3e des matières *grasses*, savoir: de l'huile, de la graisse, de l'huile essentielle odorante; 4° des substances *minérales :* phosphates de chaux, de magnésie; sels de potasse, de soude, de silice.

Le froment et le seigle qui servent à faire le *pain*, l'orge, l'avoine, le maïs, le sarrazin, le riz, sont les céréales qui entrent le plus dans l'alimentation. Les principes azotés en font partie dans des proportions très-différentes, qui déterminent le pouvoir nutritif (1), et leur degré de digestibilité dépend beaucoup du mode de préparation culinaire que leur farine a subie. Ainsi, le pain qui est préparé en formant, avec de la farine et de l'eau, une pâte à laquelle on fait subir, à l'aide d'un levain, un certain degré de fermentation, est un aliment beaucoup plus léger, et beaucoup plus facile à digérer, que les diverses sortes de pâtisseries dans lesquelles le même mélange ne subit aucune fermentation (2).

La digestibilité du pain dépend aussi d'autres conditions:

---

(1) Rapport de richesse des différentes céréales en

	GLUTEN	AMIDON
Farine de blé dur	20.00	63.80
— — demi-dur.	15.25	70.05
— — tendre	12.65	76.51
— de seigle	12.50	67.65
— d'orge	12.96	66.43
— d'avoine	14.39	60.59
— de maïs	12.50	67.55
— de riz	7.05	89.15

(2) Voy. Panification, *Dictionnaire général des sciences théoriques et appliquées* par Privat-Deschanel et Focillon. Paris, Delagrave, 1870.

de l'espèce de farine qui a servi à le préparer, et des qualités qu'il a acquises après sa fabrication.

Le pain de seigle est moins nourrissant, et moins facile à digérer que le pain de froment, parce qu'il est plus compacte et moins levé. Il en est ainsi surtout du pain d'orge fabriqué avec de la farine d'orge. C'est avec un mélange de farine de ces dernières céréales et de celle de blé, qu'on fait le pain en usage dans la campagne (1).

Le pain compacte et peu levé est indigeste; il en est de même quand il est tendre; principalement lorsqu'il vient de sortir du four et qu'il est encore chaud. En raison de sa mollesse, on ne lui fait pas subir alors dans la bouche une trituration assez prolongée, et une imprégnation salivaire suffisante pour convertir en dextrine la fécule qui entre dans sa composition. Il en est tout autrement du pain très-cuit et du pain rassis, parce que leur consistance même nécessite une mastication et une imprégnation salivaire plus complètes.

Le *vermicelle*, le *macaroni*, la *semoule* dont les pâtes, non levées, sont durcies à l'air et préparées avec de la farine de blé dur, qui contient plus de gluten que celle de blé tendre, sont à la fois nourrissants et digestibles.

Champignons. — Les champignons contiennent des substances azotées tout à fait analogues à l'osmazôme (2),

---

(1) La farine d'avoine sert aussi à faire du pain dans certaines parties du nord de l'Angleterre, en Ecosse particulièrement. — Le gruau qui est le grain d'avoine décortiqué constitue, réduit en farine et mis dans du lait, un aliment nourrissant qui convient aux enfants en bas âge.

Les farines de maïs, de sarrasin et de riz peuvent aussi servir à faire du pain; mais elles sont le plus souvent employées à la confection de bouillies et de galettes.

(2) L'*Osmazôme* (du grec οσμη, *Osmê*, Odeur et ζωμος *Zôme*, bouillon) est une matière azotée complexe, qu'on retire du tissu muscu-

du sucre, de l'huile, une substance gommeuse, etc. Leur composition les rend très-nutritifs, mais, à cause de la densité de leur texture fibreuse, ils sont indigestes.

Les champignons de couche, la chantrelle, la morille, la truffe, sont les seules espèces dont la vente est autorisée à Paris.

Un plus grand nombre de champignons peuvent servir et servent à l'alimentation sans aucun inconvénient : le cèpe ou bolet comestible, la gyrole rouge ou bolet orange, le mousseron, etc.; mais l'incertitude de leurs caractères, pour les personnes qui ne sont pas versées dans la botanique, les a fait proscrire des marchés. On prétend que des lavages répétés à l'eau salée et au vinaigre peuvent enlever le principe vénéneux des espèces nuisibles, mais il serait imprudent de s'y fier (1).

III. — Aliments tirés du règne animal.

Poissons. — Composition. — *Mollusques :* huîtres, moules — *Crustacés :* écrevisses, homards. — *Reptiles :* grenouilles, tortues, — leurs propriétés digestibles.

Oiseaux et mammifères. — Composition. — Oiseaux, — Leur digestibilité. — Influence de l'engraissement. — Œuf. — Composition. — Aliment complet et digestible. — Mammifères : bœuf, vache, veau, mouton, porc, cheval. — Conditions qui agissent sur les propriétés digestibles et nutritives des viandes. — Couleur des viandes. — Viandes rouges, blanches, noires. — Lait. — Composition. — Aliment complet et digestible. — Caillé. — Crême. — Beurre. — Fromage.

Les aliments tirés du règne animal ont pour parties constituantes essentielles et fondamentales, des substances organiques azotées ; ce qui les distingue des végétaux.

---

laire et du sang dont elle détermine l'odeur, la saveur et la couleur. Elle constitue le fumet de la chair des animaux sauvages particulier à chaque espèce. — Elle est soluble dans l'eau à 100 degrés et donne au bouillon sa valeur nutritive.

(1) Cependant le professeur Oré de Bordeaux, à la suite de nombreuses expériences, est arrivé à reconnaître que l'*agaric bulbeux* perdait ses propriétés, vénéneuses après vingt-quatre heures de macération dans l'eau vinaigrée, par suite de la solubilité du principe actif à l'état de combinaison avec l'acide acétique (acétate).

Ils comprennent les poissons, les reptiles, les mollusques et les crustacés; les oiseaux et les mammifères.

Poissons. — Les poissons au nombre desquels je place les *mollusques* : huîtres, moules, etc.; les *crustacés*, tels que écrevisses, homards, etc., et les *reptiles* : grenouilles, tortues, tiennent, sous le rapport de l'alimentation, le milieu entre les végétaux et les viandes.

Les chairs et muscles des poissons contiennent, comme ceux des vertébrés, une notable quantité de graisse, moins abondante dans les poissons à chair blanche et légère, que dans ceux à chaire dense, colorée et sapide.

Elles contiennent aussi une grande quantité de gélatine qui, avec la graisse, en rend la digestion assez difficile.

Les *reptiles*, tels que les grenouilles, les tortues, fournissent un aliment très-digestible, ayant quelque analogie de composition avec la chair de poulet ou celle de veau. Ils donnent un bouillon tout à la fois réconfortant et adoucissant.

Les *mollusques* ont en général une chair très-nourrissante, mais un peu indigeste; toutefois l'huître, dont l'albumine fait la base, est un aliment peu nutritif et d'une facile digestion. Quant à la moule, elle peut donner lieu dans certaines circonstances, encore mal déterminées, à des phénomènes d'empoisonnement plus ou moins graves.

La chair des *crustacés*, dont la composition se rapproche de celle de la viande, est ferme, très-nourrissante, mais peu digestible.

Oiseaux et mammifères. — Les oiseaux et les mammifères fournissent à l'homme les substances animales les plus riches en principes réparateurs.

Oiseaux. — La chair des oiseaux a la même composition que celle des mammifères. Le degré de coloration de la chair des oiseaux est en raison de la quantité d'osmazôme dont elle est pénétrée. Il indique assez bien ses propriétés plus ou moins stimulantes, plus ou moins nutritives et digestives (1). A ce dernier point de vue, le degré de cohésion des fibres musculaires exerce aussi une notable influence, et les oiseaux de basse-cour, qui entrent le plus ordinairement dans l'alimentation, peuvent se ranger ainsi qu'il suit par ordre de densité de leur chair et de digestibilité : le poulet, le dindon, le pigeon, le canard et l'oie.

L'engraissement modifie la chair des volailles et la rend plus tendre et moins légère.

L'*œuf*, que les oiseaux nous fournissent, est, sous un petit volume, un des aliments les plus nourrissants et les plus digestibles, surtout lorsqu'il est cru. C'est un des types naturels de l'aliment *complet*, c'est-à-dire qu'il contient tous les éléments qui font partie de nos tissus. Le blanc représente une solution concentrée d'albumine ; le jaune une émulsion formée par une dissolution aqueuse de *vitelline* (substance azotée), tenant en suspension une huile particulière connue sous le nom d'*huile d'œuf* (2).

Mammifères. — Le *bœuf* est, de tous les mammifères, celui dont la chair est la plus nutritive ; celle de la *vache* lui est un peu inférieure. Celle du *veau* est d'autant plus tendre, plus blanche, plus dépourvue d'osmazôme et contient d'autant plus de gélatine que l'animal est plus jeune.

---

(1) Voyez la note 2 de la page 109.

(2) L'œuf privé de sa coquille contient pour 100 gr. environ, 15 de matières albuminoïdes ; 10.47 de corps gras ; 2.8 de lécithine, substance qui entre dans la constitution du cerveau.

Le blanc pèse de	36	à	41	grammes.
Le jaune »	18	à	20	»
La coquille »	7	à	8	»
Total de	61	à	69	grammes.

Le *mouton* donne un aliment à la fois tendre, nutritif, digestible et sain ; il en est de même du *chevreau.*

Le *porc* fournit une viande qui, même à l'état frais, est lourde, difficile à digérer, et réclame des assaisonnements, ce qu'il faut attribuer à la dureté et à la densité des fibres qui la composent, et aussi à la graisse qui s'y trouve associée en grande proportion. Salée et fumée, elle est encore plus difficile à digérer.

Le *cheval, l'âne* et le *mulet* peuvent concourir à l'alimentation, presque au même titre que le bœuf. Leur chair n'est pas moins salubre que celle de ce dernier (1). Elle ne doit pas être négligée en France où la ration de viande est au-dessous de ce qu'elle devrait être.

Les animaux très-jeunes donnent des viandes d'assez facile digestion, mais ayant peu de puissance nutritive. Cela tient à ce que leur chair musculaire contient plus de gélatine, plus de graisse, moins d'osmazôme, moins d'albumine, de fibrine et moins d'alcali enfin, qu'à un âge plus avancé.

Les animaux vieux fournissent des aliments nourrissants, mais d'une difficile digestion, ce dont rend compte la dureté et la densité plus grande de la fibrine, et la moindre proportion d'osmazôme.

La viande est en général plus nourrissante et plus digestible quand les animaux ont atteint leur croissance.

Le milieu dans lequel les animaux vivent, la nature de leurs aliments, les exercices auxquels ils se livrent, influent considérablement sur la qualité des viandes qu'ils

---

(1) La viande de cheval rôtie est excellente et aussi cuite comme le bœuf à la mode. — Elle laisse à désirer comme *bouilli*, mais elle fournit un des meilleurs bouillons, peut-être le meilleur que l'on connaisse.

fournissent. Les animaux de même espèce, suivant qu'ils vivent à l'état sauvage ou à l'état domestique, ont une chair d'une saveur et d'une odeur bien différentes. Ainsi, la chair du sanglier ne ressemble pas à celle du porc qui est de la même famille, et la chair du lapin sauvage diffère de celle du lapin privé.

Les mammifères qui vivent à l'état sauvage : le lièvre, le chevreuil, le sanglier ; les oiseaux qui font des marais, des cours d'eau, des endroits humides, leur séjour habituel : les bécasses et les bécassines, les canards sauvages, les poules d'eau, etc., ont une chair plus noire ou d'une couleur plus foncée, d'une saveur et d'un fumet plus pénétrants, contiennent moins de graisse et moins de gélatine que les viandes rouges et blanches. Elles sont aussi moins digestibles et douées, en outre, de propriétés excitantes.

La *couleur* des viandes résume assez bien, en effet, leur propriété nutritive, leur degré de cohésion et de digestibilité.

Les viandes *rouges* appartiennent à la plupart des mammifères vivant à l'état de domesticité, qui ont atteint leur croissance.

Les viandes *blanches* comprennent celles des mêmes animaux jeunes, et de presque tous les oiseaux de basse-cour.

Les viandes *noires* sont celles du plus grand nombre des animaux sauvages (gibier).

Le *lait* est aussi un type de l'aliment *complet*. Il doit être considéré comme une émulsion composée : 1° de matière grasse très-divisée et suspendue à l'état de globules qui, en s'assemblant à la surface du lait, produisent la crême et par suite le beurre. 2° d'un sérum tenant en dissolution une matière animale spéciale, coagulable : le caséum; du sucre de lait et des sels (1).

La crême, mêlée au lait caillé, forme un aliment très-nutritif.

Le beurre participe aux propriétés des graisses, mais son arôme le rend plus digestible.

Les *fromages* qui sont composés de caséum et de crême en proportions diverses sont, selon leur préparation, doux, rafraîchissants et nourrissants comme les fromages récents; plus nourrissants quand ils sont salés; stimulants quand ils sont fermentés et alcalescents (fromages de Brie, des Marolles, etc.).

Les fromages préparés par la cuisson du caillé, pressés et salés ensuite, — fromages de Gruyère, de Hollande de Parmesan, etc. — sont toujours acides, très-stimulants et digestibles.

IV. — Digestibilité des aliments.

Expériences sur un Canadien. — Ordre de digestibilité. — Substances ligneuses non digestibles, — Danger de leur accumulation dans les voies digestives. — Influence du mode de préparation sur la digestibilité. — Sauces. — Préceptes hygiéniques.

Digestibilité des aliments. — Les divers aliments ne sont pas digestibles au même dégré. On dit qu'un aliment est plus digestible qu'un autre, lorsqu'il cède plus promptement et plus facilement ses principes nutritifs, que ce soit dans l'estomac ou dans l'intestin. De nombreuses expériences ont été entreprises, pour déterminer le degré

(1) Analyse du lait de vache (Regnault).

Eau	87.4
Caséum	3.6
Beurre	4.0
Sucre de lait	5.0
	100.0

de digestibilité des substances qui entrent dans l'alimentation de l'homme. Aucune d'elles n'offre la valeur et la précision de celles que William Beaumont a faites sur un Canadien très-robuste, chez qui l'existence d'une fistule, suite d'un coup de feu, reçu à la chasse dans la région de l'estomac, permettait d'inspecter directement ce viscère, et d'en retirer des matières alimentaires à toutes les périodes de la digestion.

Ces expériences ont établi à peu près dans l'ordre suivant la digestibilité des principales substances alimentaires.

Lait (1), — œufs, surtout peu cuits ou crus, — poisson, — volaille blanche, — volaille noire, — viande de mammifère rôtie, puis frite ou bouillie, — herbes, — fruits mûrs, — légumes frais. — pain, — pommes de terre, — pâtisserie.

Les truffes, morilles, champignons sont d'une digestion très-difficile (2).

---

(1) La digestibilité du lait est assez variable ; le lait frais tiré est plus digestible que le lait bouilli. Chez quelques personnes, sa rapide coagulation, sous l'influence des acides de l'estomac, le rend d'une digestion difficile et susceptible d'occasionner la diarrhée. Pour le rendre plus digestible, il faut y ajouter un peu de sel ou de bicarbonate de soude, de l'eau de Vichy ou de l'eau de chaux ; lorsque la digestibilité du lait est entravée par la quantité de matière grasse qu'il contient, il faut l'écrémer.

(2) Voici le temps employé à la digestion des substances albuminoïdes qui précèdent :

Tripes et pieds de cochon.	1 heure
Lait bouilli.	2 heures
Chair de poisson en moyenne	2 heures 1/2
Viande de volaille blanche	3 heures
Viande de volaille noire	3 heures 1/2
Viandes de veau, de bœuf, de mouton rôties	3 heures 1/2
Ces mêmes viandes bouillies et frites .	4 heures
Viande de porc rôti	5 heures

Les aliments féculents, tels que pain, pâtisserie, pommes de terre, fécules cuites, passent de l'estomac dans les intestins sans être digérés ; ce n'est que dans ces derniers organes que leur digestion s'opère. Il en est de même des graisses des animaux, de l'huile, des fruits huileux, et en général de tous les corps gras. De plus, pendant leur séjour prolongé dans l'estomac, ils deviennent acides et irritants pour cet organe, et finissent, lorsqu'on en fait un fréquent usage, par y déterminer une sensation de brulûre qui remonte parfois jusqu'à la gorge, et à laquelle on a donné le nom de *pyrosis* ou de *fer chaud*.

Les substances complétement insolubles, les enveloppes des graines, les fibres ligneuses ne se digèrent pas ; aussi n'est-il pas très-rare de voir des accidents occasionnés, chez les enfants surtout, par des noyaux de cerise avalés, et quelquefois même par des pépins de raisin accumulés en grand nombre dans l'intestin. Au reste, beaucoup de causes influent sur la digestibilité des aliments, entre autres leurs divers modes de préparation. Les voici classés suivant le degré de digestibilité qu'ils procurent aux viandes.

Le grillage, le rôtissage (1), le hachis et la cuisson à l'étuvée ; la cuisson dans l'eau, la cuisson au four, la fricassée et la salaison.

En général le mode le plus simple de préparation des aliments est le meilleur, et celui qui concourt le mieux à faciliter l'action des organes digestifs. Cependant, le mélange

---

(1) Dans ces deux modes de préparation, l'albumine des parties extérieures portées à une température supérieure à 70 degrés se coagule, et forme une couche imperméable qui emprisonne le jus de la viande. Celui-ci, qui n'atteint guère qu'une température de 60 degrés, ramollit la fibre musculaire avec laquelle il est en contact, et en facilite la liquéfaction par le suc gastrique.

des substances alimentaires est souvent nécessaire pour donner à certaines d'entre elles les éléments qui leur manquent, les rendre d'une digestion plus facile et augmenter leur pouvoir nutritif. Ainsi, en associant le bouillon, le jus de viande, le lait aux différents légumes herbacés ou féculents, on augmente la proportion de leurs principes azotés, et on les transforme, d'aliments incomplets et insuffisants, en aliments plus complets et plus réparateurs.

Les sauces, dans lesquelles on fait entrer les mêmes substances, tendent, ainsi que les assaisonnements, au même but, et, en même temps, à exciter et à accroître la puissance digestive de la membrane muqueuse de l'estomac et des intestins.

Mais si l'art culinaire est, dans ces circonstances, essentiellement hygiénique, d'autres fois aussi, ses compositions produisent des résultats tout contraires et nuisent plus qu'elles ne servent à la digestibilité; soit que la quantité de farine ou de fécule, d'huile ou de graisse qui entre dans les sauces les rende lourdes et indigestes, soit que les assaisonnements âcres, acides, ou stimulants qui y sont ajoutés, poussent, en flattant le goût, à une alimentation surabondante, dont les effets pernicieux ne tardent pas à se manifester par des troubles digestifs plus ou moins intenses, et plus ou moins prolongés.

Préceptes hygiéniques.

L'homme, par suite de son organisation, doit se nourrir de substances végétales et animales.

Les fruits sont peu nourrissants, et d'autant plus faciles à digérer qu'ils sont plus mûrs et moins acides.

L'abus des fruits, ou l'usage des fruits qui n'ont pas

atteint une maturité suffisante, engendre la diarrhée, la dyssenterie, les vers, etc.

Les fruits huileux sont en général d'une digestion difficile, surtout s'ils sont vieux.

Les légumes herbacés cuits se digèrent facilement, mais nourrissent peu ; à l'état de crudité, ils ne conviennent pas à tous les estomacs.

Les légumes féculents (pommes de terre, haricots, pois, lentilles, etc.,) sont très-nourrissants, mais fatiguent certains estomacs ; ils donnent souvent lieu à un dégagement de gaz : il faut en faire un usage modéré

Les fruits des céréales (froment, seigle, orge, avoine, maïs, sarrazin, etc.) ou leurs farines sont des aliments très-nutritifs, mais dont la digestibilité est en rapport avec l'espèce de préparation culinaire qu'ils ont subie.

Les champignons sont très-nourrissants, mais d'une digestion difficile ; un grand nombre sont vénéneux.

La chair des mollusques, des reptiles se digère facilement ; celle des crustacés est plus difficile ; celle des poissons est très-nutritive et d'une digestion facile, quand elle est blanche et légère, mais d'autant plus lourde que ses fibres sont plus serrées, et plus imprégnées de graisse et de gélatine.

Les oiseaux et les mammifères fournissent des aliments très-réparateurs. Leur chair est d'autant moins nourrissante et plus digestible qu'ils sont plus jeunes.

Celle des animaux sauvages est de facile digestion et stimulante.

Les œufs, le lait et les fromages qui en dérivent, sont des aliments nutritifs et qui se digèrent facilement.

Les fromages fermentés et les fromages cuits sont en outre excitants.

Les graisses des animaux sont d'une digestion difficile.

Le grillage et le rôtissage rendent les viandes le plus digestibles ; viennent ensuite les hachis, la cuisson à l'étuvée, la cuisson dans l'eau, la fricassée et la salaison.

Le mélange des substances alimentaires est souvent nécessaire, pour rendre certaines d'entre elles plus digestibles et plus nutritives.

Les sauces nuisent parfois plus qu'elles ne servent à la digestibilité des aliments.

V. — Quantité des aliments.

La réparation doit être égale à la perte ou dépense. — Variabilité de la dépense. — Influence de la température et de l'exercice. — Faim. — Satiété — Alimentation surabondante. — Opinion de Diogène. — Alimentation insuffisante. — Ration alimentaire normale. — Sobriété. — Longévité. — Cornaro. — Gourmandise, — Ses effets. — Préceptes hygiéniques.

Examinons maintenant quelle est la quantité d'aliments que l'homme doit ingérer, par jour, pour suppléer à l'usure de ses organes ; car, vous le savez, nos organes incorporent à chaque instant de nouvelles molécules à leur propre substance, et rejettent au dehors celles dont le rôle, dans l'acte de la vie, est terminé.

Pour que l'homme adulte se maintienne dans un excellent état de santé, il faut que la réparation moyenne en vingt-quatre heures égale la perte moyenne faite dans le même temps.

La ration alimentaire doit donc être égale à la dépense ; mais celle-ci varie avec les causes qui agissent sur l'organisme. Ainsi, la quantité de nourriture, de chaque jour, doit être en raison directe de l'exercice que l'homme fait, et des efforts musculaires qu'il est obligé de déployer ; car l'exercice et l'effort musculaire déterminent une augmentation de combustion, par la respiration, du carbone du sang, provenant soit de la décomposition interstitielle des tissus, soit de l'assimilation des aliments hydro-carbonés ou respiratoires, tels que fécules, gommes, sucres, etc. D'un autre côté, cette quantité d'aliments est en raison inverse de l'élévation de température de l'atmosphère. Plus, en effet, la chaleur est forte moins l'homme a besoin de nourriture, car il lui faut moins de calorique et, partant, il brûle une moindre quantité de carbone.

La quantité de nourriture nécessaire dépend donc entièrement de la situation actuelle où se trouve le corps, et des conditions qui augmentent ou diminuent ses pertes. C'est la sensation de la faim qui indique que l'organisme a besoin de matériaux réparateurs, et celle de la satiété qu'il en a reçu une quantité suffisante. L'alimentation devient trop considérable, si elle ne cesse pas dès que cette dernière sensation commence à se manifester. C'est à cette limite qu'il faut s'arrêter; si on la dépasse, il survient des dérangements plus ou moins profonds de la santé; la rapidité de leur marche et leur gravité sont en rapport avec l'excès des aliments, et la susceptibilité des individus.

« Un corps que l'on gorge d'une quantité surabondante d'aliments, a dit Diogène, est comme un grenier où on accumule des victuailles, elles y pourrissent. »

Des considérations qui précèdent il résulte que la ration alimentaire de l'homme est très-variable. Toutefois, à l'aide de nombreuses observations, on est parvenu à déterminer la quantité moyenne de nourriture solide et liquide qui lui est nécessaire, en vingt-quatre heures, pour réparer les pertes de son organisme dans le même temps.

Or, l'homme perd en moyenne, en vingt-quatre heures, par ses diverses excrétions (urine, sueur, perspiration, mucus, excréments), de 15 à 20 grammes d'azote et de 280 à 300 grammes de carbone. Il faut donc lui rendre, dans le même temps, ces quantités d'azote et de carbone.

C'est ce qu'on obtient en associant dans une certaine proportion le pain, aliment riche en carbone, avec la viande, type de l'aliment azoté, et en composant une ration alimentaire mixte de 850 grammes de pain, et de 250 grammes de viande maigre et désossée (1).

En y ajoutant une quantité de boissons qu'on peut évaluer à 1,500 grammes environ par jour, on arrive au chiffre de 2 kil. 600 gr. de nourriture par vingt-quatre heures.

Cette quantité d'aliments consommée en vingt-quatre heures, qui est égale à la somme des excrétions et exhalaisons dans le même temps, est environ le vingtième ou le vingt-cinquième du poids moyen de l'homme qui est d'environ 65 kilogrammes.

Mais l'homme ne vit pas seulement de pain et de viande; il leur associe, le plus souvent, d'autres aliments dont l'azote et le carbone font partie dans des proportions très-différentes, et, suivant qu'il fait prédominer, dans sa ration alimentaire, les substances azotées ou hydro-carbonées, il doit l'augmenter ou la diminuer. Ainsi les individus qui font un usage presque exclusif de pain, de légumes, de farines diverses, sont obligés d'augmenter leur ration alimentaire d'un tiers ou du double; tandis que ceux dans l'alimentation desquels la viande occupe une

---

(1) D'après Payen 100 grammes de pain contiennent 30 grammes de carbone et 1 gramme d'azote, et il entre dans 100 grammes de viande 10 grammes de carbone et 3 grammes d'azote, ce qui donne pour la ration mixte:

		AZOTE	CARBONE
Pain.	850	8.5	255 gr.
Viande.	250	7.5	25 gr.
		16 gr.	285 gr.

Voir à l'appendice le tableau des équivalents nutritifs.

large place, consomment à peine 500 grammes de pain par jour, et quelquefois moins encore.

Les différences d'âge, de sexe, de repos, de mouvement, de température, etc. en faisant varier les pertes quotidiennes de l'économie, font aussi varier les quantités de nourriture nécessaires à chaque homme pour les réparer (1).

Un auteur du XVIe siècle (Cornaro), qui a écrit sur les avantages de la sobriété et qui, par ce moyen, a atteint un âge très-avancé (104 ans), prétend que 400 grammes d'aliments solides et 500 grammes d'aliments liquides suffisent à l'homme pour sa nourriture de chaque jour.

Sans se ranger à cette opinion, on peut néanmoins admettre, comme certain, que l'homme consomme habituellement une quantité de nourriture très-supérieure à celle qui lui est nécessaire pour vivre (2).

L'usage d'une très-petite quantité d'aliments peut être

---

(1) Voici d'après le Dr de Nedats, de Saint-Pétersbourg, la quantité des divers principes immédiats élémentaires qui doit composer.

1° Le régime quotidien d'un homme.

	ALBUMINE grammes	GRAISSE grammes	AMIDON grammes	SELS gr.
a En repos ou en travail modéré	137	72	352	25
b En travail forcé	137 à 150	173 à 200	352 à 500	30

2° Le régime quotidien d'un enfant.

	ALB.	GRAISSE	AMIDON
a De 4 à 5 mois.	21 gr.	18 gr.	98 gr.
b De 1 an et demi	36 gr.	27 gr.	150 gr.
c De 6 à 15 ans	79 gr.	35 gr.	251 gr.

(2) L'habitude tend à exagérer les quantités d'azote et de carbone ingérées sous forme d'aliments. Payen a constaté que dans les prisons, chez les individus dont la vie est sédentaire sans pouvoir augmenter la quantité de leurs aliments, la santé se maintient très-bonne et souvent très-florissante en fournissant à l'organisme 0.2 grammes d'azote et 4 gr. 2 de carbone par kilogramme et par jour; soit, pour un poids de 65 kilogrammes, 13 grammes d'azote et 260 grammes de carbone.

considérée comme une condition favorable à la conservation de la santé (1).

Il existe, en effet, de nombreux exemples d'individus qui ont vécu très-longtemps en ne mangeant que très-peu.

L'école de Salerne (2) a exprimé, dans le vers suivant, ce précepte de sobriété.

Pone gulæ metas ut sit tibi longior ætas,

« mets des bornes à ta gourmandise afin de vivre plus longtemps. »

La gourmandise et l'intempérance, qui en est la suite, sont en effet les grands fléaux de l'humanité. Elles exercent leurs ravages à tous les degrés de l'échelle sociale, entraînent à tous les désordres, détruisent la santé et abrégent l'existence.

Plures occidit gula quam gladius,

« l'intempérance fait plus de victimes que l'épée », dit Juvénal (3), à une époque où les Romains montraient plus de vaillance à table que sur les champs de bataille.

Préceptes hygiéniques.

La nourriture de chaque jour doit être proportionnée aux pertes de l'économie.

Elle doit être plus abondante et plus réparatrice pour les sujets qui se livrent à un travail manuel, et pendant

---

(1) L'expérience démontre que la santé peut être entretenue avec une alimentation mixte de 12 grammes d'azote, et de 220 à 250 grammes de carbone par jour.

L'alimentation est insuffisante lorsqu'elle fournit à un adulte du poids de 65 kilogrammes moins de 11 grammes d'azote, et de 220 à 250 grammes de carbone par jour, c'est-à-dire moins de 0.17 grammes d'azote, et de 3 gr. 6 de carbone par kilog.

(2) Ecole qui florissait à Salerne pendant les xe, xie et xiie siècles.

(3) Poëte satirique latin né vers l'an 42 après J.-C.

la saison froide; moindre et plus végétale, pour ceux qui sont sédentaires, et pendant les chaleurs.

Elle doit satisfaire la faim, sans être poussée jusqu'à la satiété complète.

L'excès dans l'alimentation est d'autant plus pernicieux qu'il est plus considérable et plus fréquent.

La sobriété est une condition de santé et de longévité.

La gourmandise et l'intempérance sont les plus grands fléaux de l'humanité, elles entraînent à tous les désordres, détruisent la santé et abrégent l'existence.

VI. — Qualité des aliments.

Régime animal. — Ses effets. — Régime des climats froids, — Des professions laborieuses, — Des tempéraments nerveux et lymphatiques. — Maladies qu'il engendre. — Régime végétal. — Ses effets. — Régime des climats chauds — Des professions sédentaires. — Des tempéraments sanguins et bilieux, — Maladies qu'il produit. — Régime mixte, — Sa composition, — Ses effets. — Variété des aliments nécessaires. — Régime des climats tempérés. Régime de l'enfant nouveau-né, — De la femme, — Du vieillard. — Habitudes. — Idosyncrasies. — Préceptes hygiéniques.

Qualité. — L'homme est destiné à associer dans son régime les substances végétales et animales. Sa ration alimentaire doit contenir, comme nous venons de le voir, environ une partie d'aliments plastiques ou azotés, et trois parties d'aliments respiratoires (1) (sucre, fécule, graisse); mais il est des circonstances dans lesquelles il se nourrit presque exclusivement de substances animales ou végétales. Étudions donc les effets du régime animal et du régime végétal, afin de vous indiquer celles de ces circonstances qui nécessitent que vous fassiez prédominer, dans votre alimentation, l'un ou l'autre de ces régimes.

(1) La nécessité, pour l'homme, d'associer dans son régime des principes immédiats azotés et non azotés, est *absolue*. Des expériences ont démontré que la vie est incompatible avec une alimentation composée exclusivement de l'un ou de l'autre de ces principes

Règne animal. — Ce régime, suivi d'une manière plus ou moins exclusive, a pour effet de stimuler le tube digestif, d'augmenter la chaleur animale, la proportion des globules, de l'albumine et de la fibrine du sang, celle de l'urée et de l'acide urique, et de diminuer l'embonpoint. C'est le régime d'un grand nombre d'habitants des pays froids qui, en même temps, se livrent à un exercice musculaire énergique. Les Lapons, les Groënlandais font, en outre, presque exclusivement usage de substances grasses, d'huile de poisson, de beurre de rennes, etc., qui, comme vous savez, sont des aliments hydro-carbonés destinés à être brûlés dans l'organisation, par la respiration surtout. Par ce moyen, ils produisent la quantité de chaleur animale nécessaire pour résister à la basse température du climat. Le régime animal est aussi celui des individus dont les professions exigent un grand déploiement de forces musculaires. Dans les climats tempérés, ce régime, continué longtemps, engendre la pléthore, dispose aux hémorrhagies, aux phlegmasies, à la goutte et à la gravelle.

Les sujets d'un tempérament sanguin ou bilieux doivent s'en abstenir. Il convient au contraire aux individus nerveux, et aux lymphatiques. Le lait d'abord, les œufs ensuite, sont, de ce régime, les aliments les moins excitants. Il en est de même des substances animales gélatineuses et albumineuses. La chair d'un grand nombre d'animaux à sang froid (tortues, grenouilles) peut être considérée comme adoucissante.

Régime végétal. — L'usage prédominant et longtemps continué des substances végétales affaiblit l'appareil digestif, rend ses fonctions languissantes, abaisse la chaleur animale, appauvrit le sang en diminuant simultanément le chiffre des globules, de l'albumine et de la fibrine, déprime les forces, et, s'il est accompagné du défaut d'exercice, développe l'embonpoint. C'est le régime préféré des peuples des pays chauds qui, en même temps, exercent peu leur système musculaire. Quelques dattes et un peu de lait suffisaient chaque jour à l'Arabe du désert, car il faut peu de nourriture à l'homme dans les pays chauds. On a vu dans l'Inde, un corps de troupes réduit, pour tout aliment, à 64 grammes de riz par jour, arriver à supporter ce régime, qui parut d'abord insuffisant, avec une telle facilité que la santé des officiers et des soldats se maintint, et qu'ils n'eurent qu'un très-petit nombre de malades.

Les fruits, les oranges, les citrons, les pastèques, les aliments tirés du règne végétal forment, avec le macaroni qui en est la partie la plus nutritive, le régime presque exclusif des Italiens.

Le régime végétal, suivi d'une manière trop absolue, engendre des dyspepsies, des gastralgies flatulentes, des diarrhées, des vers, etc.

Néanmoins, il exerce une influence moins fâcheuse sur la santé que le régime animal, sans doute parce que la plupart des végétaux contiennent des matières azotées (fibrine, albumine, caséine végétale).

Il convient aux individus pléthoriques ou sanguins, aux bilieux. Il est contraire aux sujets nerveux et lymphatiques.

Régime mixte. — Ce régime est celui qui convient le mieux à l'habitant des pays tempérés. Il doit être composé d'une quantité déterminée de substances animales et végétales réprésentant, comme je vous l'ai dit tout à l'heure, une partie d'aliments azotés ou réparateurs et trois parties au moins d'aliments respiratoires ou hydro-carbonés. Et, suivant que la saison est froide ou chaude, que la profession est active, manuelle ou sédentaire, on fera prédominer, dans le régime, les aliments de nature animale, ou ceux de nature végétale.

Les aliments composant le régime mixte, pris en quantité trop copieuse (1), ont fréquemment pour effet de produire la goutte et la gravelle, surtout si à cette alimentation surabondante se joint un défaut d'exercice.

La variété des substances alimentaires n'est pas moins nécessaire que leur composition à l'entretien de la santé. L'aliment qui flatte le plus le goût devient bientôt insupportable si l'usage en est longtemps continué.

Le régime, comme vous le voyez, doit être modifié suivant les climats, les saisons, les tempéraments, les professions, examinons quel il doit être suivant les âges, le sexe et les habitudes.

Ages. — L'enfant, dans la première année de la vie, trouve dans le lait, surtout dans celui de sa mère (2), un

---

(1) L'alimentation est excessive lorsqu'elle fournit à l'organisme en vingt-quatre heures, au delà de 0 gr. 35 d'azote et plus de 5 grammes de carbone par kilog. du poids du corps chez un individu, qui ne fait qu'un exercice modéré, c'est-à-dire plus de 23 grammes d'azote et 325 grammes de carbone pour un poids moyen de 65 kilogrammes.

Elle est excessive pour un adulte qui se livre à un travail musculaire considérable pendant six à huit heures par jour, quand il reçoit plus de 0 gr. 48 d'azote et de 7 grammes de carbone par kilogramme, ou plus de 31 grammes d'azote et 455 grammes de carbone pour un poids de 65 kilogrammes.

(2) Analyse du lait de femme (Regnault) :

Eau	88.9
Caséum et sels insolubles	4.7
Beurre	2.0
Sucre de lait et sels solubles	3.5
	100.0

La quantité de lait fournie par chaque sein, chez la femme, est en

aliment réparateur et respiratoire tout préparé, et approprié à ses organes délicats. Cet aliment suffit, par la caséine qu'il contient, à l'accroissement des tissus, et à la production considérable de chaleur qui est nécessaire au nouveau-né, par le beurre et le sucre qui entre aussi dans sa composition. Jusque vers le cinquième mois, l'enfant ne doit pas avoir d'autre nourriture; mais à cette époque on peut y associer des substances qui, telles que les fécules, le rendent plus nutritif, ou des potages légers au lait ou au bouillon faits avec du tapioca, des biscottes, etc.

Toutefois, qu'on se garde de lui donner des soupes et des bouillies épaisses ou mal cuites; elles ne sont pas en rapport avec sa puissance digestive, occasionnent la diarrhée, et, malgré leur apparence nutritive, elles constituent, en raison de la digestion imparfaite qu'elles subissent, une nourriture insuffisante, qui finit par donner lieu à tous les phénomènes de l'inanition.

Après la lactation, l'alimentation deviendra de plus en plus solide et substantielle, et le lait n'entrera plus dans le régime que comme accessoire, et combiné avec d'autres aliments; mais il importe de s'abstenir de donner à l'enfant,

---

général de 15 à 30 grammes par heure, ce qui donne 1,440 grammes par jour pour les deux seins.

Du 5e jour de la naissance à 5 mois, l'enfant consomme progressivement de 500 à 1,000 grammes de lait par jour, et augmente en poids de 20 à 25 grammes par jour. — De 5 à 10 mois, la quantité de lait consommé reste à peu près la même, et le poids de l'enfant ne s'accroît plus que de 10 à 15 grammes par jour.

Voici la composition du lait de chèvre auquel on a quelquefois recours dans l'allaitement de l'enfant :

Eau	82.0
Caséum, etc.	9.0
Beurre	4.5
Sucre de lait, etc	4.5

(Regnault.)

comme on le fait trop souvent, de tous les aliments dont on fait soi-même usage. L'enfant ne peut manger de tout : de la viande quand il n'a pas de dents, et que ses organes digestifs n'ont pas encore acquis les conditions nécessaires pour la bien digérer ; des aliments préparés avec des condiments stimulants ; des fruits plus ou moins acides, quand les membranes de son estomac sont encore délicates et irritables. Agir autrement c'est l'exposer aux diarrhées et aux convulsions.

Ses repas doivent être multipliés et séparés par un intervalle moins considérable que ceux de l'adulte ; les stimulants de toute sorte en seront exclus.

Dans l'âge adulte, le régime mixte est celui qui convient le mieux.

Dans la vieillesse, la nourriture doit être choisie, peu abondante, et surtout composée de viandes facilement digestibles. A cet âge, l'imperfection de la mastication et de l'insalivation, l'affaiblissement graduel des organes digestifs en font une loi qu'il est dangereux de transgresser.

Tous les exemples de longévité sont fournis par des vieillards qui ont apporté, dans leur régime, la plus stricte et la plus invariable sobriété.

Sexe. — La femme, qui fait moins de mouvement que l'homme et se livre à moins d'exercice, qui a en outre moins de puissance digestive, exige moins de nourriture, et une nourriture moins excitante. En général, les aliments très-digestibles du régime mixte lui conviennent.

Idiosyncrasie. Habitudes. — La disposition propre à chaque individu (Idiosyncrasie) et les habitudes exercent une influence notable à l'égard de l'alimentation. L'aliment qui convient à un individu nuit souvent à un autre. Il ne faut contrarier ni les goûts instinctifs, ni les goûts acquis, ni chercher à surmonter les antipathies. Le choix des aliments doit être subordonné à la tolérance de l'estomac : le meilleur est celui qu'on digère le mieux. « On supporte bien, a dit Hippocrate (1), les aliments auxquels on est habitué, même quand la qualité n'en est pas bonne naturellement, et l'on supporte mal les aliments et les boissons auxquels on n'est pas accoutumé, même quand la qualité n'est pas mauvaise. »

Préceptes hygiéniques.

L'homme doit associer, dans son alimentation, environ trois parties de substances végétales et une partie de substances animales.

Le régime animal convient aux habitants des pays froids, aux individus dont la profession exige un grand déploiement de force musculaire, à ceux qui sont nerveux ou lymphatiques.

Il est contraire aux sujets d'un tempérament sanguin ou bilieux ; il engendre la pléthore, la goutte et la gravelle.

Le régime végétal est le régime préféré des habitants des pays chauds qui, en même temps, exercent peu leur système musculaire.

Il convient aux sujets sédentaires, à ceux qui sont d'un tempérament sanguin ou bilieux ; il est contraire aux individus lymphatiques ou nerveux ; il détermine l'anémie, la gastralgie, la dyspepsie flatulente.

Le régime mixte est le plus convenable dans les climats tempérés, et, suivant que la saison est froide ou chaude, que la profession est manuelle ou sédentaire, on doit faire prédominer les aliments de nature animale ou ceux de nature végétale.

---

(1) Le plus grand médecin de l'antiquité, né à Cos, île de la mer d'Égée, au ve siècle av. J.-C.

Ce régime trop abondant, accompagné d'un défaut d'exercice, peut aussi occasionner la goutte et la gravelle.

La variété dans les substances alimentaires est nécessaire à l'entretien de la santé.

Ne donner pour aliment à l'enfant nouveau-né que du lait, surtout le lait de sa mère.

N'ajouter, que vers l'âge de cinq mois, quelques fécules ou quelques potages légers à son alimentation.

Se garder de lui donner des soupes et des bouillies épaisses et mal cuites, qui occasionnent la diarrhée et finissent par causer l'inanition.

Après la lactation, lui fournir peu à peu une nourriture plus substantielle ; mais ne pas lui donner de viande avant qu'il ait des dents, ni des aliments stimulants de quelque nature qu'ils soient.

Le régime mixte convient à l'adulte. Les aliments les plus digestibles de ce régime conviennent aux femmes et aux vieillards.

Chacun doit, dans le choix de ses aliments, respecter la disposition qui lui est propre, ses préférences et ses antipathies.

VII. — Des repas.

Avant le repas. — Repas. — Exercice. — Agitation d'esprit. — Liqueurs excitantes, — Heures des repas. — Pendant le repas, — Température, — Vêtements, — Contention et agitation d'esprit, — Sensations tristes, — Conversations — Mme de Sévigné. — Manière de manger, — Boisson. — Après le repas, — Repos, — Exercice, — Conversation, — Lecture à haute voix. — Celse. — Pline le Jeune. — Sommeil, — Préceptes hygiéniques.

Avant le repas, il n'est pas bon de se livrer à un repos prolongé, ou à des occupations sédentaires ; ni de faire un exercice poussé jusqu'à la fatigue ; ni enfin de subir une forte agitation d'esprit : l'appétit peut en être empêché et la digestion rendue pénible.

Un exercice modéré est le meilleur moyen de stimuler l'appétit. Quant aux excitants (absinthe, vermout, chartreuse, etc.) pris dans ce but, ils ont souvent pour effet ou de l'émousser ou de l'exagérer, et, dans ce dernier cas, de porter à donner à l'estomac une quantité d'aliments surabondante qui dépasse sa puissance digestive. Ils doivent donc être proscrits.

Les heures des repas ne doivent être ni trop rapprochées ni trop éloignées. Dans le premier cas, un travail trop répété fatigue l'estomac, et les digestions ne s'achèvent point; dans le second, la faim ne peut être apaisée que par l'ingestion d'une quantité d'aliments trop considérable; il en résulte une digestion laborieuse, accompagnée d'assoupissement et de tendance à la congestion cérébrale, etc.

Le temps nécessaire pour la digestion varie de deux à cinq heures. C'est après ce dernier terme que l'appétit renaît. Dans notre état social, l'intervalle le plus convenable à observer est de six heures, ce qui porte à trois le nombre des repas journaliers. Cette distribution convient aux sujets qui sont dans la vigueur de l'âge. Ceux qui se livrent à des travaux pénibles portent, quelquefois, le nombre des repas à quatre par jour.

Les personnes sédentaires, les vieillards qui digèrent plus lentement, se contentent de deux repas. Les individus faibles, délicats, les enfants, mangent moins et plus souvent. Il n'est donc pas de précepte absolu, ni exact de dire avec le vieux dicton :

Semel comedere angelorum,
Bis eodem die hominum;
Frequentius brutorum.

« Les anges mangent une fois, les hommes deux fois dans

le même jour ; les bêtes plus fréquemment ». Mais on doit s'abstenir de manger entre les repas réglés.

Pendant le repas il faut respirer un air pur, renouvelé, et dont la température ne soit pas trop élevée ; il faut rejeter les vêtements qui gênent la respiration et le développement de l'abdomen. On doit aussi éviter les contentions d'esprit, les discussions animées, irritantes, les sensations tristes. Une conversation douce, agréable, conduite avec un esprit gai et libre de toute passion, prépare une bonne digestion. C'est ce qu'a exprimé Mme de Sévigné, dans ce style familier et plein d'abandon qui fait le charme de ses lettres, en disant : « Les morceaux caquetés se digèrent le mieux ». Une mastication et une insalivation complète sont nécessaires pour bien digérer. Il est donc important de ne pas manger trop vite ; de ne pas avaler les aliments avant qu'ils aient été bien triturés par les dents ; d'entretenir celles-ci en bon état par les soins que je vous ai indiqués, et de les remplacer quand elles viennent à manquer en trop grand nombre.

C'est une mauvaise pratique de ne point intercaler la boisson aux aliments, ou encore d'absorber, en une seule fois, à la fin du repas, une grande quantité de boisson ; la digestion peut s'en trouver entravée. Après le repas, il est de précepte hygiénique de garder le repos.

Post cœnam stabis,

« après le repas abstiens-toi de marcher, » dit l'école de Salerne.

Aut passus mille meabis,

« ou fais mille pas », ajoute-t-elle.

Il est certain, en effet, que pour beaucoup de personnes un exercice très-modéré, ou une promenade faite à pas lents, facilite la digestion. Il en est de même d'une conversation tranquille, d'une franche gaieté (1). et d'une lecture à haute voix.

Celse, qui florissait du temps d'Auguste, et qui a été appelé l'Hippocrate des Latins, conseille ce dernier moyen dans son *Traité de médecine* (2).

Pline le Jeune, qui vivait sous Trajan, dit dans ses *Lettres* qu'il le mettait en pratique (3).

Mais ce qu'il importe d'éviter, c'est de se livrer à des travaux pénibles, à des courses précipitées, à des discussions passionnées, à de vives sensations, comme la peur, la colère etc.; enfin, de s'exposer à un refroidissement intense. Toutes ces causes ont pour effet de troubler, dans leurs secrétions et dans leurs contractions, les organes qui concourent à la digestion.

Le besoin de dormir après le repas indique le plus souvent une digestion laborieuse : il est bon alors de le satisfaire; mais le sommeil pris immédiatement après le repas ne convient qu'aux enfants très-jeunes, aux personnes affaiblies ou d'un âge très-avancé; dans toute autre circonstance, il faut attendre pour s'y livrer que deux heures

---

(1) Nos pères accordaient, avec raison, à la gaieté une heureuse influence sur la santé, comme le prouve le refrain suivant:

Des biens de cette vie
Celui que l'on envie
C'est la santé ;
Mais tous les jours j'observe
Que ce qui la conserve
C'est la gaieté.

Et ils mettaient ce précepte en pratique en chantant à la fin des grands repas.

(2) Prodest adversus tardam concoctionem clare legere. « Il est utile, contre une digestion lente, de lire à haute voix ».

(3) Orationem græcam latinamve clarè et intentè, non tam vocis causà quam stomachi, lego. » Je lis un discours grec ou latin à haute et intelligible voix, moins dans l'intérêt de ma voix, que dans celui de mon estomac. »

au moins se soient écoulées, ou bien ne faire qu'un léger repas avant de se mettre au lit.

Ut sis nocte levis, sit tibi cœna brevis.

Éc. de Salerne).

« Pour que ton sommeil soit léger ne fais qu'un court repas. »

Préceptes hygiéniques.

Avant le repas, s'abstenir d'un repos prolongé, de travaux poussés jusqu'à la fatigue, et d'agitation d'esprit; faire un exercice modéré.

S'abstenir, dans le but de stimuler l'appétit, de boissons alcooliques excitantes.

Le nombre des repas, de chaque jour, doit être de 3 à 4 pour les adultes et les adolescents, plus nombreux pour les enfants très-jeunes, et de deux seulement pour les vieillards.

Pendant les repas, respirer un air frais et pur; porter des vêtements qui ne gênent pas le développement de l'abdomen; manger lentement, et mâcher avec soin les aliments.

Éviter les contentions d'esprit, les discussions irritantes les passions tristes, et se livrer à une conversation douce et agréable.

Intercaler la boisson aux aliments, et ne pas la prendre en une seule fois à la fin du repas.

Après le repas, garder le repos ou se livrer à une promenade à pas lents, converser tranquillement et gaiement ou lire à haute voix; éviter les travaux pénibles, les courses précipitées, les sensations vives, irritantes ou déprimantes.

Le sommeil, après le repas, ne convient qu'aux enfants très-jeunes, aux personnes d'un âge avancé, ou à celles qui ont une digestion pénible.

Ne se mettre au lit, pour dormir, que deux heures après le repas, ou ne faire qu'un repas léger.

CINQUIÈME LEÇON

CHAPITRE VIII

DES BOISSONS

I. — Boissons aqueuses.

Les boissons facilitent la digestion des aliments et tempèrent la soif. — Elles réparent les pertes de l'eau qui fait partie du corps. — Caractères d'une bonne eau potable. — Ne pas confondre la pureté et la limpidité. — Utilité des substances salines. — Eaux crues.

Les boissons sont destinées à favoriser la digestion des aliments, et à étancher la soif en réparant les liquides de l'économie. L'eau, en effet, entre dans la composition des tissus, des organes, du sang et des humeurs, et en constitue la plus grande partie (1). Or, comme une partie de cette eau se dégage à chaque instant de l'organisme par la perspiration pulmonaire et cutanée, par la sécrétion urinaire, etc., et que les aliments n'en contiennent, suivant leur nature, que de 70 à 90 0/0, il était nécessaire d'en introduire, plus ou moins fréquemment, une quantité nouvelle pour réparer ces pertes. Mais toute espèce d'eau ne peut servir de boisson ; quels sont donc les caractères d'une bonne eau potable?

L'eau est potable quand elle est limpide, légère, aérée, fraîche en été, tempérée en hiver, sans odeur, d'une saveur

(1) Le corps humain contient 75 parties d'eau et 25 parties de substances solides supposées desséchées.

franche, vive et agréable, c'est-à-dire ni fade, ni piquante, ni salée, ni douceâtre, ni acerbe, ni sulfureuse.

Elle doit tenir en dissolution une proportion convenable d'acide carbonique et de substances minérales, et être exempte de matières organiques.

Elle doit bouillir sans se troubler ni former de dépôt; cuire les légumes secs et les viandes sans les durcir; dissoudre le savon sans former des grumeaux. Elle ne doit occasionner ni trouble, ni pesanteur dans les digestions.

L'eau pure est parfaitement limpide et incolore; toute eau qui offre une nuance de coloration doit être filtrée, car elle contient des substances étrangères, surtout terreuses; mais une eau transparente et limpide n'est pas nécessairement une eau pure.

Il ne faut pas, en effet, confondre la pureté avec la limpidité. Dans le sens chimique, pureté veut dire absence de matière étrangère; or, dans ce cas, l'eau la plus pure serait l'eau distillée. Mais cette eau, privée de toute espèce de sels, et contenant à peine quelques traces d'air atmosphérique, est fade, pesante à l'estomac et dispose aux indigestions. Elle ne peut servir longtemps à la consommation d'une même personne.

L'eau potable doit, au contraire, contenir une certaine quantité de matières étrangères. Celles qui sont utiles sont : l'air atmosphérique, l'acide carbonique, le chlorure de sodium, le bicarbonate de chaux qui concourt au développement des os, etc. Ces principes rendent l'eau sapide, légère et digestible, tandis que les sels calcaires et les matières organiques en altèrent la qualité, et la rendent nuisible.

Les substances salines contenues dans l'eau sont nécessaires à l'entretien de la vie; elles sont absorbées comme les matières alimentaires, font partie de nos organes, et sont renouvelées de même que toutes les parties de l'organisme.

L'absence d'odeur et de saveur n'est pas non plus un indice de la qualité d'une eau, car celle qui est chargée de carbonate de chaux ou de magnésie *en excès*, ou de sulfate de chaux, appelée *dure* et *crue*, est indigeste quoique inodore (1); et les matières organiques, quand elles ne sont pas putréfiées, ou qu'elles n'existent qu'en petite quantité dans l'eau, n'en modifient guère la saveur.

Étudions maintenant l'emploi qu'on peut faire des eaux, suivant les qualités que leur communique leur provenance ou origine, la quantité dont on fait usage et leur température.

II. — Emploi des boissons aqueuses.

Qualité. Eaux de source. — Eaux de pluie, de neige, de glace. — Eaux de rivière. — Eaux d'étang, — leurs propriétés nuisibles. — Exemples. — Eaux qui ont traversé des réservoirs et conduits de plomb. — Moyens de reconnaître la qualité des eaux sans le secours de la chimie. — Eaux acidulées.

Quantité. — Doit-être en rapport avec les pertes de l'économie. — Soif. — Quantité surabondante. — Quantité insuffisante.

Température. — Eau froide ou fraîche. — Eau froide au-dessous de 0. — Ses effets nuisibles. — Moyens de les conjurer. — Procédés pour rafraîchir l'eau. — Eau chaude. — Eau tiède. — Préceptes hygièniques.

Des eaux d'origines différentes peuvent servir de boisson. Les principales sont les suivantes :

Eaux de source, de puits, de citerne, ou de rivière, d'étang.

Eaux de source. — Leurs qualités varient suivant les couches géologiques qu'elles ont traversées ; l'analyse

(1) L'eau potable évaporée ne doit pas donner plus de 50 centigrammes de résidu par litre.

chimique et l'expérience peuvent seules prononcer à leur égard. Il en est de même des qualités des eaux de puits artésien (1). Cependant, on peut dire, d'une manière générale, que les eaux de source sont de beaucoup les meilleures, si elles ne contiennent pas une trop grande proportion de matières salines, et si elles proviennent de roches primitives ou de terrains crayeux non cultivés ; mais si elles proviennent de terrains cultivés et habités dont les suintements peuvent les altérer, les eaux de rivière leur sont préférables.

Eaux de puits. — Ce que je viens de dire des eaux de source est applicable aux eaux de puits. Quelquefois cependant elles sont *crues* et contiennent des carbonates, des sulfates et des phosphates calcaires abondants (2) ; de plus elles sont peu aërées ; mais elles sont très-appréciées en raison de leur fraîcheur et de l'uniformité de leur température. Elles doivent être tenues à l'abri des infiltrations des résidus de l'économie domestique (eaux ménagères, écuries, etc.) qui contiennent des matières organiques dont la putréfaction s'empare plus ou moins rapidement.

Eaux de pluie. — Ces eaux sont presque aussi pures que l'eau distillée. Les plus pures, toutefois, ne le sont jamais d'une manière absolue. Elles contiennent de petites quantités de nitrate d'ammoniaque, des agents minéralisateurs de l'océan, des traces d'iode, des corpuscules or-

---

(1) Les eaux de source contiennent, en moyenne, moins d'oxygène, plus d'azote, plus d'acide carbonique et plus de sel terreux que les eaux courantes. L'acide carbonique leur donne un piquant agréable, et il n'est pas sans utilité pour la digestion.

(2) On rend à ces eaux la propriété de dissoudre le savon et de cuire les légumes, en y ajoutant 50 centigrammes de carbonate de soude par litre; celles qui contiennent des carbonates en excès peuvent aussi être corrigées par l'ébullition qui, en dégageant l'acide carbonique auxquels les sels doivent leur solubilité, laisse les bases calcaires se déposer.

ganiques et inorganiques en suspension dans les couches inférieures de l'atmosphère. Lorsque cette eau a séjourné dans les citernes, elle emprunte aux matériaux de construction des parois des sels calcaires qui la rendent *crue.* Les petites quantités de matières organiques qui se précipitent avec elle la rendent facilement altérable. Ces eaux sont fades, lourdes, difficiles à digérer et peuvent occasionner des coliques et de la diarrhée. Il en est de même des *eaux de neige* et de *glace.*

Eaux de rivière. — Elles sont variables dans leur composition et dans leur température, contiennent plus ou moins de matières organiques, et manquent souvent de limpidité. Enfin, il arrive fréquemment qu'elles sont plus ou moins altérées par les résidus d'industries diverses (tanneries, teintureries, boyauderies, etc.) ou de l'économie domestique (eaux ménagères, écuries, latrines, etc.), surtout lorsqu'elles traversent des centres populeux. Mais, en raison de leur aération et de leur composition chimique (1), elles ont très-généralement une incontestable supériorité hygiénique sur les eaux de source, *toutes les fois qu'on peut les filtrer.*

Eaux d'étangs. — Elles sont toujours chargées de matières végétales et animales en putréfaction; c'est une boisson malsaine. Ces eaux peuvent déterminer les mêmes effets d'intoxication que l'absorption de leurs miasmes par les surfaces pulmonaires et cutanées. Il en est de même des eaux des marais, des mares, etc.

---

(1) L'eau en sortant de terre perd une partie de l'acide carbonique qu'elle contient, et du calcaire devenu libre se précipite; elle emprunte à l'air de l'oxygène et lui cède de l'azote; elle s'améliore.

L'air, les plantes, les poissons, les mollusques ont une action considérable sur la purification de l'eau.

L'insalubrité de ces eaux est prouvée par les faits suivants.

Au mois de juillet 1834, huit cents soldats français s'embarquèrent à Bone sur trois bâtiments. La santé se conserva très-bonne sur deux d'entre eux. Sur le troisième, *l'Argo*, des 120 hommes qu'il portait 13, succombèrent, pendant la traversée, victimes de la fièvre intermittente pernicieuse; 98 débarquèrent à Marseille atteints d'accès de fièvre intermittente. Une enquête médicale démontra que l'eau qui avait été embarquée et avait servi de boisson aux soldats avait un goût vaseux dont ils s'étaient plaints, et provenait d'un endroit marécageux. Les officiers du bord n'ayant pas fait usage de cette eau ne furent pas malades.

Pendant l'automne de 1860, dans le couvent des sœurs de la Charité de Munich, sur 120 sœurs, 30 furent atteintes de fièvre typhoïde. Il n'existait en ville que quelques cas isolés. Toutes celles qui furent atteintes avaient bu de l'eau d'un puits attenant à la buanderie et à l'hôpital général. L'épidémie disparut aussitôt que l'on cessa de boire de cette eau, qui contenait des matières organiques, des substances floconneuses d'un vert foncé, des végétaux et des animaux microscopiques, tels que algues, spores, vibrions.

A Guildfort, les infiltrations d'un égout pénétrèrent dans un puits qui alimentait une partie des maisons de la ville En quinze jours 250 cas de fièvre typhoïde se déclarèrent dans 330 maisons, dont les habitants faisaient usage de l'eau de ce puits. Il n'en fut observé aucun cas dans les 1,345 autres maisons de la ville, où on ne but pas de cette eau.

Je me borne à ces exemples que je pourrais rendre beaucoup plus nombreux.

L'arrivée ou l'apport des eaux dans des réservoirs, et leur distribution dans les maisons d'habitation se fait presque toujours par des conduits de plomb. On a émis des doutes sur l'inocuïté des eaux qui ont traversé des tuyaux de cette nature. Mais les recherches auxquelles on s'est livré ont démontré que ces tuyaux sont à peine attaqués par les eaux potables (1), et que si, dans quelques circonstances, elles peuvent contenir de minimes quantités de carbonate de plomb en suspension, le filtrage les en débarrasse facilement.

La chimie, en nous faisant connaître les divers principes qui entrent dans la composition de l'eau et les sels qu'elle tient en dissolution, nous éclaire d'une manière complète sur ses qualités; mais l'analyse chimique n'est pas à la portée de tout le monde, tant s'en faut. Voici un mode d'observation, indiqué par M. Girardin, qui peut y suppléer dans une certaine mesure. Il est basé sur ce fait que les animaux et les végétaux qui vivent habituellement dans l'eau subissent, quand celle-ci vient à se corrompre, une influence en proportion avec leur degré de corruption.

Ainsi, quand une cause accidentelle vient altérer l'eau, on voit les poissons monter à la surface dans un état de malaise évident. S'il reste quelque part un courant d'eau plus pure, ils se dirigent tous sur ce point pour y chercher un soulagement; mais si l'altération est générale et se prolonge, ils peuvent être atteints jusqu'à en mourir.

Les mollusques eux-mêmes fuient le danger en s'attachant aux herbes, et en cherchant à sortir du milieu empesté

(1) Dès le commencement de l'action chimique de l'eau sur le plomb, il se dépose à l'intérieur du tuyau une légère couche de carbonate de chaux et de carbonate de plomb qui suffit pour empêcher le contact de l'eau et du métal.

où ils périraient. Quant aux plantes, elles subissent aussi cette influence, et peuvent fournir le moyen de reconnaître le degré de salubrité des eaux.

La présence du cresson atteste leur excellence. Elles sont de bonne qualité quand les épis d'eau et les véroniques y vivent. Les eaux médiocres suffisent aux roseaux, aux joncs, aux nénuphars, aux cigües, aux menthes, aux patiences, aux salicaires. Les laiches *(carex)* sont moins difficiles encore. Quant au roseau à balais (*arundo phragmites*), il est réfractaire à l'infection.

C'est surtout la diminution de l'oxygène dans l'eau infectée qui amène le dépérissement et la mort des animaux et des plantes.

Vous reconnaîtrez les eaux crues, c'est-à-dire contenant du sulfate de chaux en dissolution, à leur propriété de ne pouvoir dissoudre le savon sans former de grumeaux.

Enfin, celles dont la pureté est altérée, par la présence de matières organiques, se révèleront à vous par le procédé suivant : mettez dans une bouteille de verre blanc bien propre 1/2 litre de l'eau à examiner, puis ajoutez-y gros comme un pois de sucre en pain, aussi blanc que possible. Vous exposerez ensuite la bouteille au soleil, après l'avoir bouchée. Si dans l'espace de 8 à 10 jours le liquide se trouble, c'est que l'eau contient des substances organiques étrangères. Les nuages développés dans ces conditions résultent de la formation de champignons microscopiques ; ils prennent naissance en présence du sucre et des traces d'acide phosphorique, qui se rencontrent, aussi rarement dans les eaux naturelles, qu'elles sont fréquentes, dans celles provenant d'infiltrations souterraines contenant des matières animales et végétales corrompues.

Eaux acidulées. — Ces eaux sont souvent naturelles et sortent de terre chargées d'acide carbonique : telle est l'eau de Seltz (1); mais plus souvent encore elles sont artificielles. On fait un très-fréquent usage, sous le nom d'eau de Seltz, d'eau commune dans laquelle le principe acide, qui est aussi de l'acide carbonique, a été introduit à l'aide d'une pression considérable. L'emploi de ces eaux est ordinairement avantageux; elles tonifient légèrement la muqueuse gastrique et activent les fonctions de l'estomac.

D'autres fois les eaux acidulées sont composées par la dissolution dans l'eau des sucs acides des fruits. Ces dernières boissons, qui sont très-recherchées pendant les chaleurs de l'été parce qu'elles tempèrent la soif, prises trop fréquemment et en trop grande quantité, provoquent la toux et troublent la digestion.

Quantité. — La quantité des boissons aqueuses qu'il est nécessaire d'ingérer, par vingt-quatre heures, est subordonnée à un grand nombre de conditions individuelles. Elle est déterminée par la *soif*, sensation qui indique le besoin qu'éprouve l'économie de réparer les pertes de liquides qu'elle a subies. Elle doit être d'un litre au moins.

Bue en quantité exagérée, l'eau cause, au moment de l'ingurgitation, une distension de l'estomac, délaye le suc gastrique, diminue son action et rend les digestions languissantes et incomplètes. Absorbée par les veines, elle pénètre dans le sang et est ensuite évacuée par les sueurs, les urines, et quelquefois par les selles sous for-

(1) Source située entre Mayence et Francfort. La limpidité de ses eaux permet de voir les bulles de gaz acide carbonique sortir de terre et venir éclater à la surface comme lorsque l'eau est en ébullition.

me de diarrhée plus ou moins abondante; car l'organisme n'en conserve jamais que ce qu'il faut pour maintenir la composition des liquides et des solides. Ces évacuations qui entraînent avec elles une certaine quantité des matériaux solides de l'organisme, sont, par cela même, une cause d'affaiblissement et de débilitation.

L'insuffisance ou la privation de boisson aqueuse donne lieu à une soif intolérable, qui est un véritable supplice et qui peut occasionner la mort.

Température. — L'eau froide ou fraîche, c'est-à-dire à la température de 10 à 15 degrés, est une boisson agréable et salutaire. L'expérience a, en effet, démontré que ceux qui en font leur boisson habituelle, les buveurs d'eau, comme les appellent, par une sorte de dédain, ceux qui ont le culte du vin, jouissent d'une meilleure santé, d'un meilleur appétit, et vivent plus longtemps. L'eau froide calme la soif, et la soustraction de calorique qu'elle détermine aux parois de l'estomac, en se communiquant à tout l'organisme, en tempère la chaleur. Son action sur l'estomac est suivie d'une réaction qui exerce une action tonique sur cet organe. Une petite quantité d'eau fraîche (1/4 de verre,) prise une demi-heure ou une heure avant le repas, est le meilleur moyen d'exciter l'appétit.

L'eau froide à une température plus basse, mais surtout à 0° et au-dessous, détermine dans la gorge (pharynx) une sensation de froid caustique et dans la région épigastrique un froid excessif, quelquefois douloureux, qui, en se propageant rapidement à toutes les parties du corps, en abaisse la chaleur générale et diminue ou supprime la transpiration.

La réaction se manifeste plus ou moins promptement suivant les individus et, par sa répétition, peut donner lieu à des congestions, à des inflammations des voies digestives ou des organes respiratoires.

Les accidents qui dépendent de l'ingestion des boissons froides se manifestent. principalement, quand ces boissons sont prises en grande quantité à la fois, ou dans l'intervalle des repas pendant la vacuité de l'estomac.

Pour en neutraliser l'effet, il convient de se livrer à la la marche ou à un exercice musculaire, et de faire précéder la boisson froide d'un aliment, fût-il en petite quantité.

Enfin, l'ingestion des boissons froides est encore nuisible, lorsque le corps est en sueur. Des gastralgies, des coliques violentes, des diarrhées cholériformes, des pleurésies, etc., parfois même la mort subite, peuvent en être la conséquence.

Plus leur température est basse, plus leurs effets peuvent être pernicieux. Aussi, les glaces, les boissons très froides doivent-elles être avalées lentement et par petites parties, après s'être échauffées dans la bouche; on obtient facilement ce résultat en les buvant à l'aide d'un chalumeau.

Les accidents divers et nombreux, qui peuvent succéder immédiatement à l'ingestion d'un liquide glacé, cèdent quelquefois rapidement à l'emploi d'une boisson chaude aromatique, ou légèrement alcoolique, comme le thé, le punch, etc.

Dans l'économie domestique la nécessité de se procurer de l'eau fraîche, surtout en été, où elle est si utile et si agréable, a fait employer, sans avoir recours à la glace, divers moyens que je crois devoir vous exposer. On peut appliquer des linges mouillés autour des vases contenant de l'eau à rafraîchir; ou bien se servir d'alcarazas, vases poreux qui, remplis d'eau, en laissent écouler, à travers leurs parois, une petite quantité; celle-ci, comme dans le cas précédent, s'évapore à mesure qu'elle arrive à la surface libre du vase, et détermine ainsi son refroidissement. Vous obtiendrez en plus grande quantité de l'eau fraîche, en faisant usage d'un seau en toile forte, comme ceux employés pour les pompes à incendie ou pour la navigation. Une flanelle épaisse placée dessus fait l'office de filtre ou de passoire; un syphon, un robinet en bois, ou simplement un tuyau en toile adapté à la partie inférieure, sert à tirer l'eau. Ce réservoir est suspendu à l'ombre, à un arbre ou à tout autre objet; l'évaporation qui a lieu alors sur la surface du seau, sous l'influence de la brise, entretient une température intérieure beaucoup plus basse que celle de l'air ambiant.

L'eau chaude stimule l'estomac d'une manière immédiate, et y détermine un afflux sanguin par l'action directe du calorique sur sa membrane muqueuse. Elle en active les fonctions et concourt à la dissolution de la pâte alimentaire. En même temps, elle accélère la circulation, et excite la transpiration qui débarrasse le corps de l'excès de calorique qu'elle lui a communiqué.

L'eau tiède est fade et ne désaltère pas. Elle frappe d'atonie la muqueuse gastrique, rend les digestions lentes et imparfaites, donne lieu à des nausées, à des vomituritions et parfois à la diarrhée.

Lorsque son usage devient habituel, surtout pendant les chaleurs de l'été, elle peut donner lieu à des inflammations gastro-intestinales, à des diarrhées cholériformes, à des dyssenteries, etc.

D'autres liquides que l'eau pure peuvent servir de boisson; ils comprennent les boissons acidulées dont je vous ai déjà parlé, les boissons fermentées, les boissons distillées et les boissons aromatiques dont il sera question tout à l'heure.

Préceptes hygiéniques.

L'eau est la meilleure de toutes les boissons.

L'eau est potable quand elle est fraîche, limpide, légère, aérée, sans odeur, d'une saveur vive, franche et agréable ; lorsqu'elle cuit bien les légumes secs et dissout le savon sans former de grumeaux.

Des différentes espèces d'eau, les eaux de source et de puits sont les meilleures ; les eaux de pluie et celles de rivière, non filtrées, sont médiocres ; les eaux d'étang, de mares, etc. sont mauvaises.

L'eau rendue gazeuse par la présence de l'acide carbonique, qu'elle soit naturelle ou artificielle, est légèrement tonique et digestive.

L'eau acidulée par le suc acide des fruits tempère la soif, mais, prise en trop grande quantité, elle provoque la toux et trouble la digestion.

Il n'est pas bon de boire trop ni trop peu d'eau : un litre au moins, en moyenne, suffit par vingt-quatre heures.

L'eau froide ou fraîche est agréable et salutaire, prise en petite quantité, un peu avant le repas, elle est le meilleur moyen d'exciter l'appétit.

L'eau froide ou glacée peut être nuisible, lorsqu'elle est bue en grande quantité à la fois, quand l'estomac est vide, quand le corps est en sueur.

On peut neutraliser l'effet pernicieux des boissons froides, en les avalant lentement, par petites parties ou à l'aide d'un chalumeau ; en les faisant précéder de quelque aliment ; en se livrant à la marche ou à un exercice musculaire après leur ingestion ; ou enfin en les faisant suivre d'une boisson chaude et aromatique.

L'eau chaude est stimulante, active la digestion et provoque la transpiration.

L'eau tiède est fade, débilitante et occasionne des dérangements des fonctions digestives.

III. — Boissons fermentées. — Boissons distillées.

Boissons fermentées. — Vins. — Vins alcooliques secs. — Vins sucrés. — Vins acides. — Vins mousseux. — Vins mixtes de Bordeaux et de Bourgogne. — Emploi du vin aux repas. — Conditions de son emploi. — Cidre de pomme. — Cidre de poire ou poiré. — Bière. — Petite bière. — Bière double. — Bière blanche. — Bière forte.
Boissons distillées. — Eau-de-vie. — Eau-de-vie de vin. — Eaux-de-vie diverses. — Effets de l'eau-de-vie de vin. — En excès — A dose modérée. — Liqueur d'absinthe, — Ses effets pernicieux.

1° BOISSONS FERMENTÉES.

Les boissons fermentées comprennent les vins, la bière, le cidre, etc.

Vins. — Le vin est le produit de la fermentation qui se développe dans le jus du raisin, par suite de l'action d'un principe qui s'y trouve, et après qu'il a été soumis à une suite d'opérations dont je n'ai pas à vous entretenir ici (1).

La fermentation transforme le sucre de raisin en alcool et en acide carbonique (2), de telle sorte que la quantité

---

(1) Voir *Dictionnaire général des sciences théoriques et appliquées*, par Privat-Deschanel et Focillon, art. Vin. — Delagrave 1870.

(2) Le dégagement d'acide carbonique, pendant la fabrication du vin, a souvent déterminé des accidents d'asphyxie et la mort même. Ces accidents se produisent lorsque les cuves sont placées dans des locaux insuffisamment aérés ou lorsque l'ouvrier descend dans la cuve pour refouler le marc (chapeau). Ils peuvent aussi avoir lieu dans les caves basses et mal aérées des brasseries où existent un grand nombre de tonneaux.

Enfin, le même danger existe lorsque l'air de cuves vides a perdu une partie de son oxygène par suite de la production de moisissures à leur intérieur.

La présence de l'acide carbonique et la diminution de l'oxygène se constatent à l'aide d'une lumière, ou d'un animal vivant (oiseau, rat ou souris) enfermé dans une cage, qu'on introduit dans les endroits

d'alcool d'un vin est en rapport direct avec celle du sucre contenu dans le jus du raisin.

L'enveloppe du fruit contient du tanin qui reste dans le vin et assure sa conservation ; une matière colorante qui lui communique sa couleur; des éthers, des huiles essentielles qui lui donnent son bouquet ; enfin des tartrates, des acétates acides de potasse, de l'acide carbonique, acétique, etc., auxquels il doit son acidité.

C'est la différence de proportion entre ces diverses matières qui constitue les nombreuses variétés des vins. Je vous en indiquerai les principales en suivant la classification des vins adoptée par M. Bouchardat dans son cours d'hygiène à la Faculté de médecine, comme se prêtant le mieux aux études hygiéniques.

CLASSIFICATION DES VINS ROUGES ET BLANCS (BOUCHARDAT).

1° Vins dans lesquels dominent les principes du vin :

A. Vins alcooliques	secs	Madère	alcool	25	0/0
	—	Marsala	—	23	—
	sucrés	Malaga	—	16	—
	—	Lunel	—	14	—
	de paille	Ermitage	—	11	—
B. Vins astringents	avec bouquet	Ermitage			
	sans bouquet	Cahors	—	11	—
C. Vins acides	avec bouquet	Vin du Rhin (Joannisberg)	—	16	—
	sans bouquet	Argenteuil			
D. Vins mousseux	Champagne		—	11	—
	Saint-Péray				

2° Vins mixtes ou complets :

A. Avec bouquet	Bourgogne	Clos-Vougeot			
	Médoc	Sauterne	—	15	—
	Midi	Saint-Georges	—	15	—
B. Sans bouquet	—	Bordeaux et Bourgogne ordinaires.			

---

suspects. Si la lumière pâlit et s'éteint, si, au bout de quelques instants, l'animal est retiré mort, il y a danger d'asphyxie; il faut, avant d'y pénétrer, renouveler l'air de ces espaces par une forte aération, ou absorber l'acide carbonique avec de la chaux vive.

Ainsi, selon qu'il existe ou non dans les vins une prédominance des principes essentiels du vin, on les divise en vins alcooliques astringents, acides et mixtes.

Les *vins alcooliques* sont *secs* ou *sucrés*. Les vins *secs* (Madères, Marsala, etc.) sont obtenus par la transformation complète du sucre, qui y est très-abondant, en alcool. Ces vins sont souvent livrés au commerce suralcoolisés, soit en ajoutant du sucre dans la cuvée, soit par l'addition artificielle de l'alcool. Ils contiennent, en effet, jusqu'à 25 0/0 d'alcool, tandis que la fermentation n'en produit que 15 à 20 0/0.

Les *vins sucrés* (Malaga, Lunel, etc., alcool 15 0/0) tiennent leurs qualités de ce que tout le sucre n'a pas été transformé en alcool par la fermentation. Cette réaction peut être arrêtée par la cuisson et la concentration du mou, ainsi que cela se pratique pour les vins de Grenache et d'Alicante qui, en outre, sont souvent alcoolisés.

Ces vins sont chauds et stimulants, et portent rapidement au cerveau. Ils sont difficilement supportés par les sujets dont l'estomac est délicat et irritable. Ils conviennent mieux aux convalescents et aux vieillards ; il ne faut en prendre qu'une petite quantité et souvent les étendre d'eau.

Les *vins astringents* sont aussi *sucrés* (Bagnols, Saint-Raphaël) et *non sucrés* (vins de Cahors, du Lot et du Périgord). Ces vins sont riches en tannin et en matière colorante; leur force en alcool (11 à 12 0/0) est supérieure à celle des vins de Bordeaux. Ils possèdent, quoique à un moindre degré, les propriétés stimulantes des précédents, et, comme eux, ne doivent être pris qu'en quantite très-modérée ; il faut quelquefois les couper avec de l'eau.

Les *vins acides* sont les vins du centre de la France et de tout le Nord. Ils contiennent peu d'acool (5 à 7 0/0) et beaucoup d'acide, peu d'arôme (excepté les vins du Rhin) et des tartrates en abondance. Ces vins fatiguent rapidement l'estomac, déterminent des embarras gastriques, des dyspepsies et souvent de la diarrhée.

Les *vins mousseux* (alcool 10 à 12 0/0) sont des vins blancs qui sont mis en bouteilles avant que la fermentation soit terminée. L'acide carbonique, qui continue à se former, se dissout dans le vin et s'échappe avec force, lorsque l'on rompt les liens qui retiennent le bouchon.

Les vins blancs, les vins mousseux surtout, sont légèrement stimulants et portent rapidement au cerveau ; mais leur action est de courte durée. Ils augmentent aussi la la sécrétion des urines. Leur usage prolongé occasionne souvent des tremblements.

Les *vins mixtes* comprennent les vins de Bordeaux, de Bourgogne, du Rhône, du Midi, etc.

Les vins de Bordeaux de bonne qualité (alcool 9 à 10 0/0) contiennent peu d'acide, peu de tartrates, une proportion notable de tanin et de matière colorante. Ils sont légèrement toniques, non excitants et conviennent aux convalescents et aux estomacs faibles.

Les vins de Bourgogne (alcool 11 à 12 0/0) contiennent moins de tanin, mais un peu plus d'acide libre et de tartrates acides que le vin de Bordeaux. Ils sont toniques et plus excitants que ces derniers, et conviennent moins aux estomacs irritables et délicats.

Les vins du Rhône et du Midi sont riches en alcool et très-stimulants ; ils agissent rapidement sur le système nerveux ; il convient de les étendre d'eau et de n'en user qu'avec modération.

Le vin est devenu presque partout d'un usage général pendant le repas (1). Dans les contrées qui n'en produisent pas, dans celles où il est d'un prix trop élevé, il est remplacé par le cidre ou la bière. Ces diverses boissons ne sont devenues nécessaires que par habitude; mais cette habitude prise, il est presque impossible de s'en passer pour faciliter la digestion. Le vin doit être coupé avec de l'eau, de telle sorte que celle-ci forme les deux tiers du mélange; mais s'il ne convient pas de le prendre pur avec les aliments, à bien plus forte raison faut-il s'en abstenir aussi à jeun et entre les repas, sous peine de voir l'appétit se perdre : « *vinum famen solvit.* Le vin rassasie. » S'il est pris en quantité immodérée, il cause l'ivresse.

Le vin convient aux individus qui se livrent à des travaux pénibles, aux sujets faibles et d'un tempérament lympathique, aux vieillards, aux convalescents, enfin dans les climats froids, et pendant les saisons froides et humides.

Il est contraire, ainsi que toutes les boissons alcooliques fermentées et distillées, aux individus d'un tempérament sanguin ou bilieux, et à ceux dont le système nerveux est irritable.

Cidre. — Cette boisson est fabriquée avec des pommes mûres écrasées et abandonnées, à l'état de jus, à la fermentation.

Quand on met le cidre en bouteille avant la fermentation complète il est mousseux..

---

(1) La consommation du vin est en France de 50 millions d'hectolitres et d'environ 120 litres par habitant; elle n'était il y a 40 ans que 55 à 60 litres. (LUNIER)

Le cidre récent et trouble est indigeste et même laxatif; il peut causer des diarrhées et des dyssenteries. Il contient peu d'acide carbonique, beaucoup de mucilage, de l'acide malique et des ferments en suspension. Quand sa fermentation est plus avancée, celle-ci se faisant aux dépens des principes mucoso-sucrés, le liquide devient plus riche en alcool et plus excitant. Ses propriétés stimulantes en font une boisson généreuse et salubre; mais il n'est pas supporté par tous les estomacs, surtout s'il est acide (1).

Le cidre peut donner lieu à l'intoxication alcoolique s'il est pris en excès, bien qu'il ne renferme que 2 à 4 0/0 d'alcool.

Le cidre de poire ou *poiré* est plus enivrant que celui de pomme, parce qu'il contient deux fois plus d'alcool (6 à 7 0/0).

Bière. — On donne le nom de *bière* à des infusions d'orge germée, très-légèrement torréfiée, nommée *malt*, que l'on mêle avec une infusion de houblon et auxquelles on fait éprouver la fermentation alcoolique. On distingue deux sortes de bière : les bières faibles et les bières fortes.

Les *bières faibles* comprennent : 1° La *petite bière* (alcool 1 à 2 0/0) qui, faite avec des moûts peu chargés, s'aigrit facilement et est en général une mauvaise boisson.

2° La *bière double* (alcool 2 à 3 0/0) qui, plus concentrée, colorée par une torréfaction plus avancée du grain (quelquefois par du caramel), claire, d'un jaune doré et légérement mousseuse, constitue, lorsqu'elle est suffisamment houblonnée, une boisson excellente.

---

(1) La consommation du cidre a diminué depuis 20 ans; elle est descendue de 24 litres à 20 litres par tête. (LUNIER.)

3° La *bière blanche* (alcool 2 à 9 0/0). Elle ne diffère de la précédente que par le soin qu'on a eu d'empêcher la coloration du *malt*. C'est à cette bière qu'appartiennent plusieurs *ales* (alcool 8 0/0) des Anglais.

Les *bières fortes*, le *porter* (alcool 3 à 9 0/0) des Anglais, les bières flamandes, le *faro* de Bruxelles, diffèrent des précédentes par la concentration du mou qui les rend beaucoup plus alcooliques.

La bière est, par la substance amère et albumineuse, par la dextrine et le sucre qu'elle contient, une boisson alimentaire qui développe rapidement l'engraissement chez beaucoup de consommateurs. Elle apaise la soif et stimule légèrement l'estomac ; cependant, il est un certain nombre de personnes qui ne peuvent s'en accommoder et en faire usage.

Prise en trop grande quantité, elle a les mêmes effets et les mêmes inconvénients que les autres boissons alcooliques (1).

2° BOISSONS ALCOOLIQUES.

Eau-de-vie.— L'eau-de-vie est le produit de la distillation du vin, ou plutôt des vinasses obtenues en épuisant, par l'eau, le marc des raisins qui ont servi à fabriquer le vin ; elles sont aussi le produit de la fermentation et de la distillation de diverses autres substances : mélasse, sirops de sucre, froment, orge, seigle, pomme de terre etc. (2).

---

(1) La consommation de la bière a augmenté. Elle est montée progressivement de 9 litres à 22 litres par habitant depuis 50 ans. (LUNIER.)

(2) Toutes les substances végétales qui contiennent du sucre donnent, par la fermentation, des liqueurs qui distillées fournissent de l'alcool : delà les expressions d'alcool ou d'eau-de-vie de grain, de fécule, de betterave.

La distillation de la mélasse de canne à sucre produit le *rhum*;

L'eau-de-vie, et surtout celle qui provient de la distillation du vin, est une liqueur stimulante, chaude qui agit rapidement sur le cerveau, en raison de la forte proportion d'alcool (50 à 60 0/0) qu'elle contient.

Prise en excès, elle occasionne des maladies graves de l'estomac, du foie, des centres nerveux, des reins, etc; car l'alcool ne se détruit pas par l'acte de la respiration. Quelques minutes après son ingestion, on en retrouve les traces dans l'air exhalé par les poumons, dans la transpiration cutanée et dans la sécrétion urinaire.

Introduit dans le sang, il est donc répandu par la circulation dans tous les organes et y occasionne les troubles et les désordres les plus fâcheux.

L'eau-de-vie à dose modérée jouit, sous un petit volume, des mêmes propriétés que le vin. Étendue d'eau, elle est comme lui un bon tonique, mais ne peut le remplacer. L'estomac supporte beaucoup mieux les vins naturels que l'eau-de-vie.

Des diverses eaux-de-vie entrées dans la consommation, celle de vin est la plus saine ou la moins nuisible.

L'utilité de l'eau-de-vie, comme celle des autres boissons dont l'alcool fait partie, est incontestable dans les pays froids et dans les saisons froides et humides, et aussi toutes les fois qu'il s'agit d'augmenter, de soutenir ou de réparer les forces musculaires; mais son action stimulante est de courte durée et promptement suivie d'une dépression, d'un

---

celle du jus de canne ou *vezou* le *tafia ;* celle du riz le *rack;* celle des cerises le *kirsch.* La liqueur favorite du peuple anglais le *gin,* s'obtient en distillant de l'eau-de-vie sur des baies de genièvre; le *visky*, très-usité en Ecosse, par la fermentation de la drèche. Le *marasquin* est une eau-de-vie de prunes et de pêches ; l'absinthe résulte de la distillation de l'eau-de-vie sur les sommités d'absinthe et de beaucoup d'autres plantes aromatiques.

affaiblissement qui porte à en renouveler l'usage et à en faire abus (1).

Les infusions de thé et de café ont sur elle une grande supériorité.

L'alcool, lorsqu'il est associé à l'huile essentielle d'absinthe, contracte des propriétés plus stimulantes et plus nuisibles. Si, à petite dose, la liqueur d'absinthe peut, dans certains cas, stimuler la membrane muqueuse de l'estomac, développer l'appétit et activer la digestion, le plus souvent, surtout lorsqu'on en fait un usage abusif, elle manifeste des propriétés vénéneuses en déterminant une excitation désordonnée du système nerveux, et des convulsions violentes semblables à celles de l'épilepsie.

IV. — Effets des boissons alcooliques.

Effets des boissons alcooliques. — Empoisonnement alcoolique. — Ivresse. — Les actes repréhensibles commis en état d'ivresse ne sont ni excusables ni excusés. — Ivrognerie. — Alcoolisme. — Ses conséquences. — Troubles de l'intelligence. — Altération des organes.

Toutes les boissons fermentées et distillées, prises à dose très-modérée, ont pour effet de stimuler l'estomac et parfois d'activer les fonctions digestives; d'exciter les fonctions cérébrales et de soutenir les forces et le courage ; de réchauffer, de réjouir le cœur et de dissiper la tristesse; aussi l'homme arrive-t-il souvent et rapidement à en abuser.

---

(1) La consommation de l'alcool a augmenté depuis 40 ans. Elle était de 2 litres par tête, elle est aujourd'hui de 3 litres.

La folie et les suicides dus à l'abus de l'alcool ont augmenté dans la même proportion. Ils se sont élevés: l'une de 7 0/0, l'autre de 6 0/0 à 13 0/0.

Les départements qui consomment le plus d'alcool sont ceux qui ne récoltent pas de vin.

L'action nuisible des alcools de l'industrie est notablement plus intense que celle de l'eau-de-vie de vin. (LUNIER.)

Mais toutes ces boissons, en raison de leur quantité ingérée, peuvent troubler la digestion et causer les accidents de l'empoisonnement alcoolique. Ces accidents sont passagers ou permanents, suivant que l'excès des boissons a été accidentel ou s'est répété plus souvent, et pendant un plus long temps.

Vous les connaissez tous pour les avoir observés chez des individus ivres : loquacité extrême, abondance et incohérence d'idées et de paroles, gaieté ou tristesse, ou disposition querelleuse, mouvements désordonnés et violents, démarche vacillante, quelquefois vomissements, puis affaissement et sommeil profond.

Dans les cas intenses, la mort semble imminente ou réelle; mais le plus souvent, elle n'est qu'apparente, et, après un sommeil plus ou moins prolongé, tous ces accidents se dissipent, en laissant à leur suite de l'hébétude et de la courbature (1).

Le trouble des fonctions intellectuelles qui accompagne l'ivresse est souvent la cause des actes les plus répréhensibles et les plus criminels. On a en effet constaté que, partout où sévit l'alcoolisme, la vie de désordre, la dégradation physique et morale, et la criminalité marchent de pair. C'est dans l'instruction et surtout dans l'éducation morale qui élève les âmes et épurent les sentiments, qui inspire les idées de devoir, les idées de dignité et de respect de soi-même, que l'homme doit puiser la force de résister à des entraînements et à des habitudes qui existent, princi-

---

(1) L'individu qui semble menacé de mort par l'ivresse profonde dans laquelle il est plongé, doit être placé dans un air frais, débarrassé de tous ses vêtements, de tous les liens qui peuvent gêner la respiration et la circulation, et être mis soigneusement à l'abri du froid ; car le froid lui serait mortel.

palement, dans certaines conditions sociales et dans certaines professions.

Si l'opinion publique, au lieu de tolérer l'ivresse, et trop souvent de l'absoudre, n'en faisait plus l'excuse des fautes commises, si, auxiliaire de la loi, elle frappait d'un blâme sévère celui qui s'y abandonne, peut-être verrions-nous l'ivrognerie et toutes ses conséquences, sinon disparaître, du moins diminuer, et l'ivresse ne plus être qu'un accident rare et passager.

Dans l'armée, elle est l'objet d'une sérieuse répression, et ne peut plus être invoquée comme atténuation du manquement au devoir (1).

L'ivrognerie est l'habitude de l'ivresse; elle conduit à l'alcoolisme permanent qui peut aussi s'établir peu à peu, sous l'influence de l'usage habituel de l'eau-de-vie, de l'absinthe, du vin blanc ou du vermouth pris le matin à jeun ou à différentes heures de la journée. Ces boissons, lorsqu'elles sont bues en quantité peu considérable, semblent d'abord accroître les forces, stimuler l'intelligence, épanouir le cœur, accroître l'appétit, mais bientôt l'accutumance en excite le besoin et porte à en augmenter la dose. Dès lors, au bout d'un certain temps, apparaissent, le matin, ces vomissements glaireux que les buveurs appellent

---

(1) Le ministre de la guerre dans un rapport au Président de la République, en date du 10 août 1875, s'exprime ainsi :

« Le règlement du 2 novembre 1833 sur le service intérieur des troupes ne punit l'ivresse qu'autant qu'elle trouble l'ordre. »

Cela est regrettable, car l'ivresse mène à l'ivrognerie qui abrutit l'homme et lui ôte toute sa valeur. Loin d'atténuer la gravité d'une faute elle constitue une faute de plus ; elle doit donc être sérieusement réprimée partout et toujours, et il faut même, en prévision des fautes que le soldat pourrait commettre, qu'il sache, à n'en pas douter, qu'elle ne pourra jamais être invoquée comme circonstance atténuante.

la pituite; l'appétit se perd, le dégoût pour les aliments, surtout pour ceux de nature animale, se manifeste; il survient des tremblements qui se traduisent principalement dans les mains, quand elles veulent saisir quelque objet ou qu'elles sont étendues. Enfin l'intelligence, sans cesse alourdie, devient incapable d'aucun travail. Mais ce n'est tout, les fonctions du système nerveux constamment ébranlé, éprouvent une perturbation profonde : l'insomnie, l'agitation, un délire furieux et tremblant se déclarent. L'alcoolisé, s'il dort, est tourmenté par des rêves et des cauchemars effrayants qui le réveillent en sursaut; s'il est éveillé, par des hallucinations qui lui font voir des animaux bizarres et monstrueux, des araignées énormes, des crapauds, des serpents, etc. Il se croit poursuivi par des malfaiteurs ou par des gendarmes, écrasé par des voitures ou par des maisons qui s'écroulent, etc. Il crie, il s'agite et veut fuir: on ne peut le maintenir qu'en lui faisant violence.

Ces accès peuvent déterminer immédiatement la mort; mais le plus souvent, de récidive en récidive ils conduisent à la stupidité, à la démence, à la folie, et à la paralysie générale.

De plus, les organes en contact avec les boissons alcooliques s'altèrent: l'estomac s'enflamme, s'ulcère ou devient cancéreux; le foie s'engorge et se durcit; le cœur et les vaisseaux subissent des dégénérescences qui entravent la circulation; l'hydropisie s'empare du ventre et des membres; puis la mort vient mettre un terme à toutes ces misères.

Préceptes hygiéniques.

Le vin est une boisson stimulante et tonique dont l'influence, favorable ou contraire, est en rapport avec les principes qu'il contient et les conditions individuelles.

Les vins alcooliques et sucrés sont très-stimulants; ils ne doivent être bus qu'en très-petite quantité et souvent il faut les étendre d'eau.

Les vins acides ne conviennent pas à l'estomac; ils constituent une mauvaise boisson.

Les vins blancs et les vins mousseux sont excitants du système nerveux; lorsqu'on en fait abus ils occasionnent des tremblements.

Les vins mixtes de Bordeaux, de Bourgogne, etc., etc., sont les plus hygiéniques; mais, comme tous les vins, il ne faut les boire qu'en petite quantité ou les couper avec de l'eau.

Le vin, que l'habitude a rendu nécessaire aux repas, ne doit pas être pris pur avec les aliments.

Bu à jeun et entre les repas il détruit l'appétit.

Pris en quantité immodérée il cause l'ivresse.

Le vin convient aux individus qui se livrent à des travaux pénibles, aux sujets faibles, aux lymphatiques, aux vieillards, aux convalescents.

Il est utile dans les climats froids, et pendant les saisons froides et humides.

Il est contraire aux individus sanguins, bilieux ou nerveux.

Le cidre de bonne qualité, quand il est bien supporté, est une boisson généreuse et saine.

Le cidre récent et trouble, et celui qui a subi la fermentation acide, dérangent les fonctions de l'estomac et des intestins.

La bière est une boisson rafraîchissante, légèrement tonique et nutritive.

La bière qui a subi la fermentation acide est une mauvaise boisson.

L'eau-de-vie, quelle que soit sa provenance, est une liqueur stimulante qui agit sur le cerveau, en raison de la quantité d'alcool qu'elle contient.

L'eau-de-vie, prise à dose modérée et étendue d'eau, est comme le vin un bon tonique ; mais elle ne peut le remplacer.

Prise en excès, elle détermine des troubles du système nerveux, et des lésions graves dans divers organes.

L'eau-de-vie de vin est la plus saine ou la moins nuisible.

Celle qui est chargée d'huiles essentielles, et en particulier l'absinthe, est la plus malfaisante et la plus pernicieuse.

Les boissons fermentées et distillées, toutes les liqueurs qui ont l'alcool pour base, sont stimulantes et toniques à dose très-modérée.

Leur utilité, dans le régime alimentaire, est fort contestable ; elles sont rarement nécessaires et souvent nuisibles.

Ces boissons prises en excès, surtout à jeun ou entre les repas, et d'une manière plus ou moins continue, produisent des dérangements et des altérations très-graves des organes et des fonctions des systèmes nerveux et digestif.

V. — Boissons aromatiques et alimentaires.

Bouillon. — Sa composition, — Ses propriétés nutritives. — *Café*. — Ses propriétés nutritives et stimulantes, — Conditions dans lesquels il est utile ou nuisible. — Café au lait. — *Thé*. — Thé noir. — Thé vert, — Ses propriétés excitantes — Effets de l'abus du thé — *Chocolat*. — Aliment complet. — Ses propriétés nutritives — Chocolat au lait. — Chocolat à l'eau.

Ces boissons ont pour caractère commun de renfermer, indépendamment d'un principe aromatique, une quantité notable d'une substance azotée pouvant servir, d'une manière efficace, à la nourriture de l'homme.

Bouillon. — Le bouillon de viande doit être placé au premier rang des boissons aromatiques alimentaires, à cause de l'usage fréquent que nous en faisons.

Associé au pain, à des pâtes ou à des fécules, il fait partie de presque tous nos repas.

Le bouillon est composé de toutes les parties solubles que l'eau bouillante enlève à la viande, et aux légumes qu'on y joint pour lui donner plus de saveur. Il contient de l'albumine, de la gélatine (1) et de l'osmazôme qui en est le principe aromatique (2).

Pour que le bouillon remplisse ces conditions, il faut qu'il ait été préparé en plongeant la viande dans l'eau froide, qu'on porte peu à peu jusqu'à l'ébullition (à + 95° ou 100°).

Sous l'influence prolongée de la chaleur, les principes albuminoïdes ou azotés contenus dans la viande se dissolvent, et passent dans le bouillon. Une partie se coagule et vient surnager à la surface sous forme d'écume.

La viande qui fournit le bouillon ne constitue alors qu'un *bouilli* peu nutritif. Il en est tout autrement quand elle est plongée dans l'eau préalablement bouillante; la coagulation rapide de l'albumine à l'intérieur y retient les matières solubles et nutritives, et le bouillon est presque sans valeur.

---

(1) La gélatine se produit par la coction prolongée des tissus blancs filamenteux ou membraneux des animaux les os en fournissent la moitié de leur poids. Elle n'augmente pas les propriétés nourrissantes du bouillon; elle n'est pas assimilable car, ingérée et absorbée, elle se retrouve dans les urines sans avoir servi à la nutrition. Son usage trop exclusif cause la soif, la diarrhée, la diminution des forces.

(2) Le bouillon renferme, en moyenne par litre, 28 grammes de matières dissoutes, dont 12 grammes proviennent de la viande, 5 gr. des légumes et 10 grammes du sel employé,

Le bouillon est d'autant plus nourrissant qu'il est plus concentré ou préparé avec une plus grande quantité de viande (1).

On désigne sous le nom de *thé de viande* un bouillon obtenu en versant sur 500 grammes de bonne viande, bien dégraissée et coupée en très-petits morceaux ou hachée, un litre d'eau froide que l'on élève à la température de l'eau bouillante. Après un certain temps de contact, l'infusion refroidie, on décante et ajoute un peu de sel. Cette préparation est d'une facile digestion et nutritive. Je l'ai vue rappeler, pour ainsi dire, à la vie des enfants dont les fonctions digestives et la nutrition étaient profondément troublées par l'allaitement artificiel.

Les *bouillons de veau, de poulet,* qui contiennent en dissolution de la gélatine, un peu d'osmazôme, un peu de graisse, n'ont qu'une très faible puissance nutritive; ce sont plutôt des tisanes. Ils conviennent aux estomacs faibles et irritables ; mais, quelquefois, ils s'en fatiguent très-vite.

Café. — Le café s'obtient par l'infusion de la graine du caféier préalablement torrifiée et pulvérisée. C'est la

---

(1) On désigne sous le nom de *bouillon de Liebig*, le produit de la dissolution, dans l'eau chaude ou dans une décoction de légumes, d'un extrait de viande de bœuf (extrait de Liebig). Cet extrait préconisé comme propre à rétablir les forces n'a aucune valeur nutritive. La plupart des principes immédiats qu'il renferme s'y trouvent en voie de désorganisation, et ne font que traverser l'organisme sans concourir à sa nutrition; on les retrouve pour ainsi dire en totalité dans les urines.

Toutefois, cet extrait associé à une décoction de légumes, peut servir à préparer un bouillon agréable, mais qui ne devient nutritif qu'en raison du pain, des pâtes ou des fécules qu'on y ajoute. Pris en une juste mesure, il n'a aucun inconvénient tandis que pris en excès il peut être nuisible, en raison des alcalis et surtout du chlorure de potassium qu'il contient, ce sel étant toxique même à dose modérée.

torréfaction qui donne au café son arôme suave et sa saveur délicieuse, en y développant une huile empyreumatique amère (caféone), à laquelle il doit ses propriétés excitantes.

Le café préparé avec soin est une boisson très-agréable, qui est, à la fois, nourrissante(1), tonique et stimulante. Cette propriété stimulante est moindre lorsqu'il est pris froid que lorsqu'il est pris chaud parce que, dans ce dernier cas, la température élevée de l'eau, en se communiquant à l'économie, augmente l'action calorifique du café.

Quand on en fait usage après le repas, il active la digestion en excitant les fonctions de l'estomac, tandis que pris à jeun il occasionne quelquefois de la gastralgie. Il produit, sur le système nerveux, une action stimulante qui se traduit par une augmentation de la puissance musculaire, et une résistance à la fatigue; et, soit en rendant l'assimilation plus complète, soit, et plutôt, en retardant le mouvement de désassimilation ou de dénutrition, il permet de diminuer, sans dommage pour la nutrition et le maintien ou la réparation des forces, la quantité des matières albuminoïdes ou azotées du régime alimentaire; mais, lorsqu'il est pris le soir, il détermine, chez beaucoup de personnes, une excitation des fonctions intellectuelles et la privation de sommeil.

Par ses propriétés stimulantes calorifiques et toniques, il aide l'organisme à réagir contre les intempéries déprimantes de l'atmosphère, la chaleur et le froid humides : il convient dans les localités marécageuses et dans les pays

(1) 100 grammes de café torréfié jusqu'à la couleur rousse et moulu, infusé dans un litre d'eau bouillante, abandonne à la dissolution 5 à 6 grammes de principes azotés (caféine, légumine, etc.) S'il est torréfié jusqu'à ce qu'il ait pris la couleur marron, il n'en contient que 4 gr. 53.

chauds. Il convient aussi aux tempéraments lymphatiques et aux vieillards.

Le café est contraire aux personnes d'une sensibilité vive et irritable, à celles qui sont atteintes d'irritations nerveuses de l'estomac; aux tempéraments bilieux, etc.

Le café au lait, dont l'usage est si répandu, est un aliment très-nutritif (1). Il est loin d'avoir les inconvénients qu'on lui a attribués. Il faut seulement proportionner la quantité de café que l'on mêle au lait, à l'irritation nerveuse de ceux qui en font usage. A ceux qui le digèrent mal ou auxquels il occasionne de la diarrhée, je conseille de remplacer le lait par une quantité égale ou les deux tiers d'eau sucrée. En y ajoutant du pain, on obtiendra une nourriture plus réconfortante et plus tonique que celle que donnerait du bouillon avec la même addition.

Thé. — Le thé est l'infusion des feuilles d'un arbrisseau de la Chine qui porte ce nom (*Théa sinensis*)

Il existe deux espèces de thé : le thé noir et le thé vert. Le premier est moins actif, moins excitant que le second. Les thés noirs sont préparés avec des feuilles qui ont été exposées à la vapeur de l'eau bouillante, avant leur grillage ou torréfaction. Ils sont plus dépouillés des principes âcres vireux et aromatiques qu'on rencontre dans les thés verts, dont la torréfaction est poussée moins loin.

Indépendamment de l'action stimulante que lui communique le calorique de l'eau qui a servi à en préparer l'infusion, le thé est excitant par lui-même, et en même temps

(1) Un demi-litre d'infusion de café et un demi-litre de lait renferment 49 grammes de matière azotée — 5 grammes pour le café, 44 pour le lait — 3 fois plus qu'une égale quantité de bouillon d bœuf.

nourrissant — moins toutefois que le café — en raison de l'azote qu'il contient (1).

Le thé active la digestion, mais ne convient pas aux estomacs irritables, atteints de dyspepsie et de gastralgie; son action stimulante se communique à tous les organes. Celle qu'il exerce sur le cerveau rend les travaux intellectuels plus faciles et donne une certaine activité à l'esprit. C'est surtout le thé vert qui produit une excitation du système nerveux, et qui donne lieu à de l'agitation, à de l'insomnie, à des palpitations et à des pincements ou à des tiraillements d'estomac.

L'abus du thé finit par affaiblir les fonctions digestives, en épuisant l'énergie de l'estomac par une stimulation trop répétée. En Chine, les grands buveurs de thé sont maigres et faibles.

Chocolat. — Le chocolat se fait avec la graine ou amande du cacao qu'on écrase, après l'avoir légèrement torréfiée, et qu'on réduit en pâte en y mêlant du sucre et divers aromates (2).

Le chocolat constitue un aliment complet. Par le sucre, la gomme et l'amidon qu'il contient, il subvient aux combustions respiratoires; par son beurre, à la régénération des tissus graisseux; par ses principes azotés et minéraux, à la réparation et à l'entretien du tissu musculaire, du sang et des os.

Le chocolat à l'eau se digère mieux qu'au lait et à la crême. Il convient à la plupart des estomacs, aux valé-

(1) Une infusion de 20 grammes de thé dans un litre d'eau bouillante renferme 5 grammes de produits solubles dont la *théine* forme la plus grande partie; celle-ci contient 20 0/0 d'azote.

(2) L'amande du cacao contient 50 0/0 de matières grasses, 20 0/0 de matière azotée et une assez forte proportion d'amidon.

tudinaires, aux convalescents, aux vieillards. Il est cependant des personnes qui le digèrent mal. Lorsqu'il est bien digéré, il nourrit bien et relève rapidement les forces.

Préceptes hygiéniques.

Les boissons aromatiques alimentaires : bouillon, café, thé, chocolat sont toutes plus ou moins toniques, digestives et nutritives.

Le café et le thé sont en outre douées de propriétés stimulantes qui permettent de résister à la fatigue, aux intempéries déprimantes de l'atmosphère et aux émanations marécageuses.

Ces propriétés les rendent contraires aux personnes d'une sensibilité vive et irritable, et à celles qui sont atteintes d'irritation de l'estomac.

Associés au lait, le café et le chocolat constituent, pour la plupart des personnes, des aliments très-nutritifs.

SIXIÈME LEÇON

CHAPITRE IX

CONDIMENTS OU ASSAISONNEMENTS

Définition. — But des condiments. — Condiments salins. — Sel marin. — Condiments acides. — Vinaigre, jus de citron et de divers fruits. — Condiments sucrés. — Sucre de canne, mélasse, sucre de raisin, miel. — Condiments gras. — Beurre, huile, graisses. — Condiments acres et aromatiques. — Ail, oignon, etc., — Piment, poivre, etc. — Préceptes hygiéniques.

Définition. — Les condiments sont des substances qui ont pour propriété de stimuler les organes digestifs, d'activer la sécrétion de la salive et du suc gastrique et, par ce moyen, de faciliter la digestion des aliments solides et liquides auxquels on les associe.

Les condiments ne sont souvent eux-mêmes que des aliments, tels sont : le sucre, le beurre, l'huile, etc.

Les condiments sont salins, acides, sucrés, gras, âcres et aromatiques.

Condiments salins. — Le sel marin ou chlorure de sodium est le plus usité ; il fait partie du corps de l'homme qui en contient de 200 à 250 grammes ou des sels équivalents.

Le sel de cuisine est un condiment indispensable à l'homme, et sans lequel la digestion s'effectuerait mal ou pas du tout.

« *Pene omnes gentes sale utuntur, et etiam bruta animalia plerumque; certe quæ ruminant, sale delectantur, et ab ejus usu bene habent* (de Haller) (1). » « Presque toutes les nations font usage de sel, et aussi la plupart des animaux; les ruminants surtout le recherchent avidement, et s'en trouvent bien. »

Pris en quantité convenable, il excite modérément la muqueuse buccale, la sécrétion de la salive, du mucus et des fluides gastriques. Il provoque ainsi l'appétit et procure une digestion plus complète et plus rapide. Il accélère, en outre, les phénomènes de la nutrition, et augmente le poids des animaux auxquels on l'administre, en leur faisant absorber une plus grande somme d'aliments nutritifs.

Pris en trop grande quantité, il détermine une irritation légère et superficielle de la muqueuse de l'estomac, du pharynx et de la bouche, et provoque la soif.

Son insuffisance dans les aliments rend la digestion de ceux-ci difficile, et sa suppression de l'alimentation entraîne la faiblesse, la langueur, l'anémie et quelquefois l'enflure des membres inférieurs : accidents qui résultent de la diminution de l'albumine et des globules du sang.

Condiments acides (vinaigre, jus de citron et de divers fruits, oseille, etc.). — Pris en quantité modérée et très-étendus, les condiments acides se bornent à exciter les glandes salivaires et celles de l'estomac. Ils réveillent l'appétit, facilitent la dissolution des aliments dans le suc gastrique, et rendent plus digestibles les substances mucilagineuses et oléagineuses.

---

(1) Haller (Albert de), célèbre anatomiste, physiologiste et botaniste, né à Berne en 1708.

Mélangés à l'eau, ils constituent les boissons acides qui tempèrent la soif.

A dose trop forte ou trop peu dilués, les condiments acides irritent la muqueuse gastrique et en diminuent les sécrétions; enfin, ils peuvent occasionner la toux. Leur usage trop souvent répété ou trop longtemps continué affaiblit les organes digestifs, émousse l'appétit et provoque des gastralgies et des dyspepsies plus ou moins intenses et durables, qui finissent par déterminer des troubles de la nutrition et l'amaigrissement. Des femmes, des jeunes filles surtout, ont quelquefois cherché à obtenir ce résultat en buvant du vinaigre; mais leur succès a toujours été suivi d'une altération profonde de leur estomac et de la perte de la santé.

Condiments sucrés (sucre de canne, de raisin, mélasse, miel). —Le *sucre de canne* est extrait de la canne à sucre et de la betterave. Il est employé non-seulement comme condiment, mais aussi comme aliment. Son goût agréable porte souvent à en faire un usage immodéré, qui peut avoir pour conséquence la production de troubles de l'estomac, allant de la simple perte d'appétit à la dyspepsie, à la gastralgie et même à l'inflammation gastro-intestinale. C'est principalement chez les enfants qu'on observe ces effets fâcheux, lorsque, pour leur plaire, on cède trop facilement à leur goût si prononcé pour les bonbons dont il fait la base.

Insuffisant et souvent nuisible à titre d'aliment, le sucre convient comme assaisonnement, c'est-à-dire à dose modérée, dans toutes les conditions de la vie.

Il favorise la digestion et l'assimilation des aliments auxquels il est associé, en leur communiquant une sapidité agréable et en stimulant la sécrétion du suc gastrique.

La *mélasse* est une espèce de sirop et un résidu incristallisable du sucre de canne. Elle est d'une digestion moins facile que ce dernier, parfois laxative et capable d'irriter le tube digestif.

Le *sucre de raisin* existe en abondance dans le raisin, et fait partie de tous les fruits. Dans le *miel*, le sucre de raisin est associé au précédent avec du mucilage, de la cire et une huile essentielle, qui lui communique un goût plus ou moins agréable, suivant les plantes où elle a été puisée, et le rend plus digestif. Le miel est légèrement laxatif et assez souvent d'une digestion un peu difficile pour certains estomacs.

Condiments gras (huile, graisse, beurre).—Ces substances, qui sont aussi des aliments, ne deviennent des condiments que par le mode de préparation qu'elles ont subi. Elles sont presque toujours associées à d'autres assaisonnements, tels que sel, vinaigre, poivre ou autres aromates, sucre, etc. Elles servent à les étendre, à les empêcher d'irriter la membrane muqueuse de l'estomac et à assurer ainsi leur puissance digestive.

Soumises à une température élevée, ces substances contractent des propriétés stimulantes âcres et souvent irritantes.

Les condiments gras pris en trop grande quantité sont indigestes.

Condiments âcres et aromatiques. — Parmi ces condiments, les uns sont doués d'un principe âcre, irritant, volatil, ce sont : l'ail, l'oignon, l'échalotte, la ciboule, etc. Leur principe produit une salivation abondante, imprime une stimulation énergique à l'estomac et facilite la digestion des substances les plus lourdes.

La moutarde, le cochléaria, le raifort ont la même propriété. Ces condiments sont le plus en usage dans les pays tempérés.

Les autres, comme le poivre, le girofle, la muscade, la gingembre, le poivre long, etc., sont les condiments des pays chauds, où il en est fait un abus énorme. Cet abus entre pour beaucoup dans les maladies du tube digestif qu'on y observe si souvent.

Ces condiments se distinguent par la saveur chaude, âcre qu'ils déterminent à la bouche et à l'estomac. Ils sollicitent avec énergie les forces digestives, aussi conviennent-ils avec toute alimentation fade, pesante et indigeste. Ils stimulent en même temps toute l'économie, déterminent de la chaleur à la peau et une accélération de la circulation. Il faut les employer avec les plus grands ménagements, si l'on ne veut voir se développer des inflammations aiguës ou chroniques du tube digestif.

Préceptes hygiéniques.

Les condiments sont nécessaires pour faciliter la digestion des aliments solides et liquides.

Des condiments salins, le sel marin ou sel de cuisine est le plus usité et le plus indispensable, parce qu'il provoque l'appétit et procure une digestion plus complète et plus rapide : il en faut faire un usage modéré.

Les condiments acides doivent être pris en très-petite quantité et très-étendus. A dose trop forte ou trop concentrés, ils altèrent les fonctions digestives et produisent l'amaigrissement.

Les condiments sucrés favorisent la digestion et l'assimilation. Leur usage immodéré cause la perte d'appétit, des douleurs d'estomac et même l'inflammation gastro-intestinale : il faut surtout en préserver les enfants.

Les condiments gras sont par eux-mêmes d'une digestion difficile. En user modérément.

Soumis à une haute température, ils deviennent stimulants âcres et irritants.

Les condiments âcres et aromatiques, qui proviennent des pays tempérés, stimulent fortement la muqueuse digestive et facilitent la digestion des aliments lourds.

Les condiments de même nature, qui proviennent des pays chauds, agissent de même; mais employés sans ménagement, leur saveur âcre, chaude et brûlante provoque des inflammations aiguës ou chroniques du tube digestif.

CHAPITRE X

ALIMENTS NUISIBLES OU TOXIQUES

Mollusques : huîtres, moules, — Poissons. — Mammifères. — Chair des animaux malades. — Trichines. — Ladrerie. — Ver solitaire. — Lait. — Substances diverses. — Ustensiles de cuisine. — Etamage. — Etain plombifère. — Grains de plomb. — Zinc. — Cuivre. — Cornichons. — Petits pois. — Arsenic. — Bonbons. — Pains à cacheter. — Eaux impures. — Préceptes hygiéniques.

Les aliments que nous avons étudiés dans nos précédentes leçons sont susceptibles de subir accidentellement des altérations qui en rendent l'ingestion nuisible et même dangereuse.

Parmi les *mollusques* les huîtres et les moules déterminent quelquefois, surtout de mai à septembre, des symptômes d'empoisonnement, tels que coliques, vomisements, diarrhée, vertiges, crampes et, à la peau, une éruption qui provoque la sensation plus ou moins douloureuses des piqûres d'orties.

On cite aussi un grand nombre de poissons de mer ou d'eau douce comme pouvant causer de semblables accidents, principalement : l'anchois, la sardine, le saumon, le thon, etc. L'anguille, les œufs de barbeau, de brochet, de lotte, etc. Certaines espèces passent pour être constamment vénéneuses.

Un poisson est reconnu vénéneux, quand les lèvres, frottées avec un morceau de son foie, éprouvent une vive cuisson, comme si on y avait appliqué un morceau de piment, et deviennent ensuite enflées et douloureuses.

La chair des animaux malades, ou morts spontanément de maladie, a été souvent accusée de produire des symptômes d'empoisonnement plus ou moins intenses; mais il a été démontré que la viande de ces animaux, lorsqu'elle est cuite, peut servir sans danger à l'alimentation. Il est donc nécessaire de soumettre à une cuisson complète les viandes dont on peut suspecter l'origine (1).

Il convient en outre de ne pas faire usage des viscères de ces animaux, tels que : le foie, les poumons, les reins ou rognons, surtout s'il y a lieu de penser que des médi-

---

(1) La manipulation de ces viandes n'est pas toujours sans danger. Elle donne souvent lieu, lorsque les animaux sont morts de maladie charbonneuse (sang de rate, etc.), au développement sur la peau d'une affection fort grave : la *pustule maligne* ou *charbon*. Aussi est-il de la plus grande importance d'éviter de se blesser, soit avec un fragment d'os, soit avec un instrument tranchant, lorsqu'on manipule ces viandes.

caments actifs ou toxiques leur ont été administrés. On a depuis longtemps signalé des cas très-graves d'empoisonnement, et de mort même, occasionnés par l'usage de préparations de charcuterie, comme : boudins, cervelas, saucisses, jambons fumés et conservés. Ces faits ont été particulièrement observés en Allemagne, où ce genre d'aliment est très-employé.

Dans l'impossibilité de se rendre compte de ces accidents, on a cherché à les expliquer par la putréfaction, par la présence de moisissures, etc.; puis, il y a un certain nombre d'années, par l'existence d'un petit ver appelé *trichine* (1),

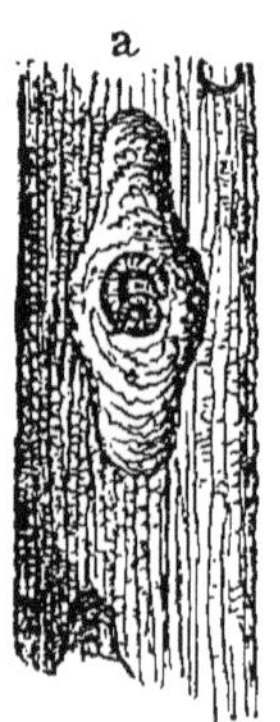

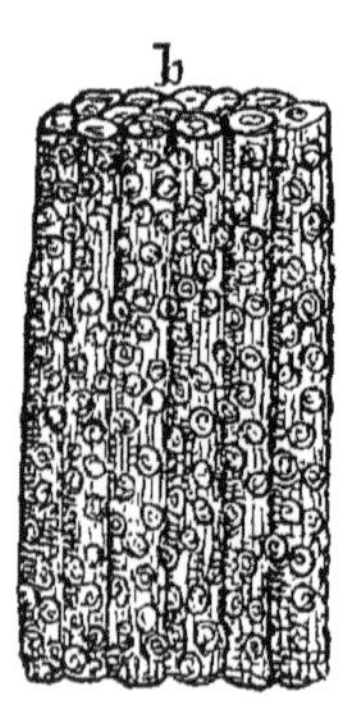

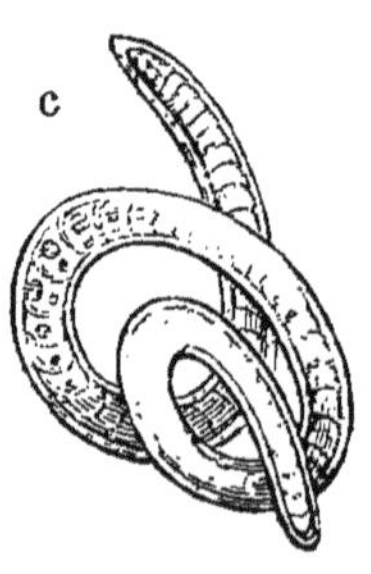

dans les viandes employées à préparer ces produits de la charcuterie. La *trichinose*, en effet, est assez fréquente en Allemagne. Dans une ferme des environs de Dresde, le fermier, sa femme et plusieurs personnes en furent atteintes

(1) La *trichine* est un petit ver blanc (*c*) de 1 à 5 millimètres de longueur et de 1/3 de millimètre de largeur. On la trouve roulée en spirale entre les faisceaux musculaires, logée dans un kyste ou petite poche formée de tissus cellulaire (*a*). Chez le porc, il en existe jusqu'à 10,000 par gramme de viande (*b*). Elle existe aussi chez le rat.

La *trichinose* est la maladie caractérisée par la présence de trichines dans les muscles.

après avoir mangé la viande d'un porc; la servante en mourut. On trouva des trichines dans les jambons, les cervelas et les boudins provenant du porc abattu. Dans une autre localité, il y a eu plus de 150 malades et plus de 20 cas mortels. Chez tous, on trouva des trichines dans les muscles des personnes qui succombèrent. Il est donc impossible de mettre en doute qu'il peut exister des trichines vivantes dans la viande du porc salé ou fumé, et que l'usage de cette viande peut être l'occasion de maladie ou de mort chez l'homme (1).

Pour se préserver de la trichinose, il faut soumettre la viande de porc à une cuisson complète, et ne pas faire usage de viande rôtie qui laisse voir, à son intérieur, une apparence de sang. Une chaleur de plus de 75° tue les trichines surement, il en est de même de la salaison suivi d'un fumage pendant dix jours.

Les porcs atteints de trichines ne présentent pas de symptômes assez caractérisés pour que l'agriculteur puisse les reconnaître; c'est à l'inspection des chairs à l'aide du microscope qu'il faut avoir recours pour les découvrir.

Le porc est sujet à une autre maladie : la *ladrerie*, caractérisée par la présence dans le tissu cellulaire de nombreuses vésicules (cysticerque celluleux) dont l'ingestion

---

(1) Il résulte de statistiques récentes, publiées en Allemagne, qu'en 1877, dans l'arrondissement de Hanovre, sur 113,723 bêtes de race porcine soumises à l'examen microscopique des experts, 9 ont été reconnues infectées de trichines et 427 de grains de ladrerie; que, dans l'arrondissement de Mersebourg, il y a eu 51 porcs trichinés et 204 ladres sur 282,774 présentés à l'examen. Enfin, on a constaté, dans ces derniers temps, à Leipsig, 234 cas de trichinose dus à la consommation de saucissons de Brunswick, et, en Bavière, on a reconnu la même maladie sur 3 personnes, qui avaient mangé de la viande hachée provenant d'un porc trichiné.

dans le tube digestif de l'homme donne naissance au *ver solitaire* ou *tænia* (1).

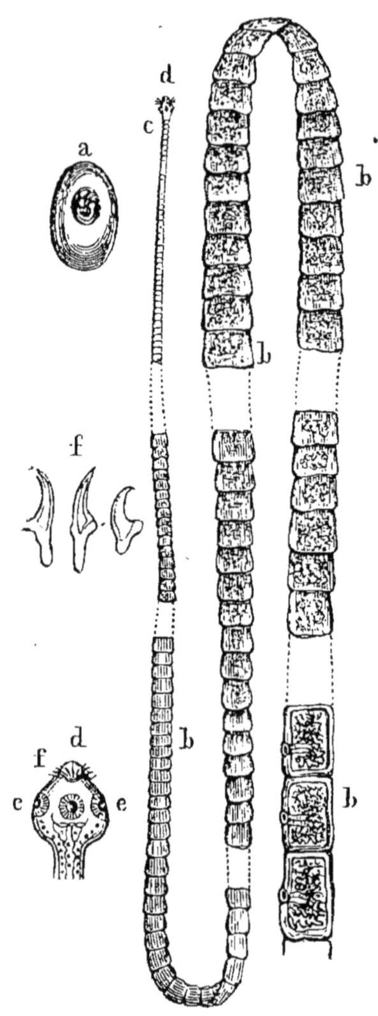

(1) Le *tænia* provient du *cysticerque*. Le tænia et le cysticerque sont le même animal à deux périodes de son existence. A l'état de larve, ce n'est qu'une tête que contient une petite vessie de la grosseur d'une olive à un pois formée dans le tissu cellulaire du porc (*a*). A l'état adulte, il vit dans le tube digestif de l'homme qui l'a avalé,

L'usage de la viande crue, qui, depuis un certain nombre d'années, s'est beaucoup répandu dans la pratique médicale, a rendu bien plus fréquente l'existence du tænia dans le tube digestif de l'homme.

Le lait de vache ou de chèvre a quelquefois déterminé des accidents gastro-intestinaux très-graves, quand les animaux dont il provenait avaient brouté des herbes contenant un principe qui, inoffensif pour eux-mêmes, était toxique pour l'homme. Ainsi, on a vu un très-grand nombre de personnes d'un pays, dans lequel le lait était d'un usage général, être pris de vomissements, diarrhée, soif intense, refroidissement général du corps etc., après l'ingestion de lait de chèvres qui pâturaient dans une prairie où se trouvaient plusieurs espèces de plantes vénéneuses, entre autres le colchique d'automne. Les vomissements et le lait, ayant été analysés, présentèrent les réactions chimiques propres au principe toxique de cette plante (la colchicine).

Du pain moisi, des fromages gâtés, du beurre et des graisses rances, du bouillon aigri, des œufs pourris, des végétaux divers gâtés ou moisis, ont aussi déterminé des dérangements plus ou moins sérieux de la santé.

Enfin les ustensiles qui servent à la préparation et à la conservation des aliments peuvent, dans certaines circonstances, produire des substances vénéneuses qui donnent lieu à des symptômes d'empoisonnement plus ou moins intenses: tels sont les composés qui se forment par le contact des acides, de divers sels, des corps gras avec les ustensiles de cuivre.

---

s'allonge en un ruban et constitue un ver plat de plusieurs mètres de longueur (*b*). Son col effilé (*c*) se termine par une tête très-tenue (*d*), tuberculeuse et munie de quatre suçoirs (*e*), entre lesquels existe une saillie entourée d'une couronne de crochets (*f*) rétractiles, dont l'animal se sert pour s'attacher aux parois des intestins.

On obvie à cet inconvénient par l'étamage ; mais l'étain employé à cette opération est rarement pur, et renferme même souvent une quantité de plomb supérieure à un dixième, qui est la limite de l'alliage autorisée par les ordonnances de police. Dans ce cas, l'étamage peut parfois présenter un véritable danger, car, dans beaucoup de préparations culinaires, on emploie le vin, le vinaigre et autres substances acides capables de former avec le plomb des sels vénéneux.

Le sel marin lui-même, qui est associé à tous nos aliments, peut attaquer le plomb allié à l'étain.

Le vin, le cidre, la bière, le vinaigre sont susceptibles d'agir de même sur les poteries d'étain qui contiennent du plomb, sur celles qui sont recouvertes d'un enduit d'oxyde de plomb fondu ou incomplétement vitrifié, sur les grains de plomb dont on s'est servi pour rincer les bouteilles, et qui sont restés entre le fond de la bouteille et ses parois.

Ces liquides deviennent alors plombifères par leur passage dans ces vases et par conséquent dangereux.

En voici un exemple :

En 1840 une douzaine d'élèves de la maison des jésuites de Dôle ayant quitté la ville, sous la conduite d'un supérieur, se dirigèrent en promenade vers leur maison de campagne du Mont-Rolard. Là, pour rafraîchir ces jeunes gens, un domestique apporta une bouteille de vin ; huit d'entre eux, qui en burent avec le supérieur, ne tardèrent pas à être pris de violentes coliques ; trois heures après le supérieur lui-même succombait. Des grains de plomb, restés au fond de la bouteille, s'étaient transformés en céruse (carbonate de plomb) et avaient déterminé cet empoisonnement. On ne saurait donc, dans le rinçage des bouteilles, mettre trop de soin à éviter que des grains de plomb restent adhérents au fond; mais il est préférable de leur substituer des grains de fonte qui peuvent séjourner dans le vin sans inconvénient (1).

Il résulte de ce qui précède que beaucoup de nos aliments contiennent du plomb; et si des accidents ne sont pas plus souvent observés, cela tient soit à ce que la quantité de plomb enlevée aux vases est peu considérable, soit à ce que, lorsque des accidents se produisent, on les attribue à une autre cause et qu'on néglige d'en chercher la véritable origine.

Quelquefois, certains étameurs, les étameurs ambulants surtout, remplacent l'étain par le zinc pour l'étamage des ustensiles de cuisine, en raison du bas prix du zinc comparé à celui de l'étain (2). Il peut résulter de cette substitution de graves accidents d'empoisonnement. Le fait suivant prouve que l'emploi de ce métal doit être proscrit dans les usages domestiques.

Un agriculteur, voulant récompenser le zèle de ses ouvriers, mit à leur disposition une pièce de vin. Ceux-ci s'en répartirent immédiatement le contenu et se servirent, pour le soutirer et le transporter, de seaux en zinc habituellement employés au transport de l'eau. Tous les ouvriers qui burent une certaine quantité de ce vin éprouvèrent bientôt des indispositions plus ou moins graves.

Voici un autre exemple : Des militaires ayant bu du vin conservé, pendant quelques jours, dans un arrosoir dont le

---

(1) Il y a quelques années on a observé aux environs de Chartres de nombreux cas d'empoisonnement par le plomb.

Ils étaient dus à l'emploi de ce métal pour boucher les anfractuosités de meules servant à moudre le grain. — Les frottements introduisaient du plomb dans la farine.

Tout dernièrement on a signalé le danger de se servir, pour chauffer le four, de vieilles menuiseries couvertes de peinture à la céruse.

(2) Le zinc ne vaut que 0 fr. 70 c. le kilog., tandis que l'étain vaut 3 ou 4 francs.

fond, remis à neuf, était en zinc, furent pris de symptômes d'empoisonnement.

Mais, s'il convient de bannir le zinc des usages domestiques lorsqu'il est employé pur, c'est surtout lorsqu'il est allié à d'autres métaux qu'il est nécessaire de le proscrire. Dans ce cas, il constitue un couple voltaïque, c'est-à-dire composé de deux métaux différents, dans lequel il joue le rôle d'élément électro-positif; ce qui le rend beaucoup plus oxydable et plus rapidement attaquable ou capable de former des sels toxiques (1).

Un moyen simple de reconnaître la fraude que je vous ai signalée consiste à faire bouillir, dans le vase dont l'étamage est suspecte, une certaine quantité de vinaigre. Si ce vase se ternit, se tache par places, il est zingué; s'il ne se ternit pas, il est étamé.

Enfin, je ne dois pas omettre de vous parler des substances alimentaires colorées avec des substances minérales. On prépare quelquefois les *cornichons* dans des bassines de cuivre rouge non étamées, dans le but de leur donner une belle couleur verte, ou bien on introduit une pièce de cuivre dans le vinaigre qui sert à les confire.

Les *petits pois* des conserves alimentaires sont très-souvent colorés en vert par des sels de cuivre (2).

---

(1) On sait que la pile de Volta est un appareil composé d'un certain nombre de couples de disques ou plaques de deux métaux, zinc et cuivre, séparés par un corps bon conducteur imbibé d'une solution saline dégageant de l'électricité par l'action chimique qu'elle exerce sur ces deux métaux. En faisant communiquer les deux métaux extrêmes, qui doivent être différents, par un fil de cuivre, on obtient les deux pôles de la pile. Le pôle négatif au cuivre, où se portent les oxydes et les bases capables de former des sels, et le pôle positif au zinc, où se portent l'oxygène et les acides.

(2) Les propriétés vénéneuses du cuivre sont aujourd'hui contestées; mais, quand bien même le cuivre serait moins toxique qu'on ne l'a

La présence du cuivre, dans les cornichons et autres végétaux confits dans le vinaigre, se décèle en plongeant tout simplement une aiguille dans ces objets. S'ils contiennent du cuivre, au bout de quelques instants, l'aiguille se recouvre d'une teinte rouge de cuivre.

On peut reconnaître, à la simple inspection, si les conserves de petits pois doivent au cuivre leur coloration. Elles en renferment toujours quand elles présentent la teinte verte des pois naturels, même à un faible degré. Les conserves qui ne contiennent pas de cuivre ont une teinte jaunâtre non mélangée de vert. Jusqu'à présent, on ne connaît pas de procédé qui permette de fabriquer ces sortes de conserves, avec une teinte verte, sans addition de cuivre.

On peut aussi rencontrer des bonbons, surtout des bonbons communs, et les papiers qui les enveloppent, coloriés avec des substances minérales, représentées par des oxydes ou des sels de plomb, de cuivre ou d'arsenic (1).

Toutes ces substances minérales sont vénéneuses et défendues pour cet usage. Elles doivent être remplacées par des couleurs végétales qui sont inoffensives.

Les *eaux* peuvent, je vous l'ai déjà dit, présenter des altérations suivant leur provenance, comme celles des marais; suivant leur voisinage, comme celles dans lesquelles diverses industries déversent leurs résidus, ou qui sont

---

supposé jusqu'à présent, on ne doit pas moins s'abstenir d'une manière absolue du traitement des conserves alimentaires par les sels de cuivre. (PASTEUR.)

(1) Il en est de même des pains à cacheter en pâte ou en gomme. Quoiqu'ils ne soient pas des substances alimentaires, comme on les met dans la bouche pour les imprégner de salive, qu'on peut être tenté d'en avaler, qu'il en résulterait et qu'il en est même résulté des empoisonnements, il est bon de se mettre en garde contre eux et particulièrement contre ceux qui sont colorés en vert. Ils contiennent quelquefois jusqu'à 30 ou 35 0/0 d'arsenite de cuivre.

souillées par des infiltrations d'égouts, de purins, etc.; suivant les toitures ou les terrasses sur lesquelles elles ont coulé, toitures ou terrasses de zinc ou de plomb. Toutes ces eaux doivent donc être tenues pour nuisibles, ou au moins suspectes, et ne pas servir de boisson ou, lorsqu'on est obligé d'en faire usage, il faut procéder à des purifications et à des filtrations sur lesquelles je reviendrai dans un instant.

Préceptes hygiéniques.

User avec prudence et, suivant les circonstances, s'abstenir complétement des huîtres et des moules de mai à septembre ; et aussi d'un certain nombre de poissons de mer et d'eau douce ou de leurs œufs, qui déterminent quelquefois des symptômes d'empoisonnement.

La chair des animaux malades ou morts spontanément de maladie peut servir sans danger à l'alimentation, à la condition d'être bien cuite.

S'abstenir des poumons, du foie, de la rate, des reins ou rognons de ces animaux, surtout si des médicaments toxiques leur ont été administrés.

Pour se préserver des *trichines* et du *ver solitaire* qui se trouvent dans la viande de certains porcs, soumettre cette viande à une cuisson complète.

S'abstenir du lait de vaches ou de chèvres ayant pâturé des herbes qui, contenant des principes inoffensifs pour elles-mêmes, sont toxiques pour l'homme.

Repousser de l'alimentation toute substance animale putride, rance ou aigrie, et toute substance végétale gâtée ou moisie : elles sont capables de déterminer des dérangements plus ou moins sérieux de la santé.

S'assurer de l'intégrité et de la qualité de l'*étamage* des ustensiles de cuisine qui peuvent, au contact des acides,

des sels et des corps gras entrant dans la préparation des aliments, donner naissance à des composés vénéneux.

Ne pas faire usage de bonbons communs souvent colorés avec des substances minérales toxiques, au lieu de l'être avec des substances végétales qui sont inoffensives.

Tenir pour suspectes, — et ne pas s'en servir pour boisson, — les *eaux* qui proviennent de marais, qui sont altérées par les résidus de certaines industries, par des infiltrations d'égouts, de purins, ou enfin qui ont coulé sur des toitures ou des terrasses de plomb ou de zinc.

Quelle que soit leur provenance, filtrer les eaux pour les débarrasser des matières organiques qu'elles peuvent contenir.

CHAPITRE XI

CONSERVES ALIMENTAIRES

Conservation des viandes, — Son utilité. — Conservation par soustraction de l'air, — Procédé d'Appert, — Enrobage. — Conservation par soustraction du calorique, — Dessiccation. — Conservation par agents anti septiques, — Salaison, — Charbon, — Marinage, — Fumage, — Boucanage. — Conservation d'aliments divers, — Lait, — Beurre, — Farines de céréales, — Pain, — Légumes, — Fruits. — Conservation des boissons. — Eaux de citernes, — Filtration, — Purification. — Vins, — Acidité, — Etat graisseux, — Pousse, — Goût de fût.

Abandonnée à l'action des influences extérieures, toute substance organisée qui a cessé de vivre ne tarde pas à se décomposer. Cette décomposition s'accomplit à la faveur de trois conditions :

1° Un certain degré de chaleur ;

2° L'intervention de l'air atmosphérique ;

3° La présence de l'eau.

En soustrayant les matières organiques à ces agents, on prévient ou on retarde leur putréfaction.

I. — Conservation des viandes.

Il serait d'un intérêt considérable pour la marine, pour l'armée et surtout pour la population ouvrière, de pouvoir conserver la viande avec toutes ses qualités, de manière à la faire entrer, sous forme de conserve, dans l'alimentation (1).

La consommation de la viande exerce, en effet, sur la force de la population, sur sa vigueur et son degré de résistance à la fatigue, une influence très-considérable. En voici la preuve :

Dans une usine du Tarn, l'usage de la viande, substituée à l'alimentation végétale, fit gagner douze journées de travail par homme et par an.

Lors de la construction du chemin de fer de Paris à Rouen, la Compagnie remplaça, par du bœuf rôti, les soupes et les légumes qui constituaient l'alimentation des ouvriers; elle put, en même temps, augmenter d'un tiers la quantité de travail produit par eux.

On voit, par là, l'utilité de répandre davantage la consommation de la viande dans les classes laborieuses et, pour cela, d'en mettre le prix plus à leur portée; ce à quoi s'oppose l'insuffisance de la production de la viande en

(1) La consommation de la viande en France n'est que de 76 grammes par jour et par tête. Cette quantité est à peine le quart de ce qui serait nécessaire pour constituer la ration normale, qui est de 300 grammes par jour et par tête. Pour une population de 35 millions d'habitants, la viande livrée à la consommation (bœuf, mouton, porc, volailles, gibier, poisson, œufs, lait) est, en chiffres ronds, de un milliard de kilogrammes.

France, insuffisance qui peut encore être aggravée par la guerre, les épizooties, etc. (1).

Il serait donc à désirer que nous puissions tirer des steppes de l'Europe méridionale, et des pâturages constants de l'Amérique du Sud et de l'Australie, où les animaux n'ont de valeur que pour leur peau, le complément de notre alimentation en substances animales, et les livrer à la consommation dans un bon état de conservation (2).

La conservation des viandes peut s'opérer :

1° Par soustraction de l'air atmosphérique;

2° Par soustraction du calorique;

3° Par action du calorique;

4° Par moyens ou agents antiseptiques.

Étudions successivement ces divers moyens de conservation.

1° *Conservation par soustraction de l'air atmosphérique.* — L'air et les ferments qu'il contient étant les agents les plus énergiques de la putréfaction, il importe donc de soustraire à leur action les substances à conserver. On y parvient :

A. — Par le *procédé d'Appert*, qui consiste à enfermer la substance dans une boîte de verre ou de ferblanc, et à la plonger dans un bain-marie à 100° et même à 110°, en employant, pour ce bain, une solution saline ou une solution de sel et de sucre. Les boîtes, dans lesquelles la viande est

(1) Pendant les années 1866, 67, 68, 69, et 72 la France a importé pour les besoins de la consommation de 8 à 9 millions de têtes de bétail — bœufs, moutons et porcs.

(2) Depuis quelques années des bâtiments ont été disposés et aménagés pour transporter d'Amérique en France des viandes fraîches, en opérant leur conservation à l'aide d'appareils et de procédés frigorifiques. Jusqu'à présent l'apparition de ces viandes sur les marchés n'a pas modifié d'une manière sensible le prix de la viande de boucherie.

renfermée, sont percées d'un petit orifice par lequel s'échappe la vapeur, et que l'on soude immédiatement pour empêcher le retour de l'air atmosphérique.

Ce procédé a été l'objet de divers perfectionnements, dans le détail desquels je ne puis entrer; mais les nombreuses manipulations auxquelles ils donnent lieu, en élevant le prix de ces conserves, s'opposent à la vulgarisation de leur emploi. En outre, la température élevée à laquelle la viande a été soumise, pendant un temps assez long, la rend filandreuse, lui fait perdre une partie de sa saveur, de telle sorte que son usage prolongé finit par exciter le dégoût.

B. — On peut encore soustraire la viande au contact de l'air en l'enveloppant d'une substance isolante,

Pour pratiquer cet *enrobement*, tantôt on s'est servi de jus de viande liquide et chaud, qu'on versait sur la viande contenue dans des tonneaux et qui, en se refroidissant, produisait un enrobage conservateur. Tantôt on a fait usage, de la même manière, de graisse fondue ou d'huile. Un bon procédé d'enrobement consiste à chauffer d'abord la viande à 100° centigrades, dans de l'eau contenant un peu de sel, et une trace de nitrate de soude destiné à lui conserver sa couleur, et à couler, sur la viande encore chaude et placée dans des boîtes ou des pots de terre, la graisse fondue d'avance.

2° *Conservation par soustraction du calorique ou congélation.* — La fermentation étant impossible à 0°, les glacières conservent parfaitement les viandes et toutes sortes d'autres aliments. La glace dont on se sert dans ce but doit être isolée des corps bons conducteurs du calorique. Il faut aussi empêcher les courants d'air et faciliter l'écoulement de l'eau condensée.

Les substances animales sont bonnes à manger pendant leur congélation; mais elles s'altèrent promptement lors du dégel; le poisson surtout se putréfie rapidement, même à 2° ou 3° degrés au-dessus de zéro.

3° *Conservation par action du calorique ou dessiccation.* — L'action du calorique a pour effet de priver les substances alimentaires de leur plus grande quantité d'eau. Ce moyen, appliqué aux viandes, comprend plusieurs procédés qui ont pour but de réduire celles-ci, au moyen de l'air sec et chaud, au quart de leur poids. Ces viandes se conservent longtemps, mais elles sont insipides, coriaces et très-difficiles à digérer.

La dessiccation est aussi appliquée à la conservation d'un grand nombre de fruits (prunes, poires, etc.), de légumes soumis ou non, préalablement, à la coction (haricots, fèves, pois, etc,).

4° *Conservation par agents antiseptiques. — Salaison.* — Un grand nombre de sels sont doués de la propriété de conserver la viande. Le chlorure de sodium ou sel marin est le plus employé; parfois ou le mélange de nitrate de potasse ou de salpêtre qui conserve à la viande sa couleur. Mais la saumure, qui est formée alors par l'eau que le sel enlève à la viande (1/3 ou 1/2), attire à elle une grande partie des substances azotées et diminue, dans une grande proportion, la valeur nutritive de la viande.

Plusieurs autres procédés de salaison de la viande ont été imaginés; mais ils sont trop compliqués pour être employés dans l'économie domestique ou être décrits ici. Ils ne sont guère mis en usage que dans les établissements qui préparent des salaisons pour la marine.

Ces différents procédés de conservation des viandes, par la saumure, permettent de livrer la viande à bon marché;

mais, malgré les perfectionnements qu'ils ont reçus, il est impossible de faire servir leurs produits comme base unique de l'alimentation par la viande. Ils ne peuvent, du reste, s'appliquer qu'à la viande de porc. Le bœuf salé est une mauvaise conserve: sèche, fibreuse, sans saveur; elle est d'une digestion difficile et on s'en dégoûte facilement.

La viande de veau est absolument réfractaire aux procédés de salaison, parce que son tissu mou et lâche réclame une quantité considérable de sel qui enlève, pour les faire passer dans la saumure, les parties nutritives de la viande, en ne laissant qu'une trame sans goût, filandreuse et excessivement salée (1).

Le charbon est un bon moyen de conservation des viandes, mais il a l'inconvénient de ne pouvoir ensuite être enlevé facilement; concassé et imprégné d'une solution d'acide phénique au 1 ou 2/1,000, il peut servir à conserver la viande. Celle-ci doit être enveloppée d'une toile légère et lavée ensuite.

Marinage. — L'ail, la moutarde, le vinaigre (marinage), le poivre, le persil, les piments, sont employés avec succès, dans le même but, mais ne conservent pas très-longtemps.

Fumage. — Ce procédé de conservation des viandes s'applique surtout aux jambons, aux langues de bœuf, aux harengs, etc. C'est la *créosote*, contenue à petite dose dans la fumée, qui paraît s'opposer à la fermentation putride de ces produits.

Associé à la salaison, le fumage donne à la viande un

(1) On a préconisé dans ces derniers temps un procédé qui consiste à plonger la viande dans une solution renfermant, pour 100 parties, 8 parties de bi-borate de soude, 3 parties de salpêtre et une partie de sel. On embarrique en ajoutant un peu de ce liquide. Pour faire usage de la viande, il suffit de la mettre tremper pendant 24 heures.

goût agréable, mais celle-ci est très-excitante et, pour être bien supportée par l'estomac, elle doit être accompagnée de légumes frais.

Boucanage. — Dans ce procédé de conservation, les viandes, les poissons etc. sont soumis à la fois à la dessiccation et à l'action de la fumée.

II. — Conservation d'aliments divers.

Œufs. — Le meilleur et le plus pratique des moyens de conservation des œufs consiste à les plonger dans de l'eau de chaux (1). On bouche ainsi les pores des coquilles et on empêche l'action de l'oxygène. Pour obtenir le même résultat, on a aussi conseillé de les enduire de silicate de soude.

On peut encore les conserver dans un mélange de son et de sel, dans un tas de blé, de seigle, d'avoine, de sciure, de bois, de cendres etc. (2).

Lait. — On peut conserver le lait en le faisant chauffer un peu tous les jours, ou en y ajoutant 50 centigrammes de bicarbonate de soude par litre, pour neutraliser l'acide qui se forme au dépens d'une partie du sucre et coagule le caséum.

On peut encore le conserver en le concentrant par

---

(1) Crême de tartre 500 grammes, chaux vive 6 litres, eau quantité suffisante.

(2) On ne doit conserver que des œufs frais; lorsque l'œuf n'est plus frais, l'eau qu'il contient s'est évaporée à travers les pores de la coquille, il est moins plein et il pèse moins.

L'œuf est d'autant plus frais que regardé au-devant d'une lumière il est plus transparent, et que plongé dans une solution de 125 grammes de sel de cuisine il descend plus bas.

L'œuf du jour se précipite au fond ; celui de la veille descend moins bas; s'il a 3 jours il commence à surnager; s'il en a 5 il reste à la surface et sort d'autant plus qu'il est plus vieux.

l'évaporation, et en le soumettant ensuite au procédé d'Appert. Pour s'en servir, il faut ajouter à la conserve 4 ou 5 fois son poids d'eau.

Beurre. — Pour conserver le beurre, il faut le débarrasser du sérum et du caséum qui reste infiltré dans son tissu ; ce qu'on obtient par la fusion et par la salaison. La *fusion*, au bain-marie, sépare le sérum et le caséum sous forme d'écume qui surnage et qu'on enlève. Ce procédé a l'inconvénient de priver le beurre d'une partie de son arôme.

La *salaison*, au contraire, conserve au beurre sa saveur et son goût agréable ; elle est pratiquée dans la plus grande partie de la Bretagne et de la Normandie.

Farines de céréales. — L'altération des farines est due à la propriété très-hygrométrique de leur gluten, et au commencement de fermentation putride qu'il éprouve une température un peu élevée. Cette altération se reconnaît à leur pelotonnement et à leur mauvaise odeur.

Pour en préserver les farines, il faut les maintenir très-sèches dans des greniers spacieux, bien aérés et situés sur des endroits élevés.

Pain. — Le pain doit être conservé ni dans un endroit trop sec et trop ventilé, ni dans un endroit trop humide. Dans le premier cas il se dessèche et durcit — (Il peut perdre de 45 à 75 grammes de son poids en un jour et de 80 à 100 grammes en deux jours). Dans le second cas, il se produit dans le pain des moisissures qui lui communiquent des propriétés nuisibles sinon vénéneuses.

Voici, entre plusieurs, un exemple qui le prouve.

Après une absence de trois jours, un cultivateur, sa femme et leur fille regagnèrent leur domicile. Avant de partir, ils avaient fait une cuisson de pain bis pour quinze jours. En rentrant, ils ouvrirent une armoire où ce pain avait été renfermé, et le trouvèrent couvert de moisissures. Néanmoins, ils mangèrent de ce pain, après l'avoir tant bien que mal nettoyé. Bientôt ils furent en proie à de violentes coliques et à des envies de vomir. Chez l'enfant ces accidents se compliquèrent de tremblements nerveux et de convulsions. Un traitement énergique sauva le père et la mère ; la petite fille succomba.

Légumes. — Le *procédé d'Appert* convient aux plantes légumineuses (pois, haricots verts, etc.).

La *dessiccation* et la *compression* des substances végétales sont aussi des moyens de conservation ; mais celle-ci est mieux assurée si, avant la dessiccation, on les soumet à l'action de la vapeur d'eau ou qu'on les immerge pendant une minute dans l'eau bouillante ; desséchés sans coction antérieure, ces légumes finissent par se détériorer.

Fruits. — Parmi les fruits, les uns se conservent par *coction* ou se *confisent* au sucre (cerises, groseilles, etc.), d'autres par *dessiccation* (abricots, prunes). Il en est aussi qui sont conservés dans de l'eau-de-vie (cerises, prunes, etc.). Ce procédé de conservation a l'inconvénient d'enlever au fruit son parfum et de le durcir. Il lui communique en même temps les propriétés nuisibles de la liqueur.

Les amandes, noisettes, châtaignes se conservent par *dessiccation*.

III. — Conservation des boissons.

Eaux. — *Citernes.* — La conservation des eaux se fait dans des citernes dont la dimension doit être aussi vaste que possible ; des règles particulières président à leur construction ; il n'entre pas dans notre programme de vous les indiquer. Les eaux auxquelles elles serviront de réceptacle devront avoir coulé sur des toitures de zinc ou d'ardoise, et non sur des terrasses ou dans des tuyaux de plomb qui peuvent les altérer. Ces eaux seront en outre, si faire se peut, filtrées à travers une couche de sable, pour les débarrasser des matières organiques, empruntées à l'atmosphère, que les premières eaux de pluie contiennent, ou de celles qu'elles empruntent aux toits et aux gouttières. On doit aussi les purifier avec du charbon de bois, dont on épand plusieurs sacs au fond de la citerne, ou avec du noir animal (1).

Filtration. — Il est rare que les eaux de source, de rivière ou de pluie ne soient pas troublées quand il pleut ; aussi convient-il de filtrer toute espèce d'eau, quelle que soit sa provenance, afin de la débarrasser des matières terreuses et organiques qu'elle tient en suspension. La filtration s'obtient à l'aide de filtres dont l'industrie a varié la composition et la disposition. Ils sont composés d'un réservoir, dans lequel l'eau traverse soit une pierre poreuse, soit des couches de grès pilé, de gravier ou de charbon, avant d'être tirées par la partie inférieure du récipient.

Quand on est obligé de se servir d'eaux croupies, avant de les filtrer, on les purge de leurs gaz délétères par l'ébulition, et on précipite les matières organiques par la cuisson. On opère ensuite leur aération par le battage, l'agitation ou la simple exposition à l'air pendant quelques heures.

On peut aussi procéder à leur purification en les faisant servir à une infusion de café ou de thé (2).

(1) Le noir animal a aussi la propriété de les priver des sels calcaires qu'elles empruntent aux parois de la citerne et qui les rendent impropres à servir de boisson. Il en faut 4 kilog. par hectolitre d'eau.

(2) On peut encore purifier l'eau croupie avec une partie de chaux et deux parties d'alun, ou quatre parties de charbon animal et une partie

La liqueur d'absinthe, à la dose d'une cuillerée à soupe par litre, enlève à l'eau stagnante ou conservée depuis longtemps ses propriétés malfaisantes, et en fait une boisson agréable et désaltérante.

Le vin, l'eau-de-vie et les autres liqueurs alcooliques ou essentielles agissent de la même manière.

Vins. — Les vins doivent être conservés dans un endroit frais, aéré et à l'abri des variations de température. Cet endroit ne doit pas être le même que celui où on conserve les substances alimentaires.

Le vin subit différentes altérations spontanées dont les principales sont :

L'*acidité*, due à l'excès d'acide acétique produit par la transformation acide d'une partie de l'alcool (vin tourné au bisaigre, piqué). On peut neutraliser cette acidité avec le tartrate neutre de potasse (1).

L'*état graisseux* ou *filant*, qui se manifeste dans les vins manquant de tanin, comme les vins blancs. On y remédie en ajoutant du tanin ou de l'acide tartrique (2).

La pousse. — Les vins ainsi *tournés* sont ceux dans lesquels se développent des champignons blanchâtres. Leur goût est un mélange d'amertume et de pourriture. M. Pasteur recommande de chauffer ces vins à 60° ou 70° pour

---

d'alun ; ce mélange doit être de un millième ; après une nuit de contact l'opération est terminée. On réussit mieux encore en mêlant le charbon et en n'ajoutant le sel que le lendemain.

(1) On met deux ou trois décilitres d'une solution sirupeuse de tartrate neutre de potasse par pièce de vin. Le tartrate neutre de potasse se convertit en tartrate acide dont une partie se précipite. Il reste en dissolution de l'acétate de potasse.

(2) La quantité de tanin à ajouter est de 15 grammes pour 260 litres de vin, celle d'acide tartrique est de 20 grammes pour une pièce de vin de 228 litres.

détruire ces végétaux, et prévenir la maladie du vin qu'ils déterminent (1).

Le goût de fût. — Cette altération est aussi la conséquence de moisissures développées dans les parois des tonneaux. On la fait disparaître en mettant le vin dans des fûts neufs, ou bien en l'agitant avec de l'huile d'olive qui s'empare du goût de moisi et surnage. On soutire le vin et on le colle avec un peu d'alun.

CHAPITRE XII

DES FALSIFICATIONS

Farines. — Pain. — Lait, — Étendage, — Écrémage. — Huile d'olive. — Huile d'œillette. — Beurre. — Farine. — Sable. — Craie. — Suif, axonge. — Vinaigre, — Étendage. — Acide sulfurique, tartrique. — Alcool. — Vins. — Déflagration, — Coloration artificielle. — Vins plâtrés. — Alun, — Litharge. — Sucres — Plâtre. — Craie, — Farine, — Plomb. — Liqueurs alcooliques. — Poivre, — piment, — alun. — Absinthe, — indigo. — Sulfate de cuivre. — Café. — Enrobage, — Chicorée, — Moulage. — Thé. — Bois de campêche, — Sels de cuivre. — Chocolat. — Fécule, — Suif, — Poivre, — Fécule de pomme de terre, — Maniquette, — Gingembre, etc.

L'âpreté au gain, le désir de s'enrichir plus vite par l'accroissement du bénéfice, « *auri sacra fames* », pousse quelques individus à faire subir à nos aliments et à nos boissons des sophistications qui, en outre du préjudice qu'elles causent à l'acheteur, sont quelquefois capables de compromettre aussi sa santé.

---

(1) Cette maladie peut trouver un remède dans l'addition de 30 grammes d'acide tartrique par tonneau de 228 litres, ou encore de l'alcool et mécher fortement. — Ce vin rétabli est de peu de valeur et de mauvaise garde.

Je vais passer rapidement en revue les principales falsifications que peuvent subir les aliments et les boissons les plus simples et les plus usuels, et vous indiquer les moyens les plus pratiques de les reconnaître, sans avoir recours aux procédés plus ou moins compliqués de la chimie.

Farines. — Les farines, qui servent à la fabrication du pain et constituent, de cette façon, la base de la nourriture des populations, ont souvent été l'objet de falsifications, surtout lorsque les céréales sont d'un prix élevé.

Leurs principales falsifications consistent en des mélanges avec des farines d'une valeur et d'une qualité inférieures, avec de la fécule de pomme de terre, avec des farines d'autres graminées : l'orge, le maïs, le riz ; avec des farines de légumineuses : fèves, féverolles, pois, lentilles ; avec des substances minérales : os moulus, plâtre, craie, alun.

La plupart de ces falsifications exigent, pour être décelées, l'emploi de procédés qu'il serait trop long de vous décrire (1).

---

(1) Les diverses espèces de fécule, avec lesquelles on peut falsifier la farine de froment, telles que : fécules de pomme de terre, de maïs, etc., offrent, examinées au microscope, des caractères particuliers qui les distinguent les unes des autres.

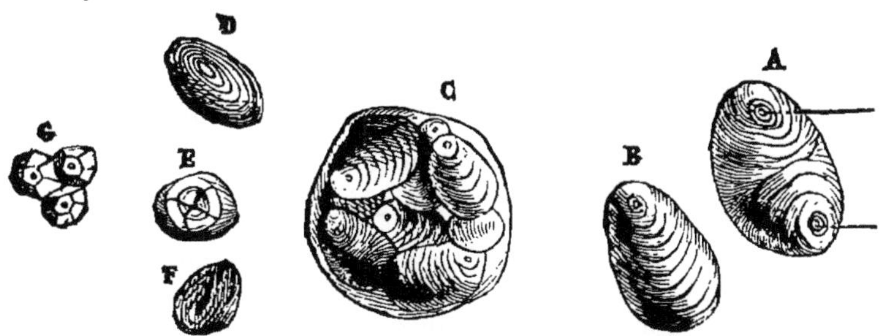

Les grains de la fécule de pomme de terre sont ovoïdes et présentent, à leur surface, un point (hile) autour duquel on remarque des lignes courbes concentriques assez régulièrement disposées (*a*, *b*, *c*.)

Les falsifications du pain découlent de celles des farines. Le boulanger qui les pratique y cherche, le plus ordinairement, l'abaissement du prix de revient, en introduisant dans le pain des farines d'une valeur inférieure ou avariées, ou en faisant absorber à la pâte une plus grande quantité d'eau qu'il vend ainsi au prix de la farine.

En introduisant, par exemple, 2 0/0 de farine de féverolles dans la farine qui sert à la panification, on peut lui faire absorber 7 0/0 de plus d'eau que si elle était pure, et cette eau ne s'évapore pas par la cuisson.

Ces fraudes sont plutôt préjudiciables à la bourse du client qu'à sa santé; cependant, celle qui consiste à ajouter de l'alun au pain, pour le rendre plus blanc et plus léger, peut ne pas être sans inconvénient. L'introduction journalière de cette substance minérale dans l'estomac est, en effet, capable d'en troubler les fonctions.

Lait. — La sophistication la plus commune du lait est son étendage par de l'eau, dont la proportion va quelquefois jusqu'à être égale à la quantité du lait. Cette fraude est appréciable dès que l'eau entre pour un tiers ou un quart en volume dans le mélange. Elle rend le lait plus léger, plus digestible, mais aussi beaucoup moins nourrissant. L'écrémage est souvent aussi pratiqué.

Le lait étendu d'eau a une consistance moindre et un aspect bleuâtre; le lait dépouillé de sa crême, qui en est l'élément sapide, ne flatte plus le goût.

Dans la fécule de froment les grains sont d'un volume moindre, ont une forme circulaire ou celle d'un disque, et le hile, beaucoup moins accusé, ou étoilé, n'est entouré d'aucune ligne concentrique; quelques-uns de ces grains sont aplatis et présentent un bord étroit et une surface large (*d*, *e*, *f*).

Les grains de la farine de maïs sont arrondis et polyèdriques ou angulaires, avec des lignes transversales ou radiées (*g*).

Pour constater ces fraudes, on se sert aussi d'instruments particuliers nommés *lacto-densimètre*, *lactoscope* et *crémomètre* (1), à l'aide desquels on établit la densité du lait et son opacité. Je n'ai pas à vous décrire ces instruments. Quant aux mélanges avec du sucre et de la farine, destinés à rendre au lait sa saveur et sa densité, ils ne sont guère pratiqués. C'est du reste avec la teinture d'iode, dont vous connaissez la propriété de bleuir l'amidon, que vous les reconnaîtrez.

Huiles. — Les huiles d'olive et d'œillette ou de pavot sont les seules employées, comme huile de table, dans nos contrées. La première est souvent allongée d'huile d'œillette dont la qualité est inférieure et qui coûte moins cher. On constate facilement cette altération en agitant l'huile suspecte dans une fiole. Si l'huile d'olive est pure, il ne se forme aucune bulle *persistante* à sa surface qui reste lisse, tandis que mélangée avec l'huile d'œillette, elle se couvre de bulles d'air qui *persistent* et forment une couronne autour des parois de la fiole. La pureté se constate encore lorsque, plongée dans de la glace pilée,

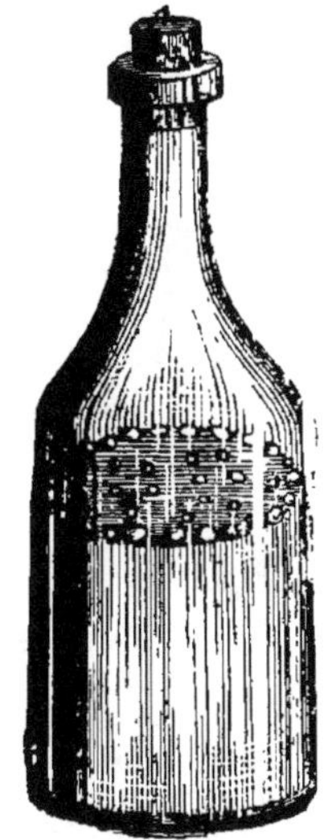

(1) Le *lacto-densimètre*, est un aréomètre destiné à apprécier la densité du lait. La densité de l'eau étant de 1,000 et celle du lait de vache pur de 1,031 en moyenne, chaque diminution de densité de 3° indique un dixième d'eau ajouté. — Le *lactoscope* est fondé sur le degré d'opacité du lait qui est en rapport avec la richesse du lait en globules ou en beurre. — Le *crémomètre* qui sert à déterminer si on a enlevé une partie de la crême du lait, est une éprouvette divisée en 100 parties. On y verse le lait à examiner; après repos, le lait doit contenir 11 à 12 0/0 de crême. Au-dessous de ce chiffre, il a été écrémé.

l'huile se fige, tandis que le mélange des deux huiles ne se fige qu'en partie, et si celle d'œillette en forme le tiers, la coagulation n'a plus lieu.

Beurre. — Le beurre très-ancien peut occasionner, par son âcreté, des accidents sérieux; il doit être prohibé.

Les matières étrangères qu'on mêle au beurre pour en augmenter le poids sont : la fécule de pomme de terre, le sable, la craie, etc. Ces dernières substances se déposent par la fusion, ou quand on fait bouillir le beurre avec 10 0/0 d'eau. La fécule se décèle en triturant, dans un mortier, du beurre suspect et de l'eau iodée. Si le beurre est adultéré, il devient bleu ; s'il est pur, il prend une couleur jaune orangé.

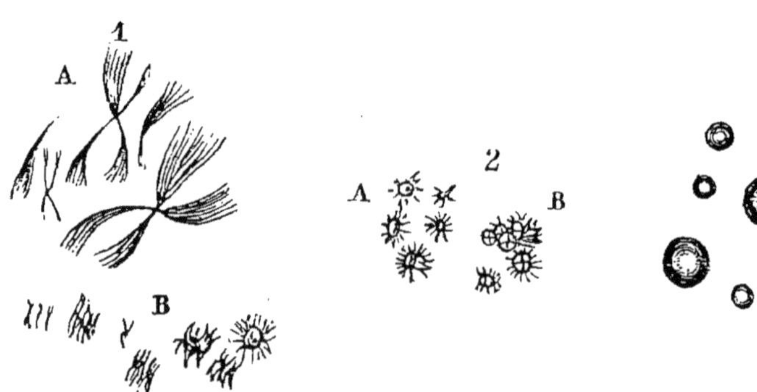

Fig. 1. — A. Aiguilles de margarine provenant de beurre frais fondu au bain-marie.
B. Aiguilles de même nature groupées autour d'un point central et d'aspect chevelu provenant de beurre qui a subi à la fusion une forte chaleur.

Fig. 2. — A. Cristaux de stéarine de suif ressemblant à des oursins.
B. Mêmes cristaux moins nets provenant de suif de veau.

Fig. 3. — Globules gras à contours très-nets offrant un centre brillant entouré d'un bord sombre.

Sa falsification avec du suif de veau, de l'axonge, etc., qui a lieu parfois, et ne modifie pas sensiblement ses qualités physiques et chimiques, peut être constatée à l'aide du microscope, avec un grossissement de 450 diamètres.

Pour cela, on place entre deux lamelles de verre très-minces une parcelle du beurre frelaté; si le produit est pur, on n'aperçoit sous le champ de l'instrument que des globules gras; s'il est falsifié, on reconnaît au milieu des globules gras des arborisations cristallines en plus ou moins grand nombre : ce qui indique que ce beurre a dû préablement subir la fusion.

Vinaigre. — Le vinaigre est souvent additionné d'eau dans la propoition du 1/3 au 1/4. On le falsifie quelquefois par l'acide sulfurique ou par l'acide tartrique. Ces falsifications ne pouvant être reconnues que par des opérations chimiques plus ou moins compliquées, je ne m'y arrêterai pas.

Vins. — Les sophistications les plus fréquentes consistent, aujourd'hui, dans le mélange de vins de crus différents, dans l'addition de l'eau, de l'alcool et dans les colorations artificielles. Les dégustateurs seuls reconnaissent les mélanges des vins.

L'étendage et le lavage des vins par l'eau échappent à l'expertise de la chimie.

Les vins naturels auxquels on ajoute de l'eau-de-vie, pour en augmenter la force et la vinosité, ne valent jamais pour l'estomac les vins du cru le plus médiocre; l'alcool surajouté ne se mêle jamais, quoi qu'on fasse, ni à l'eau, ni au vin comme le progrès de la fermentation les mêle. Lorsqu'il ne peut être décélé par son odeur caractéristique ou par la déflagration d'une partie du mélange projetée sur un brasier ardent, la distillation seule peut le reconnaître.

Quant aux matières colorantes : fucshine, etc., tantôt on les ajoute aux vins peu colorés, tantôt on les mêle avec de l'eau, de l'eau-de-vie et de la crême de tartre pour imiter les vins naturels. Cette fraude ne peut se reconnaître que par des procédés chimiques dont je n'ai pas à parler ici. Il me suffira de dire que tous les vins qui, traités par la potasse, donnent des précipités bleus, violets ou roses doivent être soupçonnés de coloration artificielle.

C'est aussi à l'aide de procédés chimiques que l'on reconnaît l'alun, dont on se sert pour exalter la couleur des vins et leur donner plus d'astringence; le carbonate de chaux employé pour arrêter la formation de l'acide acétique, ou pour absorber celui qui s'est déjà formé, et qui a l'inconvénient de former un dépôt qui gâte le vin. C'est aussi par la chimie qu'on reconnaît le plâtrage des vins usité, dans tout le midi de la France, pour aviver la couleur, augmenter la vinosité et favoriser la conservation des vins médiocres ou mauvais. Les vins plâtrés sont insalubres; ils contiennent 4 à 6 grammes de sulfate de potasse qui se substitue à la crème de tartre, et constitue un sel purgatif et irritant.

La litharge (protoxyde de plomb), la céruse (carbonate de plomb), étaient employées autrefois pour adoucir les vins aigres. Cette pratique funeste est à peu près abandonnée, je devais cependant vous la signaler. Quant aux autres circonstances dans lesquelles le vin peut contenir du plomb, je vous les ai indiquées assez longuement pour n'y pas revenir.

Sucres. — Les cassonnades se mélangent avec du sable, du plâtre, de la craie, de la farine, de la fécule, etc. On reconnaît ces mélanges en faisant dissoudre une petite quantité de cassonnade dans de l'eau froide. Le sable, la craie, le plâtre tombent alors de suite au fond; la farine et la fécule donnent au liquide un aspect trouble et laiteux, qui se colore en bleu par quelques gouttes de teinture d'iode.

Le sucre en poudre contient presque toujours du plomb, lorsqu'il est le produit de déchets obtenus en cassant le sucre sur de petites masses en plomb, comme beaucoup d'épiciers ont la mauvaise habitude de le faire. Ce sucre étant employé souvent pour faire des confitures, les parcelles de plomb qu'il contient se transforment en sels plombiques au contact des acides des fruits, et peuvent occasionner des coliques.

Dissous dans l'eau, ce sucre laisse en dépôt, au fond du vase, une sorte de poussière noirâtre, ardoisée qui est du plomb métallique.

Liqueurs alcooliques. — L'étendage des liqueurs alcooliques par de l'eau est facilement constaté à l'aide de l'alcoolomètre de Gay-Lussac.

On relève quelquefois la saveur de l'eau-de-vie par l'addition du poivre, du poivre long, etc. Le liquide offre, s'il est falsifié, un résidu d'une saveur plus forte et plus âcre.

Les mélanges de l'eau-de-vie avec de l'alun; des eaux-de-vie de grain ou de fécule avec de l'eau de laurier cerise pour en améliorer la saveur; de l'absinthe avec de l'indigo et du sulfate de cuivre, devront être constatés par la chimie.

Café. — Pour éviter toute tromperie sur le café, il faut l'acheter en grain et non torréfié ; car, aujourd'hui, l'usage est très-répandu d'ajouter du sucre au café pendant la torréfaction. Il résulte de cette addition la formation d'une couche de caramel qui donne à la surface du grain un aspect noirâtre, brillant et comme vernissé. La poudre de ce café mise dans de l'eau lui communique, avec rapidité, une couleur jaune foncé, et si quelques fragments tombent au fond, avant la coloration du liquide, ils laissent à leur suite, sur leur passage, une strie jaunâtre.

La poudre de café peut encore être mélangée avec celle de la chicorée qui est amère et acidule. Si on projette la poudre d'un tel café dans un verre plein d'eau, la chicorée tombe au fond du vase très-rapidement et colore le liquide en jaune foncé, tandis que le café, qui doit à son huile d'absorber moins d'eau, reste à la surface.

Le café pur en poudre, projeté de même, surnage sans communiquer de coloration à l'eau, ou ne la colore que faiblement et lentement.

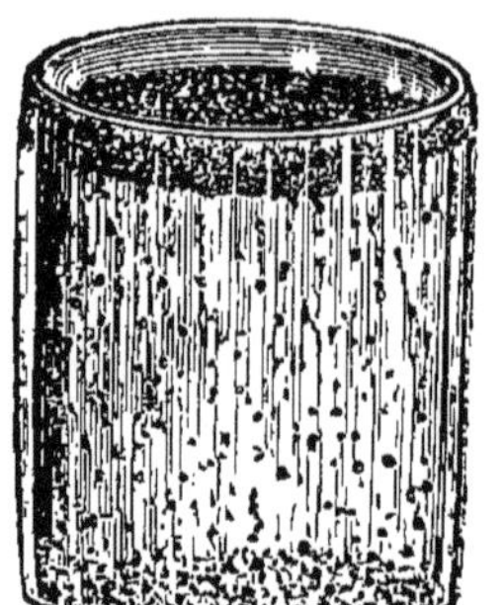

On a aussi falsifié le café en grain en reproduisant par le moulage, avec de l'orge et des enveloppes de cacao torréfiés, des marcs de café épuisés et un peu d'argile délayée, la forme des grains de café. On s'aperçoit de suite de la falsification, en écrasant ce café sous les dents et en le goûtant.

Thé. — On colore artificiellement le thé noir avec du bois de campêche, et le thé vert avec des sels de cuivre. Dans le premier cas, le thé donne à l'eau une teinte noire bleuâtre qui rougit par l'addition de 1 ou 2 gouttes d'acide sulfurique. Dans le second, le thé vert communique à l'ammoniaque une belle couleur bleue saphir.

Poivre. — Le poivre est souvent falsifié. Beaucoup de substances servent à sa sophistication et en particulier, le fleurage de pomme de terre, le gingembre, la maniguette, la farine de lentille mêlée de terre, du gland moulu, etc., etc.;

Le poivre falsifié a une odeur faible; sa saveur est primitivement douceâtre et secondairement poivrée. Sa couleur est uniformément grisâtre, au lieu de présenter des particules noirâtres et des particules de couleur grise légèrement jaunâtre provenant de l'amande.

Si le poivre contient du fleurage de pomme de terre, on y découvre, à l'aide d'une forte loupe, des points brillants, et au microscope, des grains de fécule ovoïdes, formés de couches concentriques autour d'un point central ou hile.

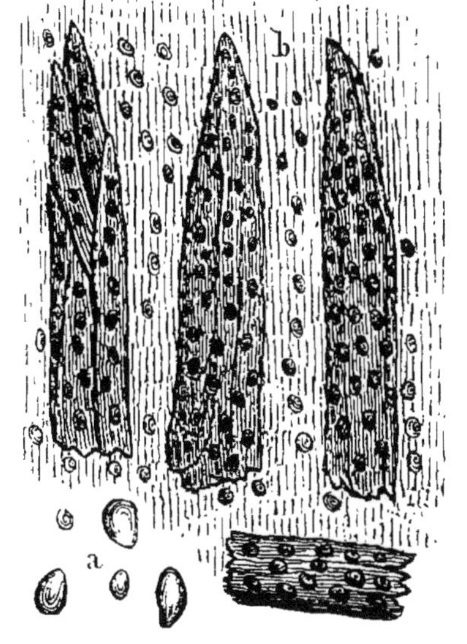

Le gingembre se reconnaît à sa fécule piriforme ou triangulaire à angles arrondis (*a*); la maniguette a ses cellules allongées sous forme de grosses aiguilles contenant de fines granulations (*b*).

Le gland moulu se décèle en faisant cuire une pomme de terre dans de l'eau, en la dépouillant de sa pelure et en la recouvrant d'une légère couche de poivre. Au bout de 24 heures il se forme, autour de chaque particule du gland, un liséré de moisissure, tandis qu'il ne se forme rien si le poivre ne contient pas de cette poudre.

SEPTIÈME LEÇON

CHAPITRE XIII

HYGIÈNE DES SENS

Les organes des sens sont chargés de nous faire connaître les objets qui nous entourent, et de nous mettre en rapport avec nos semblables. Ils transmettent, aux nerfs spéciaux dont ils sont le siége, les impressions des objets extérieurs.

L'hygiène des sens doit donc assurer l'intégrité de ces trois actes : impression, transmission et perception.

Il y a cinq sens. Tous concourent à la conservation de l'individu, en lui indiquant les choses qui lui conviennent et celles qui lui sont nuisibles. Ces cinq sens sont : le tact, le goût, l'odorat, l'ouïe et la vue.

I. — Tact ou toucher.

Fonctions du tact — Son siége. — Conditions défavorables à l'exercice de ses fonctions. — Abolition de la sensibilité tactile — Ses conséquences. — Moyens de conserver au tact sa sensibilité normale. — Cosmétiques. — Lotions. — Bains. — Gants.

Le tact ou toucher est le sens avec lequel nous apprécions les qualités les plus générales des corps : leur température, leur forme, leur solidité etc. Répandu sur toute la surface du corps, il a pour siège les papilles de la peau revêtues de leur épiderme.

Les fonctions du tact s'exécutent mal :

1° Si la sensibilité de la peau est exagérée par une soustraction trop prolongée au contact de l'air, par le frottement des vêtements, par une inflammation, ou par l'enlèvement de l'épiderme ;

2° Si cette sensibilité est diminuée par la sécheresse de l'épiderme de la peau, par l'épaississement de cet épiderme, à la suite de frottements répétés et de la pression de corps durs, ou au contact de corps incandescents.

Les fonctions de la peau ne s'exécutent pas du tout, si sa sensibilité est abolie par la lésion des centres nerveux ou par celle d'un nerf qui se rend à la peau. Dans ce cas, les individus qui ont perdu la sensibilité tactile peuvent se blesser et se brûler sans éprouver aucune douleur, sans même en avoir conscience.

On doit protéger la peau contre les violences extérieures et les corps qui pourraient la blesser ; y entretenir une grande liberté de circulation et de la souplesse, par des lotions, des bains tièdes et des cosmétiques appropriés à ses divers états. L'abus de ces agents entraîne parfois l'amincissement de l'épiderme et l'étiolement de la peau.

Il convient de mettre les mains à l'abri des intempéries de l'atmosphère, en les couvrant de gants chauds en peau fourrée ou en laine pendant l'hiver, et de les soustraire aux rayons solaires, pendant l'été, avec des gants de fil.

II. — Goût.

Son siége — Ses fonctions. — Imparfait chez les enfants — Se perfectionne avec l'âge, — S'affaiblit chez les vieillards. — Conséquence de ces modifications. — Influence de l'éducation du goût. — Dégustateurs. — Moyens de conserver au goût son intégrité. — Irritants. — Sécrétion de la salive — Mobilité de la langue. — Respecter les préférences et les répugnances du goût — Leur influence sur la digestion.

Le sens du goût réside dans la langue, et un peu dans les piliers antérieurs du voile du palais et les amygdales.

Le sens du goût a pour fonction d'apprécier la saveur des corps (1). Imparfait à la naissance, il se perfectionne avec l'âge et aussi par l'éducation.

Les enfants recherchent les substances douces et sucrées, en rapport avec la structure de leurs organes délicats, et repoussent celles qui sont très-sapides, aromatiques ou irritantes.

Dans un âge plus avancé, le goût se modifie et se perfectionne à mesure que les organes deviennent plus parfaits, que naissent de nouveaux besoins, et que des aliments plus substantiels sont rendus nécessaires.

Chez les vieillards, souvent le goût s'émousse et s'affaiblit; c'est pourquoi ils recherchent habituellement des aliments de saveurs plus énergiques.

L'éducation de ce sens finit par nous faire trouver très-agréables des mets qui d'abord nous semblaient très-mauvais; c'est par elle que les dégustateurs des vins arrivent à une très-grande habileté.

Pour conserver au goût toute son intégrité, il faut s'abstenir de tout ce qui peut alterer, irriter ou épaissir la membrane muqueuse dans laquelle il réside, comme la mastication du tabac, l'usage de la pipe, l'abus des alcooliques, des condiments âcres ou très-acides, etc.

Il faut éviter tout ce qui peut exalter ou détruire sa sensibilité, tarir ou pervertir la sécrétion du mucus ou de la salive, si nécessaire à la dissolution des corps sapides.

Quand l'inflammation de la membrane muqueuse rend pénible et douloureuse le conctact des aliments, quand la diminution ou la suppression du mucus et de la salive ne

(1) Le goût ne nous fait connaître que les saveurs amères, salées, sucrées et acides l'odorat nous renseigne sur les propriétés aromatiques.

permet plus aux substances alimentaires sapides de se dissoudre, le goût devient obtus ou se détruit.

Enfin, tout ce qui porte atteinte à la mobilité de la langue et des joues nuit à l'exercice de ce sens.

Dans l'état de santé comme dans celui de maladie, il faut tenir compte de ses préférences et de ses répugnances. Il est rare, en effet, que l'estomac rejette ce qui plaît au goût et ce qu'il recherche, et, aussi, que ce qui excite ses répulsions se digère facilement. Ce ne serait donc pas sans inconvénient qu'on essayerait de lui faire violence et de surmonter ses antipathies.

III. — Odorat.

Son siége — Ses fonctions. — Conditions favorables à leur accomplissement — Conditions contraires. — Coryza ou rhume de cerveau. — Odeurs fortes — Sternutatoires. — *Tabac.* — Tabac mâché — Ses inconvénients. — Tabac prisé — Ses effets nuisibles. — Tabac fumé — Son action sur le goût, l'appétit, les digestions, les gencives, la gorge, le système nerveux. — Accidents qu'il détermine. — Affaiblissement de l'intelligence et de la mémoire. — Le tabac constitue une tyrannie sans utilité. — Estaminet. — Fumoirs.

Le nez est l'organe de l'odorat. Il semble avoir été placé au-dessus de l'organe du goût pour recueillir les émanations odorantes des aliments et des boissons, pour le renseigner sur leurs qualités et l'avertir de leurs altérations (1).

Pour que le sens de l'odorat puisse accomplir normalement ses fonctions, il faut que la membrane dans laquelle s'épanouit le nerf olfactif conserve son intégrité. L'inflammation de cette membrane, appelée coryza ou rhume de cerveau, abolit l'odorat. Il en est de même de l'inspiration

(1) Lorsqu'on se tient le nez bouché, ou lorsque l'odorat est aboli par un coryza, le principe aromatique des aliments n'est plus perçu, et ceux-ci sont complétement fades et sans saveur, s'ils ne donnent pas la sensation amère, salée sucrée ou acide.

habituelle d'odeurs trop énergiques, elles épuisent l'impressionnabilité du nerf olfactif.

Sans aller toutefois jusqu'à produire cet effet, certaines odeurs peuvent occasionner des accidents funestes, en déterminant des douleurs de tête ou, sympathiquement, des nausées et des vomissements, quelquefois même des syncopes.

Les sternutatoires — substances qui introduites dans les fosses nasales provoquent l'éternument, — en irritant et en tuméfiant la membrane qui tapisse ces cavités, en la couvrant d'une sorte de crasse, diminuent ou abolissent l'odorat.

Le tabac est au nombre de ces substances; nous allons examiner ici sa valeur hygiénique.

Tabac. — Le tabac est employé de trois manières : il est mâché, prisé et fumé.

Le tabac n'est guère *mâché* que par les marins, les soldats et certains individus adonnés à des travaux manuels pénibles. On prépare avec les feuilles, pour cet usage, des espèces de cordes appelées *chiques*. Le tabac mâché augmente la sécrétion de la salive et du mucus buccal, leur communique une odeur désagréable, et une âcreté qui finit par dessécher la bouche et amener de nouveau le besoin de chiquer. Il attaque en outre l'émail des dents et les noircit; il pervertit le goût; enfin, il peut, si la salive qui en est imprégnée est avalée, donner lieu à des symptômes d'empoisonnement, symptômes dus à la présence, dans le tabac, d'un poison violent : *la nicotine*. Ce poison est si violent qu'il suffit d'une goutte ou 5 milligrammes pour tuer un chien de taille moyenne (1).

(1) Les tabacs du Maryland et de la Havane contiennent 2 0/0 de nicotine, ceux d'Alsace 3 0/0, ceux du Nord 6 0/0, et ceux du Lot 8 0/0.

Le tabac en poudre est *prisé*. Introduit dans les fosses nasales, il les irrite, provoque l'éternument chez ceux qui n'y sont pas habitués, augmente la sécrétion du mucus nasal et émousse l'odorat. S'il stimule un instant les fonctions cérébrales, rend les idées plus nettes, l'intelligence plus lucide, cette stimulation est suivie d'une dépression de ces mêmes fonctions qui ramène le besoin de priser de nouveau, et le nez, soumis à des frottements et à des irritations répétés, augmente de volume. Le tabac conservé dans des vases de plomb a, quelquefois, occasionné les accidents qui résultent de l'absorption de cette substance minérale.

Le tabac *fumé* augmente la salivation, produit la diminution du goût et de l'appétit, et rend les digestions imparfaites. Il détermine, en outre, l'inflammation de la bouche, la fétidité de l'haleine, le ramollissement des gencives, le gonflement des veines du pharynx et des crachements de sang.

On accuse, aussi, l'usage de la pipe de causer le cancer des lèvres. Mais l'action du tabac sur toutes les grandes fonctions de l'organisme, et en particulier sur le système nerveux, est bien autrement grave.

Les phénomènes auxquels il donne naissance sont d'abord ceux de l'ivresse et de l'indigestion (vomissements, diarrhée). Ces accidents finissent par disparaître à mesure qu'on acquiert l'habitude de fumer, et que l'économie devient moins sensible à l'action toxique de la plante. Cette habitude se traduit par un teint pâle, terne et grisâtre qui décèle une altération du sang; par un état particulier du cerveau que caractérise une sorte d'engourdissement agréable de l'intelligence, le calme et la tranquillité de l'esprit, le vague des idées dans lequel se complaisent les fumeurs. Mais, trop souvent répété, cet état énerve peu à peu les fonctions intellectuelles, émousse l'attention, affaiblit la mémoire et la volonté, entraîne à l'oisiveté et à l'ivresse, et produit des accidents nerveux divers (palpitations, étouffements, etc.); aussi les jeunes gens, les élèves des écoles, des colléges, doivent-ils s'en abstenir d'une manière absolue, car, si modéré qu'il soit, l'usage prématuré du tabac agit d'une manière d'autant plus fâcheuse que l'organisation est moins complète.

L'action de fumer conduit, sans aucune utilité pour la santé, à l'esclavage d'une habitude dont la tyrannie devient de jour en jour plus impérieuse, et qui, lorsqu'elle vient à rencontrer un obstacle, se transforme en une gêne, en une souffrance même, qui pousse parfois des malheureux à acheter du tabac plutôt que du pain pour vivre. Vous, jeunes gens, qui aspirez à l'indépendance, gardez-vous donc de vous exposer à une pareille servitude.

Les *estaminets*, les *tabagies* où un plus ou moins grand nombre d'individus s'enferment pour boire et fumer, les *fumoirs* qui sont, dans certaines conditions sociales, une pièce indispensable de l'habitation où, après les repas, on se réunit pour fumer, surtout en hiver, présentent tous les inconvénients d'une atmosphère confinée, chargée d'une quantité notable de nicotine et d'oxyde de carbone, gaz qui non-seulement ne peut entretenir la respiration, mais agit aussi comme un véritable poison (1).

(1) Lorsqu'on fait respirer un chien à travers trois ou quatre cigares en combustion, l'animal meurt empoisonné par l'oxyde de carbone, et les produits de la combustion de 20 grammes de tabac renferment une quantité d'oxyde de carbone qui suffit pour empoisonner un chien d'une assez forte taille (GRÉHANT).

IV. — Ouïe.

Conditions contraires à l'exercice de ses fonctions. — Déformation du pavillon de l'oreille. — Obstruction du conduit auditif. — Cérumen. — Corps inertes et vivants. — Inflammation et hémorrhagie de la membrane du tympan. — Variations de température. — Eau froide. — Intensité du son. — Détonations. — Bruits stridents et éclatants.

Les soins hygiéniques, dont l'organe de l'ouïe peut être l'objet, regardent d'abord le pavillon de l'oreille et le conduit auditif destinés à recueillir et à transmettre les sons.

La compression du premier l'abaisse, le déforme et rétrécit son orifice; l'obstruction du second, par l'accumulation du cérumen, cause la surdité en empêchant la transmission des ondes sonores à la membrane du tympan. Il faut donc s'abstenir de coiffures capables de déformer le pavillon, et maintenir la perméabilité du conduit auditif par les soins de la plus simple et de la plus vulgaire propreté. On devra donc aussi s'abstenir d'y introduire, et veiller à n'y pas laisser entrer des corps inertes ou vivants. Dans le cas où cela aurait eu lieu, il faut immédiatement en provoquer l'extraction. Quelques gouttes d'huile suffisent pour tuer les insectes qui pourraient y avoir pénétré.

Les variations de température et l'eau froide qui, pendant le bain, s'insinue jusqu'à la membrane du tympan, peuvent en provoquer l'inflammation, ou donner naissance à une douleur nerveuse dans cette partie de l'organe de l'ouïe.

L'introduction d'un peu de coton dans les oreilles, coton qu'on imbibera d'huile, mettra à l'abri de ces accidents.

L'intensité des sons peut causer des lésions graves de l'appareil de l'audition.

L'hémorrhagie, la rupture du tympan et la surdité surviennent quelquefois, chez les canonniers à la suite de décharges d'un grand nombre de pièces d'artillerie, surtout si la détonation a lieu dans un lieu plus ou moins clos, comme la batterie d'un navire; car, vous savez que le son est transmis avec d'autant plus de force que l'air est plus dense, soumis à un mouvement plus brusque et à une plus forte pression, tandis qu'il diminue et se perd dans le vide.

Les bruits stridents, aigus, tels que ceux qui résultent des frottements d'un corps dur sur le verre, de l'action de la lime sur les métaux, etc. sont insupportables à l'oreille. L'obtusion de l'ouïe est fréquente dans les grands ateliers où règne un bruit éclatant.

V. — Vue

Conditions contraires au sens de la vue. — Intensité de la lumière solaire directe ou réfléchie. — Blancheur éclatante des sables, des neiges. — Retraite des Dix mille. — Sols blanchâtres. — Eclairs. — Jeu du miroir — Ses dangers. — Lumière artificielle intense. — Incendie de l'Odéon. — Lumière du gaz. — Eclairage des objets très-petits. — Lumière de la flamme agitée des chandelles et des bougies — Ses inconvénients. — Supériorité de la lumière des lampes. — Lumière trop faible — Ses inconvénients. — Mauvaise attitude. — Myopie qui en résulte. — Coloration des objets. — Couleurs qui fatiguent la vue. — Emploi des lunettes à verres colorés. — Préserver les yeux de la chaleur des corps éclairants. — Réflecteurs dépolis. — Capuchons de gaz. — Abat-jour. — Conditions diverses nuisibles à la vue. — Préceptes hygiéniques concernant les organes des sens.

Les soins hygiéniques, que le sens de la vue exige, se rapportent à l'intensité de la lumière et des couleurs.

Intensité de la lumière. — Une lumière solaire trop vive irrite les yeux, affaiblit la vue et finit par l'abolir : tel est l'effet que produit l'action directe ou réfléchie des rayons du soleil.

La blancheur éclatante des sables de l'Afrique, celles des neiges perpétuelles des pays froids, la poussière blanche des sols calcaires, en réfléchissant la lumière avec intensité, déterminent souvent des ophthalmies plus ou moins graves.

Pendant la retraite des Dix mille, un grand nombre de soldats grecs que ramenait Xénophon du fond de l'Asie, à travers les montagnes de l'Arménie, perdirent la vue par suite de la réverbération des neiges dont ces montagnes étaient couvertes.

Ces effets peuvent être occasionnés par une lumière éblouissante et fugitive. Les éclairs d'un orage de nuit impressionnent vivement la vue, et produisent souvent une cécité momentanée; mais celle-ci peut devenir durable. Cet exemple servira à vous faire comprendre l'inconvénient, le danger même, de ce jeu qui consiste à lancer subitement, dans les yeux d'un camarade, les rayons du soleil réfléchis par un fragment de miroir.

Une lumière artificielle très-vive et prolongée peut avoir les mêmes conséquences : lors de l'incendie du théâtre de l'Odéon en 1828, beaucoup de soldats de service furent atteints de cécité.

Si, sans être très-intense, cette lumière agit d'une manière permanente, ou sert à éclairer des objets très-petits surtout des objets capables de la réfléchir, elle peut encore donner lieu à l'inflammation des divers membranes de l'œil et à l'affaiblissement de la vue.

La lumière éclatante du gaz peut quelquefois produire de semblables résultats.

Une lumière modérée, toujours égale, convient le mieux à la vue; l'agitation des flammes est fâcheuse parce que l'œil est forcé de changer à chaque instant son foyer, d'où la fatigue des muscles qui président à l'accommodation (1).

---

(1) L'accommodation de l'œil consiste en des changements qui s'opèrent dans la forme des milieux de cet organe, dans celle du cristallin surtout, et qui ont pour effet de rendre la vision distincte à des distances diverses.

C'est pourquoi on doit préférer, comme moyen d'éclairage, la flamme immobile des lampes à celle des bougies, et surtout à celle des chandelles incessamment agitée.

Une lumière trop faible produit à la longue la myopie, en forçant l'œil à s'approcher de l'objet qu'il veut voir.

La même affection peut devenir la suite de la mauvaise habitude, qu'ont beaucoup d'enfants, d'incliner la tête vers la table ou le pupitre qui sert de support à leur devoir, et de lire de trop près. Par cette attitude vicieuse, ils obligent l'œil à ne voir qu'à une courte distance, et le conduisent ainsi à ne pouvoir s'accommoder à la vision des objets plus éloignés. Il faut, au contraire, s'habituer à voir et à lire de loin. On a remarqué que les habitants de la campagne, dont la vue s'exerce à de grandes distances, dans de longues perspectives ou un horizon très-étendu, sont plus rarement myopes que les habitants des villes.

Une lumière trop faible altère aussi la sensibilité de l'œil, qui ne peut plus supporter alors la quantité de lumière habituelle sans être atteint d'éblouissement. C'est pourquoi le passage d'un endroit demi-obscur à une vive lumière peut compromettre la vue.

Coloration des objets. — Les couleurs diverses des objets agissent sur l'œil d'une manière différente. Les objets de couleur noire ou foncée, qui absorbent les rayons lumineux, rendent le travail du soir très-fatigant. Le jaune, le rouge et le violet sont, après le noir, les couleurs qui fatiguent le plus les yeux.

L'emploi de lunettes à verres azurés ou verdâtres sert à corriger les effets d'une lumière trop vive, et l'on remplace avec avantage, pour écrire le soir, le papier blanc par des papiers à teintes bleuâtres ou lilas.

La chaleur du corps éclairant, comme l'action trop vive

de ses rayons lumineux directs ou réfléchis, irritent et congestionnent aussi les yeux. Il ne faut donc pas travailler trop près du foyer lumineux, ne pas l'interposer entre l'œil et l'objet sur lequel on travaille ; il faut enfin amortir ses rayons, non par l'emploi de réflecteurs en verre dépoli, dont la surface éblouissante fatigue la vue, mais par des capuchons de gaze, des abat-jours, etc.

Un air trop chaud et trop desséché, une température froide et humide, les vents et les poussières qu'ils transportent, les aliments âcres et épicés, les surcharges de l'estomac, l'abus des alcooliques, les veilles immodérées, sont autant de causes capables de produire la congestion ou l'inflammation des yeux.

Préceptes hygiéniques.

Tact ou toucher. — Pour assurer l'exercice du tact :

Éviter tout ce qui peut exalter la sensibilité de la peau ;

Éviter tout ce qui peut diminuer sa sensibilité en augmentant l'épaisseur de l'épiderme ;

Éviter les lésions des centres nerveux et celles des nerfs qui se rendent à la peau : elles produisent son insensibilité.

Entretenir sa souplesse par des lotions, des bains et des cosmétiques appropriés ;

Préserver les mains des influences extérieures par des gants qui seront plus ou moins chauds suivant la saison.

Goût. —Pour conserver au goût son intégrité :

S'abstenir de tout ce qui peut altérer, irriter ou épaissir la membrane muqueuse dans laquelle il réside;

S'abstenir de tout ce qui peut détruire sa sensibilité, tarir ou pervertir la sécrétion de la salive ou du mucus qui sert à dissoudre les substances sapides ;

Ménager le goût des très-jeunes enfants en ne leur donnant que des aliments doux et sucrés;

Raviver celui des vieillards par des aliments d'une sapidité plus vive et plus énergique.

Odorat. — Pour que le sens de l'odorat puisse exercer convenablement ses fonctions :

Éviter le coryza ou rhume de cerveau, inflammation de la membrane muqueuse des fosses nasales dans laquelle s'épanouit le nerf olfactif;

S'abstenir d'odeurs trop fortes qui épuisent l'impressionnabilité de ce nerf, ou d'odeurs capables de déterminer des accidents nerveux plus ou moins graves;

S'abstenir de sternutatoires et en particulier du *tabac.*

Le tabac prisé émousse l'odorat et, s'il a été renfermé dans des vases de plomb, il peut occasionner des accidents saturnins.

Le tabac, quelle que soit la forme sous laquelle on en fait usage, — mâché, prisé ou fumé, — est presque toujours inutile et très-souvent nuisible.

En éviter l'abus qui est toujours dangereux.

Les enfants doivent s'en abstenir d'une manière absolue avant le développement complet de l'organisation.

Ne pas s'enfermer pour fumer dans des estaminets, des tabagies, ou des fumoirs dont l'air chargé des produits de la combustion du tabac contient une notable quantité d'oxyde de carbone.

Ouïe. — Pour conserver à l'ouïe l'intégrité de ses fonctions :

S'abstenir de coiffures qui déforment et aplatissent le pavillon de l'oreille;

Maintenir la perméabilité du conduit auditif, en le débarrassant du cérumen, en n'y laissant pénétrer aucun corps inerte ou vivant, ni de l'eau froide pendant le bain;

Soustraire l'ouie aux bruits éclatants ou stridents, et aux explosions très-proches de nombreuses pièces d'artillerie.

Vue. — Pour préserver le sens de la vue de toute atteinte nuisible:

Soustraire l'œil à une lumière trop vive, que cette lumière soit naturelle ou artificielle, directe ou réfléchie, permanente ou fugitive;

Ne pas se servir d'une lumière vive pour éclairer des objets très-petits, surtout quand ces objets sont capables de la réfléchir;

Faire usage d'une lumière modérée, toujours égale et tranquille;

Éviter de se servir d'une lumière provenant d'une flamme incessamment agitée et en mouvement, qui force l'œil à changer à chaque instant de foyer;

S'abstenir de travailler le soir sur des objets d'une couleur noire, qui absorbe les rayons lumineux, et à une lumière insuffisante ou trop faible, qui force à regarder les objets de trop près et altère la sensibilité de l'œil;

Éviter la transition brusque d'une lumière faible ou de l'obscurité à une lumière éclatante;

Soustraire les yeux à l'action trop vive de la chaleur et des rayons directs ou réfléchis de corps éclairants; soit en ne travaillant pas trop près du foyer lumineux; soit en le couvrant d'un abat-jour, ou d'un capuchon de gaze, soit en se servant de verres azurés ou verdâtres, de papiers à teinte bleuâtre ou lilas;

Ne pas exposer les yeux à un air trop chaud et trop desséché, à une température froide et humide, aux vents et aux poussières qu'ils transportent;

S'abstenir de faire usage d'aliments âcres et épicés, de surcharger l'estomac, d'abuser de liqueurs ou de boissons alcooliques et de veilles immodérées.

CHAPITRE XIV

VEILLE ET SOMMEIL. — TRAVAIL INTELLECTUEL ET MANUEL.

Veille. — Définition. — Activité de toutes les facultés. — Condition de santé physique et intellectuelle. — Paresse et oisiveté, causes de déchéance morale et des forces du corps. — Mort prématurée. — Astley Cooper, célèbre chirurgien. — Spinola et Horace Vère. — Le seigneur et son fermier. — Maxime de Bion. — Le travail intellectuel et le travail manuel entraînent une consommation des forces vitales. — Besoin de réparation. — Repos. *Sommeil.* — Définition. — Conditions dans lesquelles il s'effectue. — Accomplissement des fonctions pendant le sommeil. — Sommeil parfait et réparateur. — Sommeil imparfait. — Le sommeil de jour est imparfait. — Son influence sur la santé. — Durée du sommeil. — Circonstances qui la font varier. — Sommeil insuffisant. — Ses dangers. — Préceptes hygiéniques.

I. — Veille.

La *veille* est cet état de l'économie pendant lequel l'homme pense et agit. Toutes ses facultés, toutes ses fonctions sont en pleine activité. Il multiplie ses impressions et ses sensations, et applique son intelligence à les faire concourir à la satisfaction de ses besoins, à l'exécution de ses travaux ou à ses plaisirs.

Cette activité est une condition de santé; elle préside tout à la fois au développement physique et intellectuel, et la conscience l'impose à tout homme doué du sentiment du devoir envers ses semblables et envers lui-même.

L'exercice des facultés intellectuelles, l'éducation et l'instruction qui en dérivent, rendent l'homme meilleur; la paresse et l'oisiveté sont, au contraire, des causes de déchéance des facultés morales et des forces du corps; elles engendrent l'ennui qui empoisonne l'existence et conduisent souvent à une vie de désordre et d'immoralité. Laissez-moi par quelques citations vous démontrer l'utilité du travail et le danger du désœuvrement.

Le célèbre chirurgien anglais Astley Cooper qu'un travail opiniâtre avait élevé de la condition la plus humble à la renommée, aux honneurs et à la fortune, s'étant retiré dans un splendide domaine, avant l'âge de la retraite, fut atteint d'hypocondrie, de dégoût de la vie et d'idées de suicide engendrées par le désœuvrement. Il ne s'en délivra qu'en se remettant au travail et à la clientèle.

Le marquis de Spinola, capitaine fameux au service de l'Espagne au XVIe siècle, demandait un jour à sir Horace Vère de quoi son frère était mort: « de n'avoir rien à faire » répondit celui-ci : « Hélas! s'écria Spinola, c'est bien assez pour tuer n'importe qui. »

Un grand seigneur se plaignait à son fermier de s'ennuyer à mourir « C'est qu'il est trop souvent dimanche pour vous » répondit ce dernier.

Soyez persuadés, en effet, comme l'a dit le philosophe scythe Bion, « que personne n'a plus de peine que celui qui n'en veut prendre aucune ».

Le *travail* du corps et de l'esprit est donc indispensable au maintien de la santé; mais il entraîne une consommation de forces vitales qui amène bientôt le besoin de leur réparation. C'est par le *repos* et par le *sommeil*, qu'elle s'effectue.

Chacun de vous a certainement remarqué qu'après un travail assidu et prolongé la tête devient pesante, les idées sont moins vives et moins nettes, les yeux se fatiguent et on éprouve un sentiment général de lassitude.

Il en est de même après un exercice violent ou de longue durée, après un travail manuel énergique et soutenu : les membres deviennent douloureux, les forces s'épuisent et un besoin de *repos* se fait sentir.

Il importe donc de suspendre de temps en temps, ou d'une manière périodique, l'exercice de l'intelligence et l'exercice des muscles pour réparer les forces épuisées, et de les faire succéder l'un à l'autre, de telle sorte que le repos intellectuel coïncide avec l'activité musculaire et *vice versâ*. C'est dans ce but que vos classes et vos études sont séparées par des récréations pendant lesquelles votre esprit, délivré de toute contrainte et de toute application, se repose et vos membres se livrent aux exercices les plus variés.

Les sensations vives de plaisir ou de peine, les émotions profondes, ne sont pas moins fatigantes que l'application trop continue du travail intellectuel.

Trop souvent répétées ou poussées à l'excès, les unes et les autres ont un retentissement profond sur le système nerveux; elles y déterminent des perturbations variées qui peuvent aboutir à la paralysie et à la folie.

II. — Sommeil.

Le *sommeil* est un repos périodique destiné à dissiper la fatigue, et à réparer les déperditions occasionnées par le travail de la journée de veille. Il est d'autant plus profond que les fatigues et les déperditions ont été plus considérables, et l'ont rendu plus nécessaire.

Pendant le sommeil, toutes les fonctions de relation sont suspendues; les muscles relâchés ne soutiennent plus le poids du corps et l'obligent à reposer sur une large surface. Les facultés intellectuelles sont abolies ainsi que la sensibilité. Cette abolition n'est pas toujours complète, car souvent le sommeil est traversé par des rêves. Ils sont dus à une excitation cérébrale développée sous l'influence soit de sensations vives ou d'émotions perçues pendant la veille, soit de la souffrance inconsciente de certains organes : celle d'une mauvaise digestion par exemple, etc.

Les fonctions de nutrition, la respiration, la circulation les sécrétions, la production de la chaleur animale continuent pendant le sommeil, mais sont ralenties. Le ralentissement de la respiration, en diminuant la combustion des matériaux qui concourent à la formation de la graisse, provoque l'accumulation de celle-ci dans l'organisme et favorise l'embonpoint.

La diminution de la calorification oblige à se plus couvrir la nuit que le jour, et rend dangereux de s'exposer à l'abaissement nocturne de la température atmosphérique, en dormant en plein air ou les fenêtres ouvertes.

Le sommeil parfait est au contraire essentiellement réparateur. Il procure un bien-être d'autant plus agréable qu'il a fait disparaître la fatigue musculaire, redonné au corps toute sa vigueur habituelle, et rendu aux facultés de l'esprit toute leur fraîcheur et toute leur plénitude : aussi le travail intellectuel du matin est-il plus facile, plus profitable que celui du soir et de la nuit. Mais, pour réunir tous ces avantages, le sommeil doit avoir lieu à des heures régulières et en temps opportun.

Se coucher à toute heure de nuit, et prendre sur le jour les heures dérobées au sommeil; dormir le jour et veiller la nuit, comme on y est obligé dans certaines professions, ne procure pas le même repos que lorsque le sommeil et la veille ont lieu dans leur ordre naturel. Le bruit et la lumière sont des stimulants qui rendent le sommeil de jour plus ou moins imparfait. La décoloration, l'affaiblissement, l'amaigrissement, l'exagération maladive de la sensibilité nerveuse peuvent en être la conséquence.

Cependant la sieste ou sommeil de jour est une nécessité de la saison des chaleurs et des pays chauds, parce que l'élévation de la température épuise rapidement la force de réaction, tandis que la veille, pendant la fraîcheur et la sérénité des nuits, restaure la vitalité épuisée de tous les organes.

La durée du sommeil varie suivant un grand nombre de circonstances. Il est plus long chez les individus faibles, à constitution molle et lympathique, que chez les sujets robustes; chez la femme que chez l'homme. Les grands mangeurs, les personnes obèses et pléthoriques ont une grande propension au sommeil. Elles doivent s'en défendre car il les prédispose aux congestions cérébrales et aux apoplexies.

Quant à la durée du sommeil selon l'âge, elle est consignée dans ces deux préceptes anciens :

Septem horas dormisse sat est pueroque senique.

« Dormir sept heures suffit à l'enfant et au vieillard. »

Sex horas, septem pigris, nulli concedimus octo.

« Nous accordons six heures à l'adulte, sept aux paresseux, à personne huit heures (1). »

Toutefois, l'adolescent a souvent besoin de huit à dix heures de sommeil et le vieillard peut, sans inconvénient, ne dormir que six heures.

---

(1) On a dit aussi :

Lever à six ; manger à dix,
Manger à six, coucher à dix,
Font vivre l'homme dix fois dix.

L'enfant nouveau-né a au contraire besoin de beaucoup de sommeil, aussi le voyons-nous toujours ou dormir ou têter. Ce n'est qu'à mesure qu'il développe et multiplie ses rapports avec le monde extérieur que le besoin de dormir diminue.

Un sommeil trop prolongé laisse après lui de l'apathie, de la langueur, une pesanteur de tête plus ou moins prolongée, un appétit languissant, etc.

Un sommeil insuffisant est, pour le moins, aussi contraire à la santé; surtout lorsqu'il est la conséquence des plaisirs, des excitations diverses auxquelles on se livre dans beaucoup de réunions, au milieu d'une atmosphère plus ou moins viciée. Les veilles prolongées amènent l'amaigrissement, l'épuisement, l'usure prématurée et des affections plus ou moins graves du système nerveux.

Préceptes hygiéniques.

La *veille* est cet état de l'économie pendant lequel l'homme pense et agit.

Le *repos* est la suspension de cette activité. Il doit avoir lieu de temps en temps et d'une manière périodique pour réparer les forces vitales consommées.

Le repos est aussi nécessaire à l'exercice de l'intelligence qu'à celui des muscles.

Les sensations vives de plaisir et de peine, les émotions profondes ne sont pas moins fatigantes que l'application trop continue du travail de l'intelligence.

Trop souvent répétées et poussées à l'excès, les unes et les autres peuvent produire des perturbations graves du système nerveux.

Le *sommeil*, repos périodique et nocturne, répare la fatigue occasionnée par le travail de la journée de veille.

Le sommeil, pour être réparateur et faire disparaître la fatigue du corps et de l'esprit, doit être parfait et avoir lieu la nuit.

Dormir le jour et veiller la nuit, comme on y est obligé dans certaines professions, ne redonne pas au corps sa vigueur habituelle, aux facultés de l'esprit toute leur plénitude et peut conduire à l'amaigrissement et à une exagération maladive de la sensibilité.

Pendant le sommeil, en raison de la diminution de la calorification, il faut se plus couvrir la nuit que le jour, et il est dangereux de s'exposer à l'abaissement nocturne de la température, en dormant en plein air ou les fenêtres ouvertes.

Pendant la saison des chaleurs, dans les pays chauds, la sieste ou sommeil de jour est nécessaire pour se soustraire aux inconvénients de la haute température.

La veille, pendant la fraîcheur des nuits est utile pour restaurer la vitalité épuisée des organes.

Une durée de sommeil de six heures suffit à l'adulte et au vieillard, et une durée de sept heures à l'adolescent.

Les individus faibles, à constitution molle et lymphatique, ont plus besoin de sommeil que les sujets robustes, et les femmes que les hommes.

L'enfant nouveau-né a besoin de beaucoup de sommeil.

Un sommeil trop prolongé et un sommeil insuffisant sont l'un et l'autre contraires à la santé.

CHAPITRE XV

I. — De l'exercice.

Définition. — Phénomènes qui résultent de l'exercice. — Il a pour effet de donner plus d'activité et plus de régularité à toutes ces fonctions. — Exercice modéré — Ses conséquences. — Exercice exagéré — Ses inconvénients. — Vêtements pendant l'exercice. — Le repos doit succéder à l'exercice. — Boissons et aliments après l'exercice. — Limite du repos. — Exercice insuffisant — Ses effets. — Préceptes hygiéniques.

L'*exercice* est le mouvement actif du corps résultant de la contraction combinée, associée, simultanée ou successive des muscles. L'activité sanguine, dont ces organes sont le siége, pendant leur contraction, se transmet à tout l'appareil circulatoire, la chaleur du corps s'élève et la peau fonctionne avec plus d'énergie.

L'élévation de la température est due à la dépense nerveuse, à l'accélération de la circulation et à celle de la respiration qui, en introduisant dans le sang une plus grande quantité d'oxygène, augmente la combustion de ses matériaux organiques. Elle est due aussi au développement de l'appétit, qui conduit à une consommation plus considérable d'aliments, et, par suite, à une nutrition plus active, à la réparation plus rapide des tissus, et à l'accroissement des muscles et des forces musculaires.

L'exercice ayant pour effet de donner plus d'activité et plus de régularité à toutes les fonctions est, par cela même, indispensable au maintien de la santé; mais à la condition d'être modéré; s'il est exagéré il épuise l'organisme.

La limite de l'exercice musculaire modéré n'a rien de

précis ; elle est marquée par une sensation de fatigue qui se fait sentir beaucoup plus tardivement chez les sujets robustes et bien nourris, que chez ceux qui sont dans des conditions opposées. D'où la nécessité, pour les individus livrés à des travaux manuels qui exigent un grand déploiement de force, de subvenir aux pertes que ces travaux occasionnent dans l'économie, par une alimentation abondante et réparatrice.

L'exercice est exagéré, quand il laisse, à sa suite, la sensation de brisement des membres et d'épuisement général et profond connue sous le nom de *courbature* (1).

L'exercice ou le travail immodéré ne porte pas seulement atteinte aux organes qu'il met en jeu, il affecte tous les organes à la fois. Il trouble la digestion, active la circulation, et quelquefois occasionne de la fièvre ; enfin il peut être la cause de dérangements plus ou moins graves dans les organes les plus importants.

Pour se livrer à un exercice, surtout à un exercice énergique, il convient de porter des vêtements amples et légers, n'occasionnant aucune constriction, n'apportant aucune gêne au cours du sang, à la variété des mouvements et au libre développement de la poitrine et du ventre.

Le *repos* est destiné à compenser la dépense produite par l'exercice. Il est nécessaire pour permettre aux centres nerveux et à la fibre musculaire de réparer leurs forces, et pour conjurer les effets d'un exercice trop violent et trop

---

(1) On peut considérer comme un exercice exagéré l'*effort*, surtout s'il est énergique et soutenu.

L'*effort* est en effet une contraction musculaire plus ou moins forte qui a pour but de vaincre une résistance considérable. En outre des effets de l'exercice exagéré, il peut occasionner des hernies, la congestion et l'hémorrhagie cérébrale, l'emphysème pulmonaire, la rupture du cœur et des gros vaisseaux, etc.

prolongé ; mais on ne doit pas faire succéder sans transition, à un exercice énergique un repos absolu.

Il faut aussi, avant de se reposer, se couvrir plus chaudement ou reprendre les vêtements que l'on a quittés pour s'y livrer ; une pratique contraire aurait pour effet de supprimer la transpiration que l'accroissement de la chaleur du corps a provoquée, et de produire des fluxions sur les organes internes. (Rhumes, fluxions de poitrine, rhumatisme, etc.)

Pour le même motif, on doit s'abstenir de boissons très-froides, et mêler à l'eau, qui sert à étancher la soif, une liqueur stimulante plus ou moins alcoolique. Enfin, pour assurer les bienfaits du repos, il est indispensable d'y joindre une nourriture suffisante ; mais elle ne doit pas être prise immédiatement après un exercice violent.

Le repos est arrivé à son terme et suffisant, quand se fait sentir le bien-être qui est l'indice et la conséquence de la restauration et de la récupération des forces.

L'exercice insuffisant produit aussi, mais plus lentement, de profondes modifications dans toute l'économie. La nutrition musculaire se ralentit, l'appétit diminue, la digestion est moins prompte et moins facile, et souvent la goutte et la gravelle en sont la conséquence.

Si le défaut d'exercice est absolu, et si en même temps la quantité de nourriture est abondante, l'embonpoint augmente, les interstices des fibres musculaires se remplissent de graisse, et celles-ci s'atrophient ; le mouvement devient difficile, l'habitude s'en perd de jour en jour et on ne s'y livre plus qu'avec répugnance.

II. — Exercices spéciaux

Exercices modérés. — Exercices violents. — Leurs effets. — Gymnastique. — Haltères. — Barres. — Trapèze. — Saut. — Voltige. — Exercices militaires. — Natation. — Équitation. — Escrime. — Danse. — Préceptes hygiéniques. — Conclusion.

Maintenant que vous connaissez les effets généraux de l'exercice, je n'aurai pas besoin d'insister beaucoup sur les *exercices spéciaux*, qui ont pour but de réaliser les avantages et les bienfaits que procurent, à l'économie, les mouvements produits par la contraction combinée des muscles des différentes parties du corps. Ces exercices peuvent être divisés en modérés et violents.

Les *exercices modérés* comprennent la marche plus ou moins accélérée, la chasse, l'équitation, les jeux de billard, de balle, de volant, de paume, de cerceau, la lecture à haute voix, le chant, la déclamation. Suivant le degré de force qu'ils exigent, ils produisent, à des degrés divers, l'augmentation de la fréquence de la respiration, des battements du cœur et du pouls, la production plus grande de la chaleur et de la transpiration, l'accélération des fonctions de tous les organes et de la nutrition, et une dépense plus ou moins notable qui demande une réparation proportionnée.

Les *exercices violents* sont : la danse, la course, le saut, la lutte, l'escrime, la natation et la gymnastique. Ils ont pour effet d'accélérer très-vivement la respiration et les battements du cœur, et d'activer à un haut degré la production de la chaleur et de la sueur, enfin de conduire rapidement à la fatigue.

Cette division des exercices en modérés et violents, n'a rien d'absolu; tel exercice modéré peut devenir violent, et tel exercice violent être modéré suivant la manière dont il est pratiqué.

De tous ces exercices, ceux dont j'ai spécialement à vous entretenir sont : la *gymnastique*, la *natation*, l'*équitation*, l'*escrime*, la *danse*. Je le ferai très succinctement, n'ayant qu'à vous en faire ressortir les avantages et les inconvénients.

1° GYMNASTIQUE

Se livrer aux divers exercices que je vous ai énumérés tout à l'heure, c'est faire de la *gymnastique naturelle* ; mais on donne particulièrement le nom de *gymnastique* à un ensemble d'exercices artificiels, ou créés, réglés et perfectionnés par l'art, et destinés à développer la force des muscles, à établir dans les mouvements une harmonie et un équilibre qui en assurent l'énergie et la précision, à redresser les attitudes vicieuses et les directions mauvaises, enfin à fortifier la constitution et à donner au corps de la vigueur, de l'agilité et de la souplesse. Ces exercices pratiqués, pour la plupart, avec des instruments spéciaux, conviennent aux jeunes gens pendant le temps qu'ils consacrent à leur instruction dans les écoles, les colléges et les lycées. Ils ont pour but d'équilibrer le travail intellectuel par le travail des muscles ; mais depuis que les exercices militaires, qui sont aussi un élément d'ordre et de discipline, ont été introduits dans les établissements d'éducation, les exercices gymnastiques ont beaucoup perdu de leur importance et n'ont plus guère d'utilité ; surtout si, comme cela arrive le plus souvent, ils sont pratiqués sans ordre, ni méthode (1) : ce qui conduit la plupart de ceux qui s'y livrent à se fatiguer par des efforts impuissants, sans grand profit pour leur agilité, leur vigueur et leur adresse.

---

(1) Il en sera ainsi dans les colléges de province tant qu'un des professeurs ou des maîtres d'étude ne pourra pas, au lieu de présider seulement à ces exercices, les enseigner avec compétence.

Les exercices enseignés par cet art sont relatifs au développement des muscles des membres supérieurs et inférieurs, à ceux du tronc et de tout le corps. Ainsi, les exercices des haltères, des barres parallèles et horizontales, des échelles de corde ou de bois, des perches, etc., sont destinés à fortifier les muscles des bras. Les exercices de voltige, qui se pratiquent sur la poutre du grand portique et sur le trapèze qui y est appendu, mettent en jeu et fortifient presque tous les muscles de l'économie et assouplissent les articulations. Je ne m'étendrai pas davantage sur ces exercices trop nombreux pour être décrits. Je me contenterai de vous parler de la *marche*, du *saut* et de la *course*, exercices libres et naturels qui font aussi partie de la *gymnastique*.

La *marche* est le mouvement ordinaire que l'homme imprime à son corps pour le porter en avant. Elle met en action tous les muscles des membres et du tronc, mais surtout ceux des membres inférieurs. C'est un exercice très-salutaire qui doit être pratiqué chaque jour; on estime de 2 à 4 kilomètres en moyenne, la distance à parcourir journellement (1). La marche est facile lorsque le sol est uni

(1) Voici les différentes vitesses qu'on obtient de la marche dans l'infanterie.

DÉSIGNATION DES PAS	NOMBRE dans une minute	ESPACE parcouru dans une minute	ESPACE parcouru dans une heure
		metres	mètres
Pas ordinaire (de 66 centimètres).......	76	49.40	3,000
Pas de route....................	100	65.00	4,000
Pas accéléré....................	110	71.50	4,290
Pas plus accéléré....................	120	78.00	4,680
Pas de charge....................	128	83.20	4,992
Pas maximum....................	153	100.00	6,000

comme dans une plaine, elle est d'autant plus difficile qu'il offre une pente ou une montée plus raide et plus escarpée. Elle donne lieu alors à un essoufflement pénible, et elle a de sérieux inconvénients pour les individus atteints de maladies des poumons et du cœur.

Le *saut* est un mouvemeut vif et subit, en vertu duquel le corps se détache momentanément du sol, par une extension brusque des membres préalablement fléchis. Tous les membres du corps concourent à cet exercice, principalement ceux des membres inférieurs.

Il comprend plusieurs variétes : le saut en largeur et en hauteur, le saut en profondeur, le saut avec une perche qui sert de point d'appui pour franchir un espace plus considérable.

Le saut peut nuire par l'ébranlement qu'il communique au cerveau, à la moelle épinière, au foie, etc. ; on évite ce danger en touchant le sol par la pointe des pieds et en fléchissant les articulations.

Le saut peut occasionner des hernies, des entorses, des fractures, des luxations, etc.

La *course* est un mouvement précipité qui participe de la marche et du saut. Pendant la course le centre de gravité du corps est successivement et rapidement porté d'un pied à l'autre, d'où il résulte qu'il est des instants où le corps, porté en haut, oscille dans l'air comme un pendule ; ce qui rend les chutes faciles et fréquentes et expose à toutes leurs conséquences.

La course est un exercice fatigant et violent qui produit facilement l'essoufflement. Elle est contraire aux individus qui ont beaucoup d'embonpoint, et à ceux atteints de maladies des poumons et du cœur. Elle convient aux enfants et aux jeunes gens dont elle fortifie la constitution, assouplit les articulations et développe le système musculaire, surtout celui des membres inférieurs.

Le *pas de gymnastique* est une course réglée, cadencée et rhythmée. Il a un mètre de long et s'exécute 200 fois par minute. C'est un excellent exercice.

2° NATATION

La *natation* est un exercice dans lequel l'homme exécute des mouvements volontaires, à l'aide desquels il se maintient à la surface de l'eau, en rendant la pesanteur spécifique du corps à peu près égale à celle du poids du volume d'eau qu'il déplace. Pendant cet exercice, la poitrine subit une dilatation active que le nageur maintient par des inspirations profondes et soutenues. Elle lui sert ainsi de point d'appui solide, pour exécuter les mouvements variés et alternatifs des membres supérieurs et inférieurs que la natation exige.

C'est un des meilleurs exercices que vous puissiez faire, car, en vous y livrant, vous profitez en même temps des bénéfices du bain froid.

Les précautions qu'il convient de prendre sont les mêmes que pour les bains froids.

3° ÉQUITATION

L'*équitation* est un exercice pendant lequel les muscles des cuisses et des jambes qui embrassent le cheval, ceux du tronc qui concourent aux mouvements qu'exécute le cavalier, sont en action.

Les ébranlements répétés que l'équitation communique à tous les organes, lorsqu'ils ne dépendent pas de mouvements trop violents, de secousses trop dures et d'une rapidité trop grande, activent avec modération les fonctions. Elle accélère peu la circulation; mais favorise l'hématose et la rend plus complète. Elle augmente l'appétit, invite à une alimentation plus abondante et en rend la digestion plus facile; enfin elle entraîne peu ou point de pertes. Mais, d'un autre côté, elle relâche les parois du ventre, prédispose aux hernies, aux varices des membres inférieurs et aux hémorrhoïdes; elle est préjudiciable aux personnes atteintes de maladies du cœur et des poumons.

4° ESCRIME

L'exercice de l'*escrime* développe de la force, de la vivacité et de la précision dans les actes musculaires. Il assouplit les articulations et met en jeu les muscles des bras, des cuisses et de plusieurs muscles du tronc et de la tête. Par la variété d'attitudes qu'il nécessite, il augmente la force, développe et agrandit la poitrine.

L'escrime donne en outre de la souplesse et de l'aplomb, de la grâce et de l'assurance, de la justesse dans le coup d'œil. Elle a toutefois le désavantage de produire une trop grande prédominance de force à l'épaule et au bras droits.

5° DANSE

La *danse*, telle qu'elle s'exécute aujourd'hui, se compose de marche cadencée, ou de petits sauts exécutés avec des mouvements de rotation plus ou moins fréquents et plus ou moins rapides. Dans ce dernier cas, elle cause à quelques personnes des vertiges, des nausées, des vomissements, et, quelquefois même, des syncopes qui les empêchent de s'y livrer.

La danse est un exercice salutaire; elle atténue les inconvénients de la vie sédentaire qui tient dans l'inaction les membres inférieurs, chez la femme surtout. Mais les circonstances dans lesquelles elle s'exécute, — pendant la nuit et dans des locaux encombrés, au sein d'une atmosphère chaude, confinée et chargée d'émanations animales, d'origine et de nature diverses, — lui font perdre une grande partie de ses avantages, quand elles ne la rendent pas dangereuse.

Préceptes hygiéniques.

L'*exercice* a pour effet de donner plus d'activité et plus de régularité à toutes les fonctions : par cela même, il est indispensable au maintien de la santé ; mais à la condition d'être modéré.

Sa limite réside dans la production d'une sensation de fatigue.

La fatigue se manifeste plus tardivement chez les sujets robustes et bien nourris, que chez ceux qui sont dans une condition opposée. D'où la nécessité, pour les individus livrés à des travaux manuels qui exigent un grand déploiement de forces, de subvenir aux pertes qu'ils occasionnent dans l'économie, par une alimentation plus abondante et plus réparatrice.

L'exercice exagéré produit la courbature ; il peut en outre troubler toutes les fonctions et porter atteinte aux organes les plus essentiels.

Le *repos* est nécessaire pour en conjurer les effets ; mais il ne doit pas lui succéder brusquement et sans transition. On doit y joindre une nourriture suffisante en qualité et en quantité.

Le repos est arrivé à son terme quand se font sentir la restauration et la récupération des forces.

Pendant un exercice énergique, ne porter que des vêtements amples, légers, n'occasionnant aucune gêne dans les mouvements, ni aucune constriction.

Après l'exercice, avant de se reposer, se couvrir plus chaudement ou reprendre les vêtements que l'on a quittés pour s'y livrer.

S'abstenir de boissons très-froides, et mêler à l'eau, qui sert à étancher la soif, une liqueur stimulante plus ou moins alcoolique.

Ne pas manger immédiatement après un exercice violent, et, à la suite du repas, ne faire aucun exercice ou faire seulement un exercice modéré.

L'exercice insuffisant diminue l'appétit, ralentit la digestion et la nutrition des muscles, occasionne la goutte et la gravelle.

Le défaut absolu d'exercice, si en même temps la nourriture est abondante, cause l'obésité, l'atrophie musculaire graisseuse et rend le mouvement difficile et pénible.

CONCLUSION

En terminant ce cours, permettez-moi de le résumer en empruntant à M. Riant les paroles suivantes qui en formeront comme le couronnement.

« L'homme qui apporte la sobriété, la sagesse et la modération en toutes choses ; qui a fait de l'hygiène la règle de son corps, comme de la morale la règle de sa vie, conserve longtemps la santé et ses avantages extérieurs. Et, quand vient le jour où le visage se ride, où les cheveux blanchissent, loin de recourir à de vains artifices, il se fait encore honneur de ces témoignages du travail de ses mains ou des efforts de sa pensée, qui lui rappellent, sans amertume, les années qu'il a vécues et qu'il a si bien remplies. »

APPENDICE

DES AGES

L'homme subit dans son organisation et dans ses fonctions, depuis sa naissance jusqu'à sa mort, des modifications successives, graduelles et continues, qui constituent des étapes ou des phases dans la durée de son existence, et auxquelles on a donné le nom d'*âges*.

Les limites n'en sont pas bien précises, d'où la variété des divisions admises dans les âges ; nous adopterons la suivante qui nous paraît une des plus rationnelles :

Première enfance, de la naissance à 2 ans.

Deuxième enfance de 2 à 12 ans.

Jeunesse ou adolescence de 12 à 20 ans.

Age adulte ou maturité, de 20 à 60 ans.

Vieillesse, de 60 ans à la mort.

L'hygiène de ces époques de la vie est différente pour chacune d'elles. Quoique nous nous en soyons déjà occupé, nous croyons devoir insister davantage ici sur les règles particulièrement applicables à la conservation de la santé de l'enfant et du vieillard.

I. — Première enfance.

DE LA NAISSANCE A DEUX ANS

Aération. — Ventilation. — Direction de la lumière. — Vêtements. — Soins de propreté. — Lotions. — Bains. — Allaitement maternel. — Ses avantages. — Allaitement mercenaire. — Son infériorité. — Pesage. — Allaitement artificiel. — Biberon. — Ses dangers. — Sevrage. — Influence de la dentition. — Influence de la saison chaude. — Régime après le sevrage. — Sorties. — Exercices. — Promenades en petites voitures.

Aération, Ventilation. — L'enfant nouveau-né doit respirer un air pur, et si des rideaux, autour de son berceau, sont parfois nécessaires pour le préserver des courants d'air, d'une lumière trop vive, des mouches, etc., ils doivent être d'un tissu assez léger et assez clair pour permettre l'accès, autour de lui, d'une atmosphère renouvelée. C'est pourquoi on évitera de placer son berceau dans une alcôve ou un cabinet sans aération.

Le renouvellement de l'atmosphère de la chambre qu'il occupe est indispensable dans les ménages d'ouvriers, où une seule pièce sert à toute la famille composée, quelquefois, de plusieurs enfants. L'air de cette pièce, échauffé par un poële, est souvent saturé d'émanations dégagées par la cuisson des aliments, ou par des couches et des langes, imprégnés d'urine, qu'on y fait sécher.

La tête du berceau sera en outre tournée du côté d'où vient le jour, afin de préserver l'enfant d'une lumière trop vive; mais on fera en sorte, surtout, que celle-ci ne lui arrive pas de côté, pour que l'habitude de diriger les yeux vers elle ne les expose pas à une déviation.

Vêtements, Soins de propreté. — L'enfant nouveau-né produit peu de chaleur, aussi doit-il être soigneusement mis à l'abri de l'abaissement de la température. Ses *vêtements* seront composés de linges souples et chauds, de langes de laine ou de coton suivant la saison, de chemises ou de robes longues de laine. Quels qu'ils soient, ces vêtements ne seront ni assez épais pour provoquer de la sueur, qui affaiblit l'enfant et l'expose à un refroidissement pernicieux au moment de leur renouvellement, ni assez serrés pour entraver sa respiration et la liberté de ses mouvements.

C'est une mauvaise pratique, instituée par la mode, de laisser à découvert les bras, les épaules et les jambes de l'enfant. Même à un âge plus avancé, cette manière d'agir peut lui être nuisible en l'exposant, sans utilité, sous prétexte de l'y habituer, à toutes les intempéries atmosphériques. Ne doit-il pas, arrivé à l'adolescence, couvrir toutes les parties de son corps?

Pendant la nuit, l'enfant a besoin d'être plus couvert que pendant le jour, excepté de la tête, et, dans la saison froide, il sera souvent nécessaire de placer à ses pieds une boule ou une bouteille de grès remplie d'eau chaude; mais on évitera de se servir de briques ou de fers chauffés au feu; ils pourraient brûler le linge dont on les enveloppe et l'enfant lui-même.

Les soins de propreté sont d'une importance extrême. L'enfant doit être lavé tous les jours de la tête aux pieds, avec une éponge imbibée d'eau tiède pure ou légèrement vinaigrée, et essuyé rapidement avec un linge doux et sec. On le baignera aussi souvent que possible pendant quelques minutes seulement; néanmoins le nombre des bains peut être réduit à deux par semaine. L'eau des lotions et des bains sera tiède pendant les trois ou quatre premiers mois; ce n'est que plus tard qu'on pourra en abaisser un peu la température, sans toutefois employer de l'eau froide.

On renouvellera les lotions aussi souvent que l'enfant se sera sali, et on saupoudrera, avec de la poudre de riz ou de lycopode, les parties de la peau rouges et excoriées.

La tête de l'enfant sera soigneusement débarrassée tous les jours, avec une brosse de chiendent, de la crasse qui s'y accumule et forme l'espèce de croûte connue sous le nom de *chapeau*.

Sous cette croûte, que trop souvent les préjugés respectent, la peau s'irrite et suppure en répandant une odeur infecte et nauséabonde. Quelquefois l'irritation gagne les glandes du cou qui finissent par se transformer en abcès.

Lorsque cette croûte résiste, il faut l'enlever en la ramollissant avec des cataplasmes de fécule de pommes de terre, qui ont, en outre, l'avantage de dissiper l'inflammation et la suppuration que son séjour prolongé fait naître.

Les couches et les langes doivent être changés dès qu'ils sont salis, ne pas servir une seconde fois avant d'avoir été lavés, et ne jamais être conservés dans la chambre où l'enfant séjourne.

Allaitement maternel. — Le meilleur aliment qui puisse être donné à l'enfant nouveau-né est le lait de sa mère (1). Ce n'est que par suite de circonstances exceptionnelles, qu'une femme, jouissant d'une bonne santé, peut se dispenser d'allaiter son enfant.

L'allaitement doit commencer dans les deux ou trois premiers jours qui suivent la naissance. En attendant que la sécrétion du lait soit établie, on nourrit l'enfant avec

(1) La statistique suivante montre l'influence des différents modes d'allaitement sur la santé de l'enfant.

Sur 235 enfants élevés au sein il y a eu 25 décès, soit 10.5 0/0.
— 181 nourris par leur mère, 15 décès, soit 8 0/0.
— 54 confiés à des nourrices, 10 décès, soit 18 0/0.
— 64 élevés artificiellement, 33 décès, soit 51 0/0. (Créquy.)

de l'eau tiède sucrée, pure ou mêlée à un peu de lait. Donner le sein plus tôt c'est fatiguer l'enfant par une succion inutile et exposer la mère à des gerçures ou crevasses du mamelon, toujours fâcheuses.

Ces premiers jours écoulés, la mère fera têter régulièrement son enfant toutes les deux heures environ, la dernière fois le plus tard possible, afin de lui procurer, ainsi qu'à elle-même, un sommeil aussi indispensable à l'un qu'à l'autre pour la conservation de sa santé.

Dans le cas d'insuffisance du lait maternel, on fera boire à l'enfant du lait de vache coupé avec un tiers d'eau tiède légèrement sucrée, dont on diminuera progressivement la proportion jusqu'à donner le lait pur.

Vers le cinquième mois, au lait de la mère on ajoutera des panades claires, des potages légers, préparés avec des biscottes, des fécules, du pain, cuits dans le lait ou du bouillon. Un seul par jour suffira d'abord, puis on en augmentera le nombre à mesure que l'enfant prendra de l'âge.

Mais il faut absolument s'abstenir de ce genre d'alimentation avant cette époque; les organes digestifs qui n'auraient pas encore acquis le degré d'organisation nécessaire pour une facile digestion de ces aliments, leur feraient subir une élaboration incomplète; il en résulterait des indigestions, des diarrhées fréquentes, et l'enfant, malgré l'abondance des aliments, ne tarderait pas à dépérir aussi sûrement que s'il était incomplétement nourri.

Allaitement mercenaire. — Que l'enfant soit allaité par sa mère ou par une nourrice, les règles à suivre sont les mêmes; mais, dans ce dernier cas, l'allaitement doit être surveillé avec le plus grand soin, afin que toutes les conditions qu'il exige, pour le bien-être et le maintien de la santé de l'enfant, soient exactement remplies : ce qu'il est difficile d'obtenir lorsque la nourrice ne demeure pas chez les parents (1).

Allaitement artificiel. Biberon. — La mortalité des enfants élevés au biberon étant beaucoup plus considérable que celle des enfants qui sont allaités par leur mère, et même par une nourrice, ce mode d'allaitement ne doit être employé qu'à défaut de tout autre.

Le *biberon* est l'appareil à l'aide duquel on le pratique le plus souvent. Depuis quelques années, il a subi dans sa construction des modifications qui en rendent l'usage si facile, qu'il serait un instrument parfait, si cette facilité même n'avait rendu son emploi souvent dangereux.

Aujourd'hui la femme qui allaite un enfant au biberon, à la campagne surtout, ne le fait plus boire en tenant la bouteille à la main ; elle laisse l'enfant couché dans son berceau, place le biberon à côté de lui, et lui met dans la bouche la tétine de caoutchouc qui termine le tube plongé dans le lait que contient le vase ; elle s'en va ensuite s'occuper de ses autres enfants ou vaquer à ses travaux au dedans ou au dehors. Qu'arrive-t-il alors ? L'enfant, après avoir ingurgité une plus ou moins grande quantité de lait, s'endort en conservant la tétine dans la bouche, puis continue de temps en temps pendant son sommeil, par une

---

(1) On peut s'assurer que l'enfant reçoit une alimentation convenable et suffisante en le pesant fréquemment. En général, l'enfant nouveau-né perd de son poids pendant les deux premiers jours. Cette perte de poids peut s'élever jusqu'à 150 grammes. Du 4e au 6e jour il a repris et dépassé le poids de naissance.

Il doit ensuite augmenter de 20 à 25 grammes par jour pendant les cinq premiers mois et de 10 à 15 grammes jusqu'à la fin de la première année.

sorte d'habitude, des mouvements de succion qui livrent de nouvelles quantités de lait à son estomac. Celui-ci, bientôt surchargé, en repousse une partie plus ou moins coagulée qui, sous l'influence des mouvements d'inspiration, s'introduit, avec l'air, dans les voies respiratoires et détermine l'asphyxie.

Cet accident, que nous avons vu plusieurs fois se produire, a lieu principalement lorsque l'estomac ou les intestins, par suite de ce mode vicieux d'allaitement, ont déjà éprouvé des dérangements plus ou moins notables dans leurs fonctions, et que l'enfant est couché sur le dos.

Pour l'éviter, il est nécessaire de déterminer la quantité de lait qu'il convient de donner à chaque repas, et de n'introduire que cette quantité dans le biberon, dont toutes les parties auront été, au préalable, minutieusement nettoyées (1). On fera ensuite boire l'enfant en tenant la fiole à la main, et on le couchera sur l'un ou l'autre côté pour que, si une portion du lait avalé était regurgitée, elle pût facilement sortir de la bouche.

Lorsque le lait de vache est mal supporté, on peut, dans certaines circonstances, le remplacer par le lait de chèvre. D'autres fois, il y a avantage à lui substituer du bouillon gras dégraissé et légèrement sucré, ou du moins à faire entrer le bouillon, pour une partie, dans la nourriture journalière de l'enfant.

C'est aussi, pendant l'allaitement artificiel, vers l'âge de 5 ou de 6 mois, qu'on devra commencer à ajouter au ré-

(1) La quantité de lait qu'un enfant doit consommer par 24 heures en 8 ou 10 fois est en moyenne : Pendant le 1er mois de lit. 0.300; pendant les 2e 3e 4e et 5e mois de lit. 0.600 ; pendant le 6e mois et les suivants de lit. 0.800.

Il faut en outre étendre ce lait de 1/3 ou 1/4 d'eau tiède légèrement sucrée, pour le rapproher de la composition du lait de femme.

gime du lait des panades légères, des potages clairs de fécules bien cuites, etc.

Mais qu'on se garde bien de donner dès les premiers mois, comme on le fait trop souvent à la campagne, parmi les nourrices mercenaires surtout, des bouillies et des soupes plus ou moins épaisses, ou tous autres aliments indigestes (pommes de terre, châtaignes, etc.), rien n'est plus pernicieux pour l'enfant qu'un pareil régime; il constitue un sevrage anticipé et prématuré. Soumis à ce genre d'alimentation, l'enfant est bientôt pris de vomissements et de diarrhée; il maigrit et dépérit de jour en jour, et finit par prendre les traits et l'aspect d'un vieillard arrivé au dernier degré de la décrépitude, malgré l'abondance apparente des aliments qu'on introduit dans son estomac. En réalité, il succombe à l'*inanition*, parce que ses organes digestifs sont incapables de digérer des substances alimentaires si peu appropriées à leur structure, et d'y puiser les éléments nécessaires à la nutrition des organes. S'il résiste, son ventre grossit, sa poitrine se déforme, son dos se voûte, ses membres se courbent et se tordent: il devient rachitique; état dont il conserve des traces plus ou moins prononcées pendant le reste de son existence.

Sevrage. — Le sevrage doit, en général, avoir lieu à l'âge de 12 à 15 mois. Si on devait attendre pour sevrer un enfant qu'il ait 16 dents ou même seulement 12, le sevrage ne pourrait se faire qu'à l'âge de 18 mois à 2 ans. Un allaitement aussi prolongé affaiblit les fonctions digestives et retarde le développement des forces, en privant l'enfant d'une nourriture plus substantielle et plus réparatrice.

L'éruption des dents, qui se fait successivement et par groupes, commence en effet à un âge trop peu constant et offre, entre les différents groupes, des intervalles trop variables, pour servir à déterminer l'époque du sevrage (1). Au reste, sans nier l'influence de la dentition sur certains dérangements de la santé, qui se montrent pendant l'éruption dentaire, nous pensons qu'on a tellement exagéré cette influence qu'elle est presque devenue un préjugé.

Si l'enfant est bien portant, s'il a déjà percé quelques dents sans que ses diverses fonctions aient été troublées, ou si aucune dent ne s'est encore montrée, c'est à un an qu'il doit être sevré; mais si, au contraire, pendant la sortie des premières dents, l'enfant a été souffrant, s'il a eu de la toux, de la diarrhée, des vomissements ou des convulsions ne pouvant être attribués à d'autres causes, il convient de retarder le sevrage, ou de profiter de l'intervalle de repos qui sépare l'éruption de deux groupes pour l'opérer.

Ce qui, à nos yeux, a non moins d'importance que la dentition pour déterminer l'âge auquel il convient de sevrer, c'est la saison pendant laquelle l'enfant aura atteint sa première année. Cette saison est-elle l'été, il faut retarder le sevrage jusqu'à la saison suivante, et ne l'effectuer que vers l'âge de quinze mois. Agir autrement serait exposer l'enfant à des dérangements graves des fonctions digestives, auxquels le prédisposent déjà les chaleurs de l'été, et que des modifications dans l'alimentation pourraient faire naître. C'est donc à l'âge de *douze*

---

(1) La première dentition qui se compose de 20 dents commence vers l'âge de 6 à 7 mois et s'effectue par 5 groupes successifs :

1er groupe : 2 incisives médianes inférieures, vers 7 à 8 mois.
2e groupe : 4 incisives supérieures.
4 premières molaires, de 11 à 12 mois.
3e groupe : 2 incisives inférieures.
4e groupe : 4 canines, du 15e au 24e mois.
5e groupe : 4 dernières molaires, vers l'âge de 30 mois.

à *quinze* mois, suivant les circonstances, qu'un enfant doit être sevré.

Le sevrage n'aura pas lieu brusquement; on y préparera l'enfant en diminuant le nombre des tétées, et en substituant peu à peu le biberon au sein. Cette substitution sera d'autant plus facile qu'on aura déjà habitué l'enfant à boire du lait de vache. Enfin on s'abstiendra complétement de donner le sein. Le régime ne doit plus être composé alors que d'un peu de lait, de fécules cuites au lait ou au bouillon, de panades, de chocolat, d'œufs, en plus grande quantité : aliments qui devront être donnés à des heures et à des intervalles parfaitement réglés.

Après le sevrage l'enfant continuera le même régime; mais à mesure qu'il prendra de l'âge, que ses dents deviendront plus nombreuses, sa nourriture sera plus abondante et plus substantielle. On y fera entrer des œufs, des viandes tendres, du pain trempé dans leur jus, du chocolat, quelques légumes farineux ou aqueux assaisonnés au jus ou au lait, et pour boisson de l'eau pure. On s'abstiendra de lui donner des aliments épicés et de haut goût, de la charcuterie, des pâtisseries lourdes et non levées, du café, du vin et surtout des vins forts.

Sorties. — Exercice. — Si jeune que soit l'enfant, le grand air et l'exercice lui sont nécessaires. Huit ou quinze jours après sa naissance, dans la saison chaude, un peu plus tard, en hiver, l'enfant doit être sorti et promené, porté sur les bras d'une bonne ou d'une nourrice. Ce n'est là qu'un exercice passif; mais le mouvement et les légères secousses imprimées à son corps, la respiration d'un air pur, l'action vivifiante de la chaleur solaire, influencent d'une manière favorable toute son économie, activent sa calorification, sa nutrition et le fortifient.

L'enfant est d'abord porté couché sur un petit oreiller, puis dès qu'il est assez fort pour se tenir assis, c'est dans cette position qu'il est porté sur les bras. La personne qui le porte doit avoir soin de le tenir tantôt du bras droit, tantôt du bras gauche, et ne pas presser trop fortement contre son corps ses membres inférieurs, afin de ne pas imprimer à la jambe située en dessus une déviation en dehors, en portant en dedans le genou placé à faux au-devant du membre inférieur opposé.

L'emploi de *petites voitures* pour promener les enfants, est d'une grande commodité, surtout pour les longues promenades; mais elles offrent plus d'un inconvénient, particulièrement lorsque les enfants sont très-jeunes. D'abord, parce que, dans les premiers mois de la naissance, le cerveau peut éprouver des ébranlements nuisibles lorsque l'enfant est roulé sur le pavé des villes, ou sur un sol rendu inégal par un empierrement récent, ou de la boue desséchée; ensuite, parce que, presque toujours endormi par le balancement de la voiture, et privé de mouvement, il s'y refroidit facilement. On s'abstiendra donc de petites voitures pour promener les enfants très-jeunes sur un sol pavé et inégal, et par une basse température.

Autant les promenades seront fréquentes ou prolongées dans la belle saison, autant elles seront courtes en hiver, si le temps est très-froid. Tant bien vêtu que soit un enfant, il est facilement pénétré par le froid, sans paraître en souffrir. Il tombe alors dans un état d'assoupissement, de prostration et de torpeur qui pourrait lui être funeste s'il se prolongeait. On ne doit l'en tirer qu'en le réchauffant *peu à peu* et non rapidement en l'approchant du feu. A mesure que l'enfant avance en âge, ses mouvements deviennent de plus en plus actifs, et il produit plus de chaleur.

Lorsqu'on ne le promène pas, ce qu'il y a de mieux à faire est de le mettre prendre ses ébats sur un tapis ou un paillasson, de l'y laisser s'y traîner et s'accrocher aux objets qui l'entourent. Peu à peu il se lèvera sur ses jambes, fera quelques pas en prenant pour point d'appui les objets environnants, puis finira par marcher sans soutien.

Les *lisières*, les *chariots* destinés à soutenir les enfants sous les bras, pour leur faire faire leurs premiers pas et les exercer à marcher, ne sont plus guère en usage; ils ont l'inconvénient de comprimer la poitrine, et s'ils sont employés avant que les membres inférieurs aient acquis assez de force et de solidité, ils en favorisent ou en déterminent la courbure. Plus tard, lorsque l'enfant marche seul, ils sont inutiles, à moins qu'ils ne servent, comme trop souvent les *promenoirs* en usage dans la campagne, à débarrasser la mère ou la nourrice d'une surveillance incommode ou onéreuse.

Mais les premiers pas de l'enfant sont toujours plus ou moins incertains et accompagnés de chutes. On rendra celles-ci moins fréquentes en tenant les robes courtes, et on préservera la tête de contusions à l'aide d'un bourrelet. Cette coiffure, passée de mode, si elle est légère et n'exerce aucune constriction autour de la tête, ne peut avoir que des avantages. C'est aussi alors que les cheminées et les poëles devront être garnis de garde-feu.

II. — Deuxième enfance.

DE DEUX A DOUZE ANS.

Salle d'asile et école. — Situation. — Conditions générales. — Conditions spéciales. — Population scolaire. — *Classe* — Vestibule. — Vestiaire. — Lavabo. — Dimension de la classe. — Aération. — Ventilation naturelle. — Ventilation artificielle. — Chauffage. — Poële. — Cheminée. — Poële-ventilateur. — Calorifères. — État de la vue de l'enfant. — Modifications qu'il subit. — Éclairage artificiel. — Inconvénients de son insuffisance et de son intensité. — Éclairage à l'huile, au gaz. — Mobilier scolaire. — Inconvénients de l'ancien mobilier. — Conditions que doit remplir le nouveau. — Livres. — Emploi du temps. — Exercices intellectuels. — Exercices corporels. — Gymnastique de chambre. — Aliments. — Annexes de la salle d'asile et de l'école. — Préau couvert. — Cour de récréation. — Latrines. — Service médical. — Sa nécessité.

Pendant cette période la dentition se complète par l'apparition de nouvelles dents, et par le renouvellement de la première dentition; les organes acquièrent plus de force et plus d'activité, l'intelligence s'ouvre et s'étend; l'enfant peut faire usage de presque tous les aliments de l'adulte et se couvrir de vêtements semblables.

C'est l'âge de la *salle d'asile* et de l'*école* où, maintenant, il va passer au moins six ou huit heures par jour. Nous allons le suivre dans ces établissements, et déterminer succinctement les conditions de salubrité qu'ils doivent remplir pour ne pas comoromettre la santé de l'enfant.

1° *Salle d'asile. — École.*

Les conditions dont il faut tenir compte, pour établir une salle d'asile et une école, sont générales et spéciales.

Les *conditions générales* sont relatives à la *situation*, à l'*exposition*, à la *construction* et ne diffèrent pas de celles qui concernent l'*habitation;* nous les avons exposées dans la *deuxième leçon*. Toutefois, nous ajouterons, relativement à la *situation*, que dans les villes la *salle d'asile et l'école* doivent être tenues à distance des lieux bruyants, des rues très-fréquentées où la circulation des voitures est active, des établissements industriels incommodes par les bruits ou les émanations qu'ils émettent, des amas d'immondices, etc. Dans les campagnes, elles seront éloignées des dépôts de fumier, des eaux stagnantes, des amas de purin, des cimetières, etc.; enfin, partout, du voisinage des lieux publics qui peuvent porter atteinte à la moralité des enfants, pervertir leurs mœurs et corrompre leur esprit par la vue des scènes qui s'y passent.

Quant aux *conditions spéciales*, elles varient avec la population scolaire de la commune, le nombre des établissements qu'elle possède, l'espace dont l'architecte peut disposer, etc. Elles ne peuvent toutefois s'écarter des prescriptions des règlements concernant : les dimensions de la salle de classe, la détermination du nombre des élèves, la hauteur de la classe, etc. (1).

La classe, étant le lieu où les enfants sont réunis six heures au moins par jour, nous nous occuperons particulièrement de son aération, de sa ventilation, de son chauffage, de son éclairage, et de son mobilier, nous dirons ensuite quelques mots des annexes de l'école (préau couvert, cour de récréation, latrines), des aliments à l'école, de l'examen médical qui devrait précéder l'admission à *la salle d'asile et à l'école* et de la surveillance sanitaire qui devrait être exercée.

Classe. — La classe doit être située au rez-de-chaussée. Une classe au premier étage expose les enfants à des chutes en montant ou en descendant l'escalier (2).

Vestibule, vestiaire. — La classe sera précédée d'un *vestibule* assez grand pour servir de *vestiaire*, et aux murs duquel seront fixés des crochets ou des porte-manteaux, afin que les enfants y puissent accrocher leurs coiffures

---

(1) Le nombre des enfants de 2 à 12 ans qui doivent fréquenter *la salle d'asile et l'école* est en moyenne de 20 0/0 de la population de la commune; de 5 0/0 pour les enfants de 2 à 6 ans, et de 15 0/0 pour ceux de 6 à 12 ou 13 ans. Aux termes d'une circulaire ministérielle du 30 juillet 1858, « la population scolaire se détermine en prenant les enfants de 7 à 13 ans dans les communes où il y a des salles d'asile et de 5 à 13 dans toutes les autres ».

(2) Nous avons plutôt en vue ici les écoles des communes rurales, qui sont les plus nombreuses, que celles des villes et surtout des grandes villes.

et les vêtements qui, en hiver, servent à les abriter contre le froid et la pluie. Au-dessus, des planches seront placées pour servir à déposer les paniers dans lesquelles les enfants apportent leur repas du milieu de la journée, s'il n'existe pas de préau couvert où ce dépôt puisse se faire.

Fontaine, lavabo. — Le vestibule devra aussi contenir une *fontaine* ou un *lavabo* à un ou plusieurs robinets, pour que les enfants puissent, au besoin, se laver les mains et le visage à l'entrée et à la sortie de la classe; quelques éponges ajoutées au lavabo de la *salle d'asile* permettront de faire subir ce nettoyage aux enfants les plus jeunes.

Sol. — Le sol de la classe est le plus souvent pavé avec des carreaux de terre cuite ou des dalles de pierre; il serait préférable de le couvrir d'une couche de ciment de Portland. On lui donnera une pente légère vers la porte, afin d'assurer un écoulement facile à l'eau de lavage.

Plafond. — Le plafond aura une surface unie, sans poutre ni poutrelles, qui font obstacle au renouvellement de l'air, dont les intervalles deviennent le siége privilégié des toiles d'araignées, et qui retiennent les poussières et les miasmes dans leurs anfractuosités. On lui conservera une couleur blanche pour concourir à l'éclairage de la classe.

Murs. — Les murs, à l'intérieur, seront parfaitement plans unis et lisses; on aura soin d'arrondir les angles qu'ils forment par leur rencontre entre eux et par leur rencontre avec le plafond, pour faciliter leur époussetage et le glissement de l'air sur leur surface.

Ils seront peints à la chaux ou à l'huile et d'un ton légèrement bleuâtre, pour ne pas fatiguer la vue. Dans le premier cas, leur badigeonnage devra être renouvelé tous les ans; dans le second, ils seront soumis à des lavages périodiques, afin de les débarrasser des poussières qui y adhèrent.

Dimension. — *Aération.* — La dimension d'une classe doit être en proportion du nombre des élèves qu'elle est destinée à contenir, et ce nombre ne devrait pas être supérieur à 50 ; celui de 30 à 40 serait le plus convenable. Aux termes de la circulaire ministérielle précitée, la superficie de la classe doit être de 1 mètre carré par élève, et d'une hauteur de 4 mètres. Cette hauteur est tolérée de $3^m,30$, dans les maisons qui ne sont pas construites à neuf.

Une dimension réglée sur ces données fournit, en multipliant la superficie par la hauteur, le volume d'air que la classe contient, et la quantité assignée pour suffire à la respiration de chaque élève pendant toute la durée du séjour qu'il y fait. Cette quantité est de 4 mètres cubes par élève et quelquefois même inférieure, à cause de l'espace occupé par le mobilier (1). Elle peut suffire pendant l'été, lorsque l'état de l'atmosphère permet de tenir ouvertes portes et fenêtres, suivant le besoin d'aération ; mais elle est absolument insuffisante durant l'hiver, saison pendant laquelle la classe est tenue complétement close, pour empêcher la pénétration de l'air froid du dehors et la déperdition du calorique.

La capacité de la classe devrait être alors de 10 mètres cubes d'air au moins par élève et par heure de séjour, en tenant compte de la ventilation opérée par l'ouverture acci-

---

(1) Le mobilier destiné à garnir une classe doit être pris d'avance en considération pour déterminer la dimension de cette classe. Avec l'ancien mobilier, à 5 et à 6 places par banc, la superficie occupée par l'élève est de 1 mètre ; mais elle ne peut être moindre de $1^m,20$, avec le nouveau ; c'est une augmentation d'au moins 20 centimètres de superficie et de 80 centimètres cubes d'air attribués de plus à chaque élève.

dentelle et momentanée d'une porte, ou par les fissures et les joints des portes et des fenêtres; et encore, l'air ne serait-il pas toujours exempt de cette odeur et de cette humidité qui annoncent la perte imminente de ses qualités respirables.

Pour obvier à cette insuffisance d'aération on a recours à la ventilation.

Ventilation. — La ventilation s'opère *naturellement* et facilement, durant la saison chaude, en ouvrant, pendant un temps plus ou moins long, les portes et les fenêtres.

On aura soin, lors de la présence des élèves dans la classe, d'ouvrir d'abord celles du même côté, afin d'éviter les courants d'air nuisibles, et d'alterner leur ouverture avec l'ouverture des fenêtres du côté opposé. En toute saison, on les ouvrira, au contraire, simultanément des deux côtés, en même temps que les portes, lorsque les élèves auront quitté la classe. C'est le seul moyen, vraiment efficace, de renouveler l'air des parties situées au-dessous des appuis de fenêtre dont la hauteur a été fixée, administrativement, à 1m,50.

Mais, pendant la saison froide, l'air pourra être renouvelé, dans une certaine mesure, à l'aide de carreaux mobiles, de vasistas à soufflet, et surtout en fermant les fenêtres avec des châssis s'ouvrant comme une fenêtre ordinaire, et munis supérieurement de deux panneaux mobiles à leur base, dont la partie supérieure, en s'abaissant, livre passage à l'air extérieur et le dirige vers le plafond.

On peut obtenir une ventilation automatique, en établissant à la partie supérieure de la classe des prises d'air dont les ouvertures, suivant la direction du vent, servent indifféremment, soit à l'introduction de l'air neuf, soit à l'évacuation de l'air vicié. On en dirige le courant vers le plafond, et on donne la section d'un Z au conduit qui traverse le mur, afin de briser le courant d'air et de l'empêcher de pénétrer trop vivement dans l'intérieur. On fait arriver ces courants dans les angles où s'accumule ordinairement

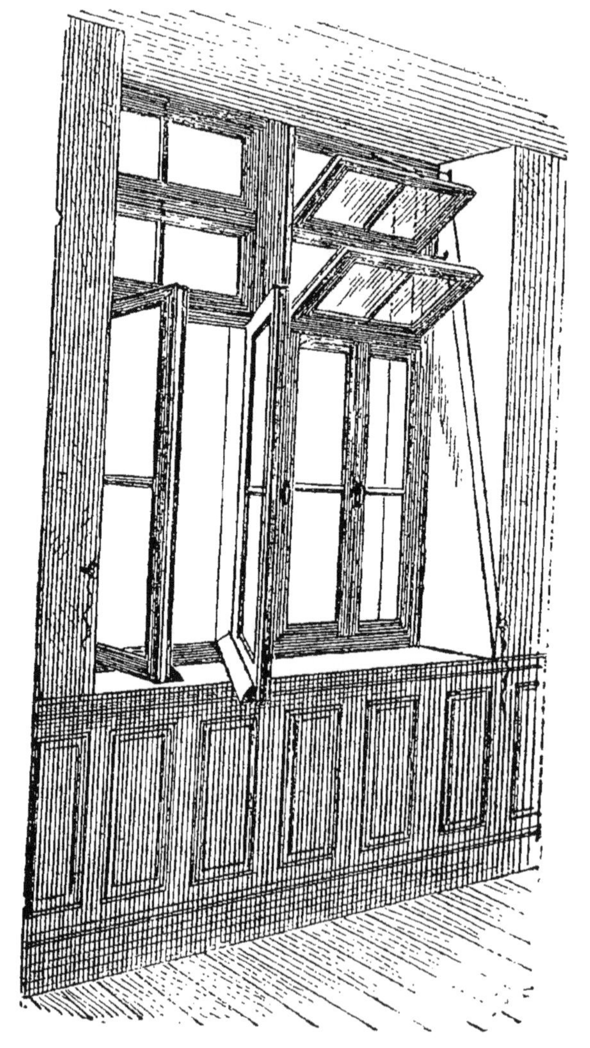

VUE INTÉRIEURE DES CHASSIS D'UNE FENÊTRE (1).

(1) Félix Narjoux, *Écoles primaires et salles d'asile*. Paris, Ch. Delagrave, 1879.

l'air vicié, et comme celui-ci, ainsi que les miasmes dont il se charge, occupent de préférence les parties inférieures, on établit dans l'épaisseur du plancher, plutôt que dans le plafond, des gaînes d'évacuation dont les orifices s'ouvrent d'une part aux angles de la classe, et d'autre part dans une cheminée d'appel qui aspire l'air vicié. Au besoin, on en augmente la force d'aspiration à l'aide d'un appareil giratoire placé au sommet du conduit.

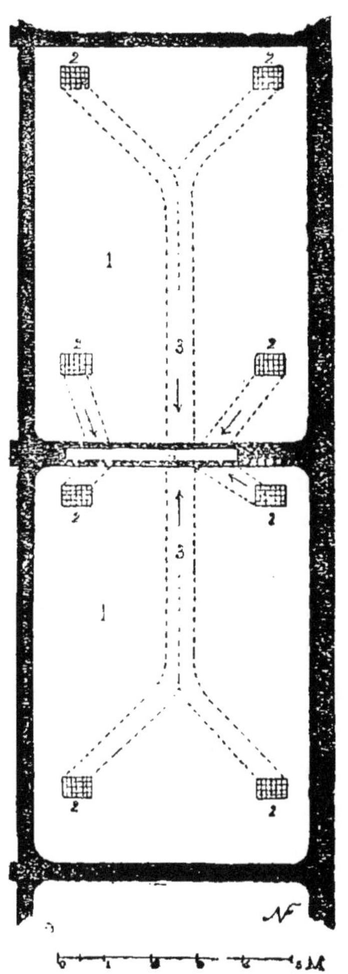

PLAN D'UNE CLASSE INDIQUANT LES ORIFICES D'ÉVACUATION DE L'AIR VICIÉ.

1. Classes.
2. Orifices d'évacuation de l'air vicié.
3. Canaux id.
4. Cheminée d'appel.

Malgré ces artifices pour renouveler l'air d'une classe, la ventilation, pendant la saison froide, est toujours difficile et souvent incomplète; on la rend plus efficace et moins défectueuse par le chauffage.

Chauffage. — Le chauffage d'une classe a lieu, le plus ordinairement, au moyen d'un *poêle* de fonte ou de faïence ou d'un *poêle calorifère*. Cette préférence s'explique par la faible dépense que le poêle occasionne en combustible (1), par la rapidité avec laquelle il chauffe

(1) Cette dépense varie de 1 franc à 1 fr. 50 c. par élève dans une école de 60 à 80 élèves chauffée au bois pendant tout l'hiver.

et par la chaleur qu'il procure, si la pièce n'est pas trop vaste.

Mais il a plusieurs inconvénients. Il chauffe l'air en le desséchant, si on n'a pas le soin de mettre sur la tablette un vase contenant de l'eau. Il chauffe trop fortement les élèves les plus rapprochés, par le rayonnement de son corps ou par celui de son tuyau qui traverse souvent la classe d'un bout à l'autre, et sa chaleur agit avec une trop grande intensité sur la tête, tandis que les pieds restent froids. Il n'appelle pas, dans la classe, une assez grande quantité d'air pur, et n'entraîne pas suffisamment d'air vicié, à cause de l'étroitesse de son foyer. Cet inconvénient peut être diminué par les moyens de ventilation naturelle que nous avons indiqués, et en faisant passer son tuyau dans la cheminée d'appel.

Le poêle enfin, — surtout le poêle de fonte et le poële calorifère ou à enveloppe métallique, — émet souvent des gaz plus ou moins nuisibles, entre autres de l'oxyde de carbone, principalement s'il a été frotté de plombagine.

On peut rapprocher du poêle un appareil fixe en usage dans les habitations du Nord, et installé dans quelque écoles de Paris. Il est constitué par une enveloppe disposée de manière à éviter le rayonnement du calorique, de sorte que les enfants les plus rapprochés du foyer n'ont pas à supporter une température notablement plus élevée que ceux qui en sont le plus éloignés. La fumée, dont le tuyau n'est pas apparent, parcourt un long circuit dans des tubes où elle perd sa chaleur, et celle-ci est projetée dans la classe par des ouvertures situées à un ou deux mètres du sol.

La cheminée est au contraire rarement employée comme moyen de chauffage, parce que, malgré l'abondante ventilation qu'elle procure, elle produit une faible quantité de chaleur et une grande consommation de combustible. Elle appelle, en effet, d'une manière énergique l'air du dehors, qui s'introduit par les interstices des portes et des fenêtres ou par les vasistas plus ou moins ouverts, etc. Il en résulte que l'atmosphère de la classe mélangé d'air froid, et ne pouvant bénéficier que de 12 à 14 0/0 de la chaleur produite par le combustible, reste à une basse température.

L'appel de l'air froid est moindre et la température s'élève plus rapidement, lorsqu'une partie de l'air neuf pénètre dans la classe par des bouches de chaleur, après avoir été chauffé dans une plaque creuse placée au fond du foyer, ou dans tout autre appareil analogue. La perte du calorique peut alors ne plus être que de 70 à 80 0/0 (cheminée Péclet, Fondet, Douglas, Galton, etc., etc.). Malgré cela, la dépense en combustible demeure toujours très-supérieure à celle du poêle, de sorte que celui-ci continuera, longtemps encore sans doute, à être le moyen de chauffage préféré pour les petits établissements scolaires et les écoles rurales; surtout si l'industrie parvient à en faire disparaître les principaux inconvénients, en le construisant de telle sorte qu'il puisse chauffer et ventiler d'une manière suffisante, sans perdre sa propriété économique.

Le *poêle-ventilateur*, établi conformément aux prescriptions de la commission des bâtiments scolaires, remplit très-complétement ces diverses conditions, aussi croyons-nous devoir en donner une description étendue (1).

Le poêle ordinaire, avons-nous dit, n'entraîne pas suffisamment d'air vicié. Il n'évacue, en effet, que le volume d'air nécessaire à la combustion, soit en pratique 15

---

(1) **Poêle-ventilateur, Système Gaillard, Haillot et Cie. Ch. Delagrave, éditeur.**

à 16 mètres cubes par kilogramme de houille brûlée. De plus, il perd sa fumée à une température élevée, indispensable pour vaincre les résistances opposées à son mou-

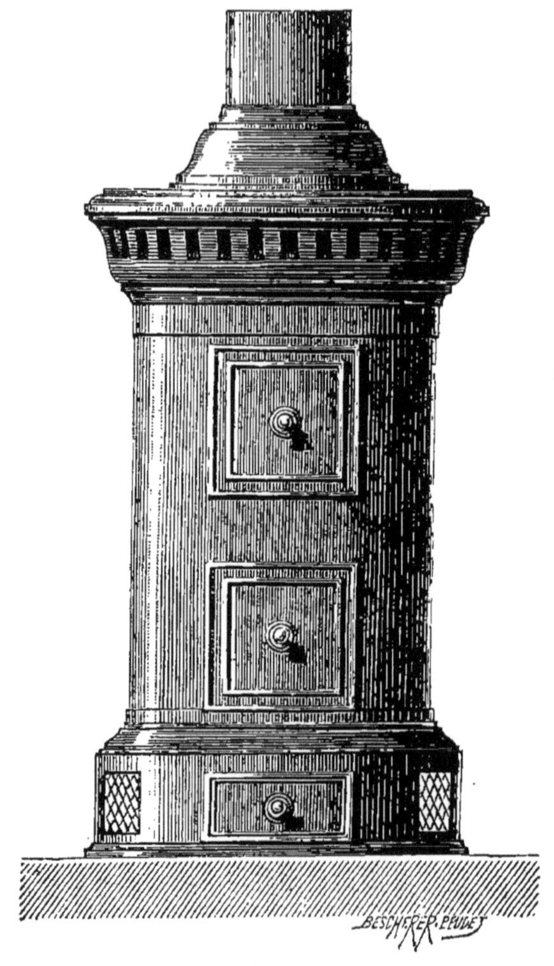

POÊLE VENTILATEUR, SYSTÈME GAILLARD, HAILLOT ET Cie.

vement, par les coudes, les étranglements plus ou moins nombreux que l'on fait subir à ses tuyaux d'émission : d'où il résulte que les élèves placés dans leur voisinage sont incommodés par le rayonnement de leur surface.

Dans le poêle-ventilateur, les coudes et les étranglements sont complétement supprimés, et la colonne d'air qui a traversé le foyer s'élève à une température relativement très-basse, tout en produisant une bonne ventilation. On peut donc, sans diminuer le tirage du foyer, mêler à cette colonne d'air ou de fumée un certain volume d'air vicié qui, dans une école, doit être, comme on l'a vu, de 10 à 15 mètres cubes par élève et par heure.

Mais, il faut obtenir ce résultat sans réduire la puissance de chauffage de l'appareil, dont la surface d'émission doit être aussi grande que possible; pour cela, le tube à feu de ce poêle-ventilateur est muni d'ailettes verticales venues de fonte avec lui, qui offrent à l'air neuf une très-grande surface de contact. Ces ailettes ont en outre pour effet de disséminer la chaleur de combustion, dans une plus grande masse métallique du foyer, d'abaisser la température de toutes les surfaces chauffantes, et d'empêcher que l'air introduit dans la pièce ne contracte l'odeur désagréable et bien connue, qui est due à la combustion des matières organiques qu'il contient toujours en suspension.

Les deux portes du tube à feu permettent de ne charger le combustible qu'une seule fois par jour.

Cet appareil est à double enveloppe; l'air pur pris au dehors circule et s'échauffe en passant dans les lames, entre le tube à feu et l'enveloppe intérieure; il sort par le dessus grillagé du couvercle.

L'air vicié, aspiré sur différents points de la salle, est amené sous le poêle par des canaux ménagés dans l'épaisseur du plancher; il pénètre entre les deux enveloppes, parcourt l'appareil dans toute sa hauteur verticale et se mêle au courant de fumée, sortant du tube à feu, dans l'embase qui termine le poêle à sa partie supérieure. Le mélange de fumée et d'air vicié se rend ensuite dans une cheminée de section ordinaire, dans laquelle, grâce à ces dispositions, la vitesse peut facilement atteindre 3 et 4 mètres par seconde.

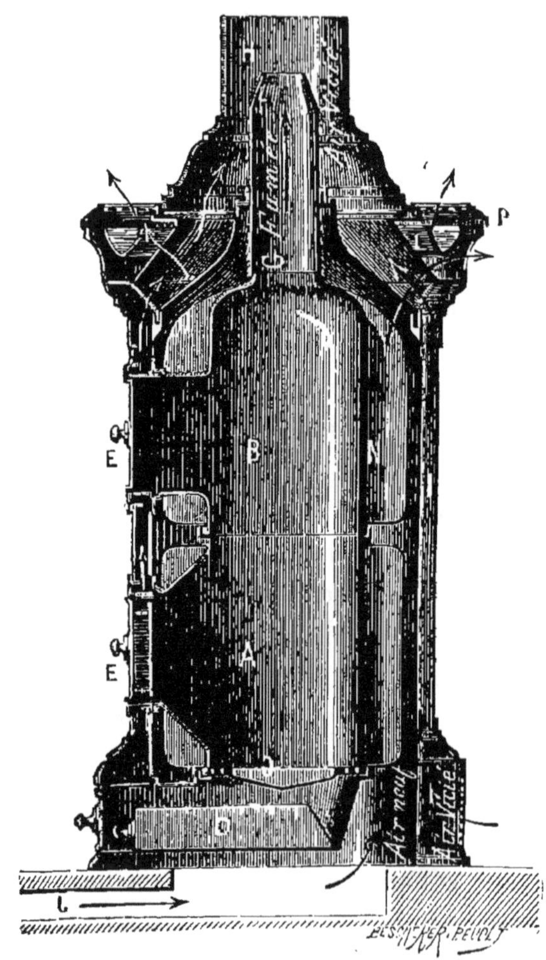

A — Foyer à ailettes.
B — Cloche d°
C — Grille sur laquelle se place le combustible.
D — Cendrier.
EE — Portes de chargement et de décrassage.
F — Cône de distribution permettant le croisement sans mélange de l'air vicié et de l'air neuf.
G — Buse de départ de fumée.
H — Embase et tuyau dans lequel s'opère le mélange d'air vicié et de fumée.
I — Double enveloppe pour l'évacuation de l'air vicié arrivant par le socle ou par des canaux ménagés dans l'épaisseur du plancher.
J — Gaine d'arrivée d'air neuf et froid.
N — Enveloppe dans laquelle s'échauffe l'air neuf, au contact des lames et du tube à feu.
P — Dessus grillagé pour l'introduction de l'air neuf et chaud dans la pièce.
L — Humidificateur donnant à l'air le degré hygrométrique convenable.

POÊLE VENTILATEUR, SYSTÈME GAILLARD, HAILLOT ET Cie.

Quand on ne peut pas établir des canaux d'air vicié dans l'épaisseur du plancher, l'extraction se fait par le socle de l'appareil, qui est alors percé d'un certain nombre de trous grillagés. C'est cette dernière disposition que représente la figure de la page 264.

Le cône distributeur en fonte qui surmonte le tube à feu sert à faire croiser, sans qu'il y ait jamais mélange entre eux, les courants d'air neuf et d'air vicié. Cet organe tout particulier, combiné avec la double enveloppe, permet d'obtenir un autre résultat fort important, qui consiste à abaisser la température extérieure de l'enveloppe du poêle, et à empêcher que son rayonnement ne soit gênant pour les personnes placées dans son voisinage immédiat.

Un registre à étoile posé horizontalement sur le sommet du cône distributeur, sert à modérer et même à arrêter la ventilation quand elle n'est pas utile.

Enfin l'appareil se complète par un humidificateur contenant de l'eau, qui s'évapore en quantité suffisante pour donner à l'air le degré hygrométrique convenable, et le rendre complétement salubre.

Il existe un grand nombre d'autres systèmes de ventilation mécanique et artificielle et d'appareils de chauffage, installés, pour la plupart, dans les sous-sols; ils sont en général fort coûteux à établir et ne sont applicables que dans les grands établissements scolaires : telles sont les diverses espèces de *calorifères*. Aussi n'en parlerons-nous pas ici.

Éclairage. — L'éclairage de l'école doit être l'objet d'une attention particulière. Les recherches statistiques faites par des médecins, tant en France qu'à l'étranger, ont en effet démontré quelle influence fâcheuse un éclairage défectueux exerce sur la vue des enfants. A l'âge de six à sept ans, la vue de l'enfant est naturellement longue; il peut sans effort voir les objets très-éloignés; les vues basses (myopie) sont rares. Il n'en est plus de même à mesure qu'il avance en âge, et qu'il a fréquenté plus longtemps l'école; la longueur de sa vue diminue et souvent elle devient basse, c'est-à-dire qu'il ne distingue les objets que lorsqu'ils sont très-rapprochés. Cet état est plus fréquent chez les élèves internes que chez ceux qui sont externes, plus fréquent encore chez les enfants des classes élevées et surtout chez les jeunes gens qui, en vue de certaines carrières, font un séjour prolongé dans les établissements d'instruction supérieure. C'est à un éclairage insuffisant, qui oblige et habitue l'œil à s'accommoder à la vision des objets rapprochés ou situés à une faible distance, qu'est due la modification progressive qui s'opère ainsi dans la vue. Cette insuffisance et la mauvaise distribution de l'éclairage ont, en outre, pour inconvénient de déterminer des attitudes vicieuses qui finissent par produire des déviations de la taille. Un éclairage trop intense expose à l'irritation et à l'inflammation des organes de la vision; il faut en tempérer l'éclat avec des stores ou des rideaux bleuâtres: cette coloration est celle qui fatigue le moins la vue. Pour le même motif, elle devrait être celle des murs qui, lorsqu'ils sont blanchâtres, incommodent par les faux jours et les effets de réverbération qu'ils produisent.

Pour obtenir une lumière convenable, il faut que la classe ait la forme d'un rectangle allongé, que les fenêtres soient percées sur un des longs côtés, et que les tables soient disposées parallèlement au petit côté, de telle sorte que la lumière arrive aux élèves par le côté gauche. Combien peu de classes sont disposées de manière à remplir ces conditions favorables d'éclairage! Tantôt la lumiere vient de face et éblouit la vue; tantôt elle arrive par le côté droit ou par derrière, et l'ombre de la main ou de la tête et du corps, portée sur le papier ou sur le livre, force l'élève à prendre des positions contraires au libre jeu des organes respiratoires, et qui favorisent des courbures de la colonne vertébrale et des déformations de la poitrine et des épaules.

L'éclairage de la *salle d'asile* doit au contraire être bilatéral, c'est-à-dire avoir lieu des deux côtés de la classe.

Il est peu d'écoles où l'*éclairage artificiel* soit nécessaire; les enfants quittent la classe, généralement, vers 4 ou 5 heures pour n'y plus revenir. Cependant, dans certaines villes, il existe des classes du soir, si ce n'est pour les enfants, du moins pour les adultes, ce qui nous détermine à dire quelques mots de ce mode d'éclairage.

Le meilleur est celui qui se fait à l'huile végétale, avec des appareils appropriés et munis d'un réflecteur disposé à 1 mètre 30, 40 ou 50 centimètres au-dessus de la table de travail; à cette distance la lumière est diffusée, la vision est parfaite et les élèves sont soustraits à l'augmentation de température et à l'action directe du rayonnement.

On rejetera, pour diffuser la lumière, les verres dépolis; s'ils produisent bien cet office, ils ont l'inconvénient grave de rendre l'éclairage insuffisant, et de fatiguer la vue par leur surface éblouissante.

La lumière du gaz est trop vive et trop vacillante; l'irritation qu'elle occasionne aux organes de la vision peut être atténuée en munissant d'un verre le bec qui la fournit; il rend la flamme plus blanche, moins mobile et la combustion du gaz plus complète.

Ce mode d'éclairage a en outre le désavantage de verser dans la classe une quantité considérable d'acide carbonique, qui équivaut pour chaque bec à la présence de 10 élèves. Il nécessite par conséquent une classe plus vaste et une ventilation très-énergique.

Mobilier scolaire. — Le mobilier en usage dans le plus

grand nombre des écoles est défectueux, et ne répond pas aux conditions hygiéniques nécessaires pour sauvegarder l'enfant contre les effets d'attitudes plus ou moins contraires à son développement normal et régulier. Bien plus, il favorise souvent ces attitudes vicieuses (1). Les principaux défauts du mobilier scolaire sont :

1° *L'écartement du siége*, qui force l'enfant à s'asseoir sur le bord du banc, pour se rapprocher de la table ou du pupitre, et à faire porter le poids de son corps sur les avant-bras et sur la poitrine appuyée sur le bord de la table ; position qui soulève les épaules, comprime la poitrine, gêne la respiration, porte le sang à la tête et donne lieu à des saignements de nez plus ou moins fréquents.

2° *Une disproportion entre la hauteur du banc et celle du pupitre.* — Elle a pour effet, lorsque celui-ci est trop haut, d'augmenter encore le soulèvement des épaules, souvent d'une manière inégale, et de faire prendre, pour écrire, un point d'appui sur le bras soulevé et écarté du corps ; attitude qui imprime à la colonne vertébrale une courbure qui peut devenir permanente. S'il est au contraire trop bas, il oblige l'élève à se pencher fortement en avant pour lire, et à soutenir sa tête avec les deux mains. en s'appuyant sur les coudes.

3° *L'absence d'un pupitre*, qui rend les tables horizontales, produit une trop forte inclinaison de la tête en avant, la congestionne et détermine la myopie.

4° *L'absence de dossier*, qui prive l'enfant de la possibi-

(1) D'après le Dr Guillaume de Neuchâtel, plus de 40 0/0 parmi les filles et de 20 0/0 parmi les garçons deviennent contrefaits à l'école. Le Dr Frey de Zurich estime que les 3/4 des déviations proviennent de l'école. Enfin le Dr Eulenburg de Berlin dit que 30 0/0 des déviations de la colonne vertébrale doivent être attribués à des causes scolaires.

lité de reposer ses reins fatigués, soit par une inclinaison trop prolongée du corps vers le pupitre, soit par une attitude droite conservée longtemps.

5° *Enfin la situation trop éloignée ou trop rapprochée de la barre d'appui des pieds*, qui rend celle-ci inutile, parce que la gêne qu'elle occasionne oblige à n'en pas faire usage.

On s'est efforcé, depuis un certain nombre d'années, de faire disparaître ces défauts du mobilier scolaire, et de déterminer quelles conditions doivent présider à sa construction pour répondre, le mieux possible, à sa destination. Ces conditions sont les suivantes :

Banc. — Il doit être muni d'un dossier plat ou légèrement cintré, d'une largeur de dix centimètres environ et placé à la hauteur des reins. Sa largeur sera égale à la longueur des cuisses, pour les soutenir dans toute leur étendue.

Table. — La table et le banc, fixés ensemble, seront disposés de telle sorte que le bord de la table soit perpendiculairement au-dessus du bord antérieur du banc.

Appui des pieds. — Il sera formé par une barre ou par une planche inclinée, située à une hauteur convenable pour que les pieds y reposent naturellement et sans fatigue.

Pupitre. — La hauteur du pupitre sera égale à celle du coude et du creux de l'estomac, ce qui permettra à l'élève d'y poser son avant-bras pleinement et sans effort.

Le mobilier scolaire doit en outre pouvoir s'adapter aux différentes tailles, et se recommander par la simplicité de sa construction, sa solidité et la modicité de son prix. Toutes ces conditions nous semblent heureusement remplies par le modèle construit sur les indications de M. Gréard, directeur de l'enseignement primaire de la Seine. Mais il est à trois places et l'élève, pour se lever et se tenir debout, est obligé de quitter sa place et de déranger son voisin. Aussi donnons-nous la préférence à celui de M. Narjoux, qui est à deux places seulement et offre, à un plus haut degré encore, les conditions requises pour être « d'un emploi facile, n'exigeant que peu ou pas de réparations, et d'un prix modique.

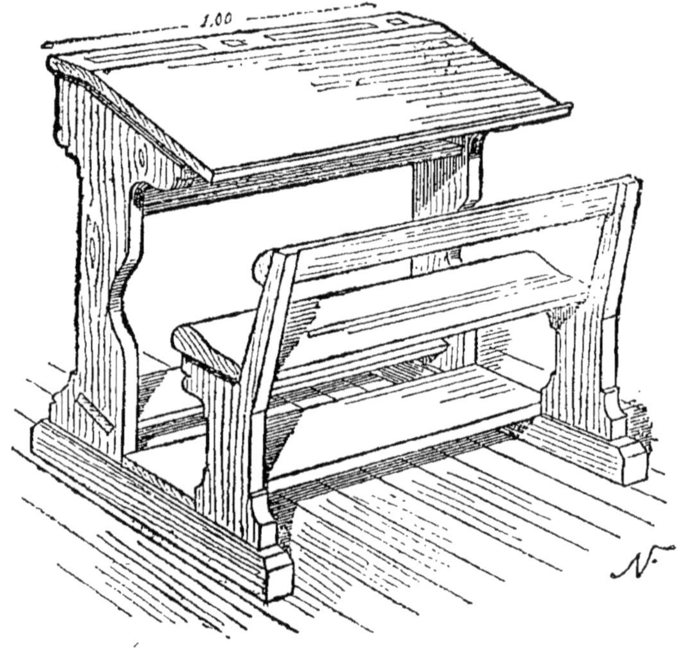

BANC-TABLE.

» Ce modèle peut entièrement être construit en bois : chêne, orme ou sapin suivant les ressources locales des plus pauvres communes rurales ». Le siége légèrement concave épouse la forme du corps, et est muni d'un dossier formé d'une simple traverse. Le pupitre est incliné de 20 centimètres environ, et l'encrier est situé à la droite de chaque élève.

Ces bancs ne sont pas fixés au sol et peuvent se déplacer. Ils sont de trois grandeurs différentes, suivant l'âge et la taille des enfants.

Dans le modèle n° 1, destiné aux plus petits élèves, le bord intérieur du pupitre et celui du banc sont, tous deux,

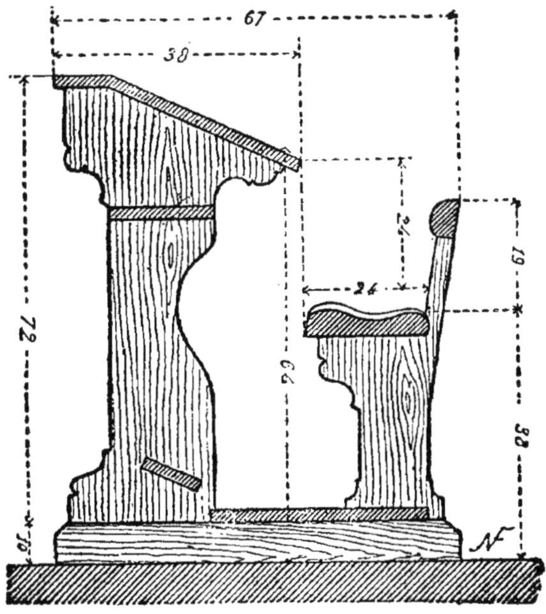

BANC-TABLE.

dans la même verticale; dans le modèle n° 2 il existe une distance de 0m,01 entre ces deux bords, et de 0m,03 dans le modèle n° 3. Le pied de la table est fortement échancré, afin de permettre à l'élève de quitter et de reprendre facilement sa place. Quand il doit se lever et se tenir debout, il sort du banc et reste de côté dans le passage latéral. Sous le pupitre, est un rayon pour les livres et, au-dessous, une barre d'appui pour les pieds.

Ces bancs-tables sont isolés sur leurs quatre faces, et se

placent dans la classe sur plusieurs rangs, de manière à laisser, entre le mur et une de leurs extrémités, et entre leurs extrémités voisines, un espace suffisant pour servir de passage.

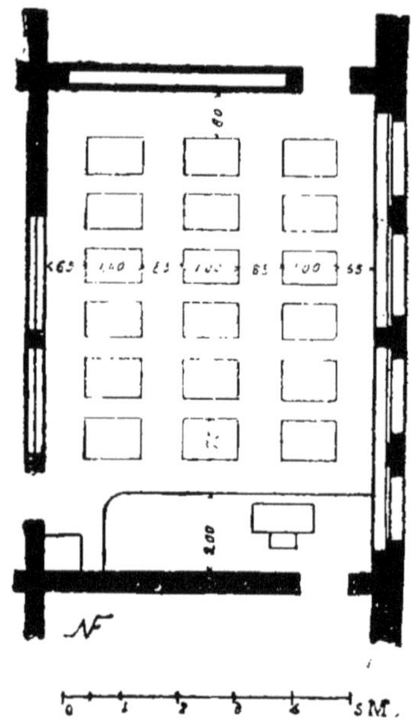

PLAN D'UNE CLASSE DE 36 ÉLÈVES AVEC INTERVALLES LONGITUDINAUX ENTRE LES BANCS.

Livres. — Les livres, qui font partie du mobilier de l'école, devront être d'un petit format et imprimés, en caractères assez gros et parfaitement nets, « sur un papier jaunâtre ». (**Javal**).

Emploi du temps. — « Dans les *salles d'asile,* dit l'instruction sur la loi du 10 avril 1867, des petites classes entremêlées de mouvements divers, de chants, d'exercices variés et d'instructions ne durant jamais plus de dix minutes; point de leçons apprises par cœur, point de devoirs écrits, mais des récits moraux faits par la directrice, et qui servent de texte à de fréquentes interrogations, de longues récréations pendant lesquelles des jeux sont organisés en plein air, et ont pour but de développer tout à la fois les forces physiques et l'intelligence des enfants. »

Tel doit être l'emploi du temps dans les salles d'asile.

Dans les *écoles,* l'article 15 du règlement fixe de la manière suivante la durée des classes et celle des intervalles de repos :

« Les classes dureront trois heures le matin et trois

heures le soir. elles seront interrompues par un repos d'un quart d'heure. La classe du matin commencera à 9 heures et celle de l'après-midi à 1 heure.»

L'heure qui sépare ces deux classes est consacrée au repos et à la récréation.

Les exercices intellectuels auxquels les enfants se livrent dans les écoles sont nombreux et variés; il est nécessaire de les interrompre souvent et, de plus, de les alterner avec des exercices physiques, pour reposer du travail de l'esprit par celui du corps : c'est le but des récréations.

Mais les *exercices* que font les enfants pendant leur durée, en général fort courte, suffisent-ils au développement des forces corporelles et de la puissance musculaire, et n'y aurait-il pas lieu d'enseigner la *gymnastique* dans les écoles primaires (1)? Non pas cette gymnastique dans laquelle on se sert d'engins ou d'appareils plus ou moins dangereux pour des enfants de cet âge (2), mais la gymnastique *naturelle et libre*, comme la marche, le saut, la course et la gymnastique qui, composée d'exercices et de mouvements bien réglés, cadencés et rhythmés, met en action tous les muscles et toutes les articulations, en augmente la force et la souplesse, corrige les attitudes mauvaises, accroît l'activité des organes, fortifie la con-

---

(1) Cet enseignement devrait être donné aux instituteurs dans les écoles normales, afin qu'ils puissent le transmettre à leurs élèves.

(2) Voici le jugement que porte sur cette gymnastique un hygiéniste distingué, M. le Dr Gallard.

« Ces gymnases, dans lesquels ceux de nos enfants qui ne se sentent pas de vocation pour le métier d'acrobate perdent le goût des exercices corporels, ont leur raison d'être là où tout autre exercice fait défaut; mais tout en les recommandant, je ne puis m'empêcher de reconnaître qu'ils constituent quelque chose d'artificiel et de faux. Je les admets au même titre, mais avec la même répugnance, que j'admets le biberon pour les enfants qui se trouvent privés du sein maternel. »

stitution, atténue ou réprime la prédominance de certains tempéraments et en particulier des tempéraments sanguin, nerveux et lymphatique.

Cette gymnastique, qui peut être mise en pratique aussi bien dans les écoles de filles que dans celles de garçons, se compose de :

1° *Marches, contremarches et évolutions diverses.*

Formation de pelotons. — Alignements. — Demi-tour à droite. — Marche de front. — Marche de flanc. — Conversion de pied ferme, en marche. — Changements de direction. — Ouvrir et resserrer les intervalles, etc.

2° *Mouvements partiels et assouplissement des membres supérieurs et inférieurs.*

Élever et abaisser les bras sans flexion. — Mouvements des bras avec flexion. — Circumduction latérale des bras. — Mouvement horizontal des avant-bras. — Etendre les bras latéralement. — Etendre les bras verticalement. — Lancer alternativement les poings en avant.

Fléchir la jambe — Fléchir simultanément la cuisse et la jambe — Fléchir sur les membres inférieurs — Cadence modérée — Cadence accélérée — Cadence de course — Flexion simultanée des jambes — Flexion des cuisses et des jambes.

3° *Mouvements de la tête et du tronc :*

Flexion de la tête en avant — Mouvement d'extension de la tête — Mouvement de rotation de la tête — Fléchir le corps en avant — Opérer l'extension du corps.

4° *Sauts, courses,* etc. (Voir la septième leçon).

A ce genre d'exercice se rapportent ceux de la gymnastique de *chambre* du Dr Schreber qui, sans appareils spéciaux, peuvent s'exécuter en tout temps et en tout lieu. Ils comprennent les mouvements suivants :

Faire avec les bras un mouvement circulaire (20 fois) — Etendre les bras en avant (30 fois) — En dehors (30 fois) — En hauteur (12 fois) — 8 ou 10 inspirations fortes et profondes.

Exécuter un mouvement circulaire avec le tronc (30 fois) —

Se frotter les mains (80 fois) — Redresser le tronc (12 fois) — Elever la jambe latéralement (18 fois) — 8 à 10 inspirations — Rapprocher les jambes (8 fois) — Etendre et fléchir le pied (40 fois) — Exécuter un mouvement analogue à celui de scier (30 fois) — Elever le genou en avant (12 fois) — 8 à 18 respirations — Lancer les bras en avant et en arrière (10 fois) — S'accroupir (10 fois) — Lancer les deux bras latéralement (100 fois) — 8 à 10 respirations.

Exécuter le mouvement analogue à celui de fendre du bois (20 fois) — de faucher (24 fois) — Trotter sur place (300 fois) — 8 à 10 respirations.

Lancer la jambe en avant et en arrière (24 fois) — latéralement (24 fois).

Chacun de ces mouvements doit être plein et net, exécuté avec lenteur, mais aussi avec vigueur et avec une grande force de tension des membres.

Il faut, pour exécuter ces mouvements, une demi-heure environ coupée d'intervalles de repos convenables. Ils devront produire une fatigue momentanée, disparaissant complétement par le repos qui suit l'exercice, et ne pas occasionner de douleur musculaire vive et persistante.

En procédant par transitions graduées et bien pondérées, l'activité musculaire, développée par cet ensemble de mouvements, égale, suivant l'auteur, l'exercice produit par une marche de 4 à 5 heures.

Aliments. — Le repas que les enfants prennent entre les deux classes est très-variable dans sa composition. La nature des aliments dépend de la condition des parents, et souvent aussi des préférences de l'enfant.

Les aliments sont toujours d'une qualité et peut-être aussi d'une quantité moindres, pour ceux qui les apportent avec eux. D'abord, pour être faciles à transporter, ils sont solides, ensuite ils sont froids, parfois plus ou moins indigestes, et ordinairement assez peu nutritifs.

Pour les enfants de la campagne, qui viennent à l'école de

plus ou moins loin, ils se composent, le plus souvent, de pain, dont la quantité compense l'insuffisance nutritive des autres aliments, de fromage, de fruits, de noix, — aliments peu réparateurs — et rarement de viande; mais ces enfants ont fait le matin, avant le départ, un solide repas composé de soupe et de viande de porc, et en feront un autre à peu près semblable au retour; enfin ils ont respiré le grand air et, parfois, parcouru un long chemin, ce qui aiguise l'appétit et accroît la puissance digestive. Les enfants plus ou moins étiolés des villes, surtout des grandes villes, ont presque toujours besoin de prendre à l'école une nourriture plus choisie et plus substantielle. Les conditions d'une bonne alimentation sont mieux remplies pour ceux auxquels la proximité de leurs parents permet d'aller prendre le repas à leur domicile.

Mais quelle est la quantité d'aliments qui convient à cet âge, pour subvenir à l'accroissement si actif du corps, et pour réparer les pertes qu'entraîne un travail journalier? Cette question paraîtra peut-être oiseuse, car chaque enfant reçoit, en général, de ses parents la quantité d'aliments qui convient à son âge. L'appétit de l'enfant d'abord, puis l'habitude servent de guide à cet égard. Mais dans les établissements d'instruction où les enfants prennent leurs repas, dans les pensionnats, il n'est pas sans utilité de connaître approximativement la quantité de nourriture nécessaire à un enfant. On trouve la détermination de cette quantité dans l'arrêté du Ministre de l'instruction publique, pris sur le rapport d'une commission spéciale chargée d'apprécier le régime alimentaire de trois lycées à pensionnat de Paris.

« Considérant qu'un travail intellectuel journalier peut devenir chez l'enfant la cause d'un état de langueur ou d'épuisement si le corps n'est soutenu par une alimentation suffisamment réparatrice.....

Le Ministre arrête :

» Article premier. — Le poids de la viande cuite désossée et parée, délivrée à chaque élève, sera :

» Pour les grands, 70 grammes par tête et par repas;

» Pour les moyens, 60 grammes;

» Pour les petits, 50 grammes.

» Lorsque le repas se composera de deux plats de viande, les deux parts devront peser un tiers en plus du poids ci-dessus fixé.

» Les parts des maîtres nourris dans l'établissement seront de 100 grammes par tête et par repas....

» Le vin, suivant sa force, entre pour un quart ou pour un tiers, dans la composition de la boisson donnée aux élèves.

» Art. 2. — Le repas du matin se composera pour tous les élèves indistinctement, en hiver, d'une soupe ou d'un potage; en été, d'une tasse de lait ou de quelques fruits, avec une ration de pain convenable.

» Le bœuf bouilli ne figure dans le menu que trois fois par semaine au plus, et ces jours-là les élèves auront un second plat de viande. Lorsque le menu ne se composera que d'un plat de viande, cette viande sera rôtie ou grillée.

» Les jours gras un plat de viande sera toujours servi au souper.

» Les jours maigres, aux légumes aqueux, aux confitures, aux fruits secs, etc., on substituera, comme second plat, des mets plus substantiels consistant en poisson, œufs, farineux, etc. »

Nous résumons de la manière suivante la ration de pain et de viande qui doit entrer dans le régime *quotidien* des enfants de 5 à 15 ans (1) :

	PAIN	VIANDE
Enfants de 5 à 10 ans. .	250 à 500 gr.	50 à 100 gr.
Enfants de 10 à 15 ans. .	500 à 750 gr.	100 à 150 gr.

A cette ration on adjoint, le plus souvent, une certaine quantité de légumes farineux ou herbacés, de fruits, etc.

2° *Annexes de la salle d'asile et de l'école.*

Les annexes de la salle d'asile et de l'école comprennent : le préau, la cour de récréation et les latrines.

Préau. — Le préau est le lieu où les enfants prennent leur récréation et leur repas pendant le mauvais temps : il doit être couvert. Il faut qu'ils puissent s'y livrer à leurs jeux, et non pas qu'ils y viennent seulement se mettre à l'abri comme sous un immense parapluie.

Au lieu d'être un endroit clos et fermé ayant à peine la dimension de la classe, ainsi qu'on en rencontre beaucoup, et qu'on en établit encore tous les jours dans des écoles de construction récente, le préau sera formé d'un toit soutenu par des points d'appui largement espacés, qui pourront être reliés entre eux par une barrière ou par un mur de

---

(1) Voici un procédé qui facilite la détermination de la quantité quotidienne et approximative de pain et de viande nécessaires à un enfant suivant son âge.

Pain. — Multiplier l'âge de l'enfant par 10 et le produit par 5. Ce dernier chiffre représente la quantité de pain pour 3 repas et 2 soupes dont *une* du matin.

Viande. — Multiplier l'âge de l'enfant par 10, le produit représente la quantité de viande pour *deux* repas.

Au-dessus de 15 ans, la quantité de ces aliments doit se rapprocher de plus en plus de celle de l'adulte (pain 850, viande, 250 gr.).

briques de 1 mètre environ de hauteur, pour empêcher les enfants de faire des échappées dans la cour pendant la pluie ou la neige. On y placera des bancs fixés aux murs et, au-dessus, on disposera des planches pour recevoir le panier de provisions.

Ses dimensions en superficie seront au moins trois fois celle de la classe, et de 3 mètres au minimum par élève. Le sol en sera carrelé ou couvert d'une couche de ciment de Portland, afin qu'après le repas il puisse être facilement balayé.

Une fontaine contenant de l'eau fraîche et pure, pouvant servir de boisson, y sera tenue à la disposition des élèves.

Les enfants étant d'autant plus impressionables au froid qu'ils sont plus jeunes, le préau des *salles d'asiles* sera pourvu de larges fenêtres qu'on tiendra fermées pendant les temps froids, mais qui devront rester constamment ouvertes dès que la température commencera à se radoucir, et en toute saison pendant l'absence des enfants.

Cour de récréation. — Cette cour, appelée quelquefois *préau découvert*, doit être le double au moins en superficie du préau couvert, afin de permettre aux enfants de s'y ébattre, et de s'y livrer à tous les exercices que leur âge comporte, sans être arrêtés par le défaut d'espace.

Le sol en sera sec, drainé au besoin, sans inégalités ni excavations pouvant servir de réceptacle à l'eau de pluie, qui devra toujours trouver un écoulement facile.

Il sera sablé, afin de prévenir la gravité des chutes, et, lorsque son étendue le permettra, une partie sera plantée d'arbres en nombre suffisant pour procurer de l'ombre en été, sans que leur abri puisse déterminer ou entretenir l'humidité.

Latrines. — Ordinairement placées dans les cours de

récréation, elles exigent, pour ne porter aucune atteinte à la propreté, à la salubrité et à la décence, des dispositions particulières qui sont, le plus souvent, rendues insuffisantes par le peu de soin avec lequel elles sont construites et entretenues.

Le nombre des cabinets d'aisance sera proportionné au nombre des élèves : on estime, en général, qu'il doit être au moins de deux pour 100 élèves.

Nous ne pouvons mieux faire, pour exposer les conditions qui doivent présider à leur installation et à leur construction, que de résumer ce que dit à ce sujet M. Narjoux, architecte de la Ville de Paris.

Les cases des *privés* doivent avoir $0^{m},70$ de large et $0^{m},80$ de long pour les *écoles*, et $0^{m}.50$ sur $0^{m},70$ pour les *salles d'asile* ; une plus grande dimension permettrait à l'enfant d'y prendre une position nuisant à la décence et à la propreté. A cet effet, on donnera à l'intérieur des cabinets la forme arrondie d'une cuvette ne pouvant recevoir sur le bord extérieur du siége que les pieds de l'enfant.

Les sièges automoteurs en fonte émaillée, à fermeture hermétique, sont jusqu'à présent ceux qui paraissent devoir être préférés. On réservera sous le siége, au niveau du sol, un petit orifice destiné au passage des liquides. Ceux-ci doivent arriver, dans le tuyau de chute, au-dessus et non au-dessous de la fermeture hermétique, de façon à s'opposer au passage des gaz méphitiques. Le sol sera construit en matériaux imperméables, et on lui donnera une légère pente dans la direction du petit orifice.

Les parements des cabinets seront revêtus d'un enduit en ciment, afin de pouvoir les nettoyer et laver facilement.

On donnera aux châssis de menuiserie des portes une hauteur suffisante pour cacher le corps de l'enfant, et ne laisser voir que sa tête et ses pieds ($0^m,50$ à $0^m,60$ environ) ; pour cela, le bas de ces portes sera élevé de $0^m,20$ à $0^m,25$ au-dessus du sol.

Autant que possible on établira des urinoirs séparés des cabinets, afin de diminuer la production des gaz méphitiques. Les cases en seront construites en ardoise.

Service médical. — Ce service n'a été institué par décret ministériel que pour les *salles d'asile*. Ce décret porte :

« Art. 16. — Un ou plusieurs médecins, nommés par le maire, visitent au moins une fois par semaine les salles d'asile publiques. Chaque médecin inscrit ses observations sur un registre particulier. »

La nécessité de ces visites se fait particulièrement sentir au moment de l'admission de l'enfant à la salle d'asile. Il importe, en effet, de n'y pas laisser pénétrer, avec lui, des maladies aussi contagieuses que les différentes espèces de teigne, certaines ophthalmies, la coqueluche, les oreillons etc., et de n'y pas permettre le retour prématuré de celui qui vient d'être atteint de la rougeole, de la scarlatine ou de la variole (petite vérole), et avant que son corps ait été débarrassé, par un nettoyage complet, des principes contagieux qui peuvent encore y adhérer.

Ce sont surtout les enfants, à l'âge où ils fréquentent la *salle d'asile* et l'*école*, qui sont sujets à ces affections ; les lieux où ils sont réunis deviennent donc facilement des foyers de contagion.

Pour en sauvegarder la salubrité, tout enfant devrait être visité avant son admission à l'*asile* ou à l'*école*, et n'être admis qu'après avoir été reconnu, par le médecin, exempt de toute maladie contagieuse, ou sur la présentation d'un certificat qui le constate. Si, pendant la fréquentation de l'un de ces établissements, il est atteint d'une affection contagieuse, il sera rendu immédiatement à ses parents, et ne sera admis, de nouveau, qu'après avoir été reconnu complètement guéri et incapable d'en propager les germes.

Enfin la visite du médecin devra, en outre, avoir pour objet de constater si l'enfant a été vacciné ; aucune admission ne devant être tolérée sans que la vaccination ait été subie avec succès, qu'il en existe des traces légitimes, que l'enfant en produise un certificat à l'appui, ou soit soumis à une vérification.

III. — Adolescence et Maturité.

(Voir les sept leçons qui précèdent).

IV. — Vieillesse.

DE SOIXANTE ANS A LA MORT.

Vieillesse. — Ses caractères. — Ses règles hygiéniques. — Chaleur et froid. — Vêtements. — Bains. — Aliments. — Exercices intellectuels. — Exercices corporels.

La vieillesse est caractérisée par la dégradation générale, progressive et plus ou moins rapide de l'économie. Ses principaux signes extérieurs sont : la blancheur ou la perte des cheveux, les rides de la peau, l'abaissement de la température, la chute des dents, l'affaissement du corps, etc.

Tous les organes dans leur structure, toutes les fonctions dans leur accomplissement, subissent des modifications qui traduisent leur déchéance, signe avant-coureur de leur prochain anéantissement. La mémoire se perd et les autres facultés intellectuelles s'affaiblissent; les sens s'émoussent; la circulation languit et s'embarrasse; l'activité de la respiration et la production de la chaleur, qui en dépend, diminuent ; les fonctions digestives deviennent imparfaites ; les muscles perdent de leur force et de leur puissance contractile ; ils ne soutiennent plus les os qui constituent la charpente du corps ; la marche s'alourdit et se ralentit.

Enfin la décadence, l'épuisement de l'organisme a atteint son dernier terme et la mort arrive.

Nous avons déjà exposé les règles hygiéniques à suivre pendant cette période de la vie, nous allons les résumer ici.

Préceptes hygiéniques.

Éviter les appartements dans lesquels le froid et la chaleur sont exagérés.

Porter des vêtements chauds et épais ; en augmenter peu à peu le nombre pour se bien garantir du froid et des vicissitudes atmosphériques.

Éviter toute compression, toute ligature capable d'entraver la circulation et de produire des congestions sur les organes intérieurs, surtout sur le cerveau et les poumons qui y sont déjà prédisposés.

S'abstenir de bains froids qui exposent aux congestions, par suite de la diminution de la caloricité, de la lenteur et de l'insuffisance de la réaction.

Faire usage d'une nourriture choisie, peu abondante, et composée d'aliments d'une facile digestion.

Manger lentement, à cause de l'imperfection de la mastication et de l'insalivation.

Réduire le nombre des repas à deux par jour, et faire celui du soir léger.

Éviter les sensations vives, les émotions profondes, les travaux intellectuels prolongés.

Faire tous les jours un exercice modéré, afin d'activer la circulation dans les membres et les parties périphériques du corps, et de prévenir les congestions sur les organes internes.

V. — De la mort.

La mort. — Inhumation précipitée, — Nécessité de la prévenir. — Article 77 du Code civil. — Mode de constatation des décès dans les grandes villes — Son imperfection dans les petites villes. — Abscence de vérification des décès dans les campagnes, — Difficulté de l'y établir. — Prix fondé par le marquis d'Ourches. — Signes de la mort réelle.

La mort est le terme fatal de la vie que chacun redoute, et que chacun doit subir tôt ou tard. La crainte qu'elle inspire, associée à l'horreur des angoisses inséparables d'un retour à la vie, après que le corps aurait été enfermé dans un cercueil et déposé dans le sein de la terre, a imposé aux législateurs la préoccupation d'en assurer la certitude, et l'obligation de prévenir, par des lois, des ordonnances, des règlements ou des institutions, l'inhumation avant l'extinction certaine de l'existence.

En France, le mode de constatation de la mort et le délai après lequel l'inhumation peut avoir lieu, sont réglés par l'article 77 du Code civil (1).

L'exécution en est ainsi pratiquée à Paris et dans beaucoup de grandes villes : le délai ne commence que 24 heures après la déclaration à l'état civil ; le permis d'inhumation n'est délivré par l'officier municipal qu'après vérification de la mort réelle faite par un médecin assermenté ; s'il y a doute, on surseoit à l'inhumation, qui n'a

(1) Art. 77. Aucune inhumation ne sera faite sans une autorisation, sur papier libre et sans frais, de l'officier de l'état civil, qui ne pourra la délivrer qu'après s'être transporté auprès de la personne décédée, pour s'assurer du décès, et que vingt-quatre heures après le décès, hors les cas prévus par les règlements de police.

lieu qu'après une nouvelle visite et un rapport spécial du médecin vérificateur (1).

Ce mode de vérification des décès est facile à appliquer dans les villes, et dans toutes les agglomérations de population où existent un ou plusieurs médecins; mais elle est presque impraticable à la campagne où fermes, hameaux, villages, bourgs, sont souvent à de très-grandes distances du médecin qui pourrait être appelé à faire cette vérification (2).

On comprend, dès lors, combien il serait important de porter à la connaissance du plus grand nombre un moyen simple, facile et infaillible de reconnaître la réalité de la mort. C'est le but qu'à voulu atteindre le marquis d'Ourches, en fondant un prix considérable pour *la découverte d'un signe de mort accessible à de pauvres villageois sans*

(1) Dans certaines villes, — sans doute pour éviter une perte de temps, — c'est au contraire la demande de certificat au médecin qui est la *première* formalité remplie, et cette demande a lieu presque *aussitôt* après le décès « pour aller faire la déclaration à la mairie ». Quelle valeur peut avoir un certificat délivré avant que les signes de la mort réelle se soient manifestés. Aussi le médecin, qui est toujours celui qui a donné des soins à la personne décédée, et qui a suivi les progrès de la maladie, croit-il, le plus souvent, pouvoir le délivrer sans se déplacer. C'est de cette circonstance que le certificat tire toute sa valeur!.... et la loi est éludée par toutes ces irrégularités.

(2) Un membre de l'Académie de médecine achète dans une commune, à quelques lieues de Paris, une grande propriété. Plus tard il est nommé maire. La vérification des décès n'était pas faite dans son village. Il s'empresse d'établir cette institution et, comme la commune est pauvre, il fait les frais de visites médicales en posant un chiffre très-convenable d'honoraires; malgré ces conditions, il n'a pu obtenir une constatation régulière des décès; il a dû y suppléer de sa personne. (DEVERGIE.)

C'est que, en effet, il faudrait à un médecin qui pratique à la campagne autre chose que des honoraires convenables; il lui faudrait le temps et parfois une résistance surhumaine à la fatigue, ou qu'il n'eût pas des vivants à visiter.

instruction. Ce signe n'a pas été découvert; mais si, en dehors de la putréfaction, il n'existe aucun signe qui puisse, *à lui seul*, servir à affirmer que la mort est réelle, la certitude peut néanmoins s'acquérir par la constatation de l'absence ou de l'existence d'un ensemble de phénomènes cadavériques. Nous en allons exposer les principaux, en laissant de côté ceux qui ne se décèlent qu'à l'aide d'instruments et de médicaments particuliers (ophtalmoscope, électricité, thermomètre, ventouse, atropine, ésérine), qui ne sont pas à la portée de tout le monde, et exigent pour leur emploi des connaissances spéciales. Ces phénomènes cadavériques sont :

1° *L'absence des battements du cœur*. — Elle se constate en appliquant l'oreille sur le sein gauche, et en écoutant avec attention. Le plus grand intervalle qui puisse séparer les battements du cœur étant de 7 secondes, on peut affirmer la réalité de la mort quand la cessation de ces battements a duré quelques minutes (1).

2° *L'absence de coloration violacée ou bleuâtre de la peau et de tuméfaction au-dessous d'une ligature*. — L'application du lien se fait sur la partie supérieure de l'avant-bras ou sur un doigt. Dans le premier cas, on ne voit se produire, au-dessous du lien, ni gonflement des veines, ni coloration rouge violacée de la peau, ni enfin tuméfaction de la main et des doigts. Dans le second, le doigt ligaturé ne prend pas la teinte bleuâtre et ne se tuméfie pas.

3° *Lividités cadavériques*. — Ces lividités sont formées par des taches ou plaques violacées ou rougeâtres, de

(1) A ce signe on peut ajouter l'absence de la respiration, quoique cette absence soit d'une valeur beaucoup moindre.

forme irrégulière et d'étendue variable. Elles se montrent à la peau plusieurs heures après la mort, et en même temps que se produit le *refroidissement cadavérique*. Elles ont le plus souvent pour siége les parties déclives du corps.

4° *Rigidité cadavérique.* — Elle a pour caractères le *durcissement* des muscles, leur *résistance* à l'extension et leur *raccourcissement*, d'où résulte le rapprochement des mâchoires, la flexion des doigts, enfin la difficulté de faire mouvoir les membres. Elle se manifeste, en général, dans les six premières heures qui suivent la mort, quelquefois plus tardivement, et presque toujours en même temps que le corps se refroidit. Elle dure d'autant plus longtemps qu'elle commence plus tard, et que la température est moins élevée. Elle est remplacée par le *relâchement* musculaire dont le retour précède immédiatement la putréfaction. Elle se montre plus tard dans les cas de mort violente et dure longtemps. Elle est précoce et dure moins, à la suite des maladies aiguës ou chroniques qui épuisent les forces.

5° *Tache scléroticale.* — Cette tache est de couleur noirâtre, de forme ronde, ovale ou triangulaire. Elle se montre

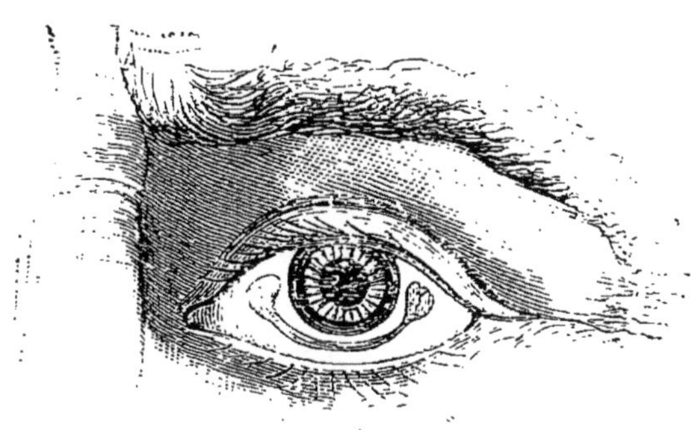

au côté externe du *blanc de l'œil* (la sclérotique), et augmente de plus en plus d'étendue. Il s'en forme plus tard une semblable au côté interne, puis bientôt ces deux taches se dirigent l'une vers l'autre, se réunissent et forment transversalement une ligne courbe à convexité inférieure; quelquefois cette ligne courbe se montre la première.

6° *Flétrissure du globe de l'œil.* — Ses caractères sont : l'apparence *terne* de la cornée transparente, la *flaccidité* de cette membrane, son *affaissement* et son *plissement*, quelquefois enfin la formation, à sa surface, d'une *toile glaireuse*.

7° *Brûlure ou cautérisation de la peau.* — Lorsqu'en approchant de la peau, de la pulpe d'un doigt, un corps incandescent — fer rouge, charbon en ignition, flamme d'une bougie ou d'une allumette, — il se produit un soulèvement de l'épiderme, une ampoule remplie de sérosité et entourée d'un cercle rouge plus ou moins prononcé (aréole), ce n'est pas un signe certain de persistance de la vie; mais lorsque au lieu de *sérosité*, l'ampoule ne contient que de la *vapeur d'eau* et que l'*aréole* ne se produit pas, c'est un signe de mort.

Putréfaction. — Elle débute par l'*affaissement* des parties molles, le *relâchement* des muscles et la *cessation de la rigidité* : elle est caractérisée par la *couleur verte* de la peau du ventre qui, distendu par des gaz, se ballonne, et par une *odeur fétide* particulière, *l'odeur de relent*, etc.

Les signes de la mort qui précèdent peuvent se diviser en deux catégories : 1° ceux qui se reconnaissent par la seule inspection du corps, ce sont les meilleurs et les plus certains; 2° ceux qui nécessitent des procédés divers pour se manifester.

Les premiers sont :

L'absence des battements de cœur pendant quelques minutes, et de la respiration, — la rigidité cadavérique, —

les lividités cadavériques, — la tache scléroticale, — la flétrissure du globe de l'œil, — la putréfaction.

Les seconds sont fournis par :

L'absence d'une coloration violacée ou bleuâtre de la peau, et de tuméfaction au-dessous d'une ligature, — l'absence d'une aréole rouge et d'une phlyctène remplie de sérosité dans la brûlure de la peau.

Comme nous l'avons dit, aucun de ces signes pris *isolément* ne peut servir à constater la réalité de la mort, parce qu'il est telles circonstances, telles conditions, telles maladies à la suite desquelles la mort ne serait qu'*apparente* et où chacun d'eux pourrait induire en erreur; mais associés et se contrôlant les uns les autres, ils permettent d'affirmer la certitude de la mort.

CONSTITUTION — TEMPÉRAMENT

Constitution. — Définition et caractères. — *Tempérament.* — Définition. — Tempérament sanguin. — Tempérament lymphatique. — Tempérament nerveux. — Tempérament bilieux. — Tempéraments mixtes. — Principes hygiéniques applicables aux divers tempéraments.

I. — Constitution.

La *constitution* est l'état général de l'organisation particulière de chaque individu, caractérisé par la régularité des diverses fonctions, le degré de force physique et de vitalité, ou de résistance aux causes de maladie; état qu'on exprime par les mots *force* et *faiblesse* : constitution forte, constitution faible.

II. — Tempérament.

Le *tempérament* est une manière d'être spéciale, plus ou moins constante chez le même individu, compatible avec la santé, et due à l'influence qu'exerce sur l'économie la prédominance d'action d'un organe ou d'un système d'organe.

On admet quatre tempéraments, qui sont : les tempéraments sanguin, lymphatique, nerveux et bilieux.

Tempérament sanguin. — Il a pour caractères une peau douce, blanche et légèrement rosée, un visage coloré, un col court, des cheveux châtains, un embonpoint modéré, des chairs fermes, des muscles puissants, une intelligence et une imagination développées, des sensations vives, des passions violentes, une respiration large et profonde et une grande activité de toutes les fonctions, un pouls fort et développé, une abondance de sang (pléthore), une disposition aux hémorrhagies et aux inflammations, et une grande facilité à réparer les pertes de sang.

Tempérament lymphatique. — Il a pour traits un teint pâle ou blafard, des joues plaquées de rouge, des yeux bleus, des lèvres épaisses, peu colorées, des dents plus ou moins altérées ou d'un blanc bleuâtre, des cheveux blonds ou rouges ou chatain-clair, une peau blanche et fine, mince, sillonnée de veines et assez souvent marquée de taches de rousseur, des chairs molles, des muscles peu énergiques, une intelligence lente, une langueur de toutes les fonctions.

Avec ce tempérament, on est prédisposé aux inflammations des membranes muqueuses, aux maladies de la peau et aux engorgements glandulaires; on offre peu de résistance aux causes de maladie, et celles-ci sont plus rebelles et tendent à devenir chroniques.

Tempérament nerveux. — Ce tempérament se distingue par une taille peu élevée, un visage pâle et maigre ; une physionomie mobile et expressive, des yeux vifs, des mouvements brusques et saccadés, des muscles grêles ou peu développés, une impressionnabilité extrême qui fait de tout souffrance ou plaisir, des alternatives d'une grande exaltation cérébrale et musculaire et d'une prostration profonde. Ce tempérament prédispose aux maladies nerveuses et aux accidents sympathiques de même nature, aux irrégularités des fonctions digestives et aux caprices de l'appétit.

Tempérament bilieux. — Ce tempérament se manifeste par les caractères suivants : visage sec ; peau de teinte foncée un peu jaunâtre ; yeux et cheveux noirs ; physionomie intelligente qui accuse un caractère ferme, hardi et opiniâtre ; passions intenses et durables ; charpente osseuse forte ; muscles prononcés et vigoureux ; formes peu arrondies ou rudes ; grande activité de toutes les fonctions, mais surtout des fonctions hépatiques et digestives.

Ce tempérament prédispose aux maladies du foie et du tube digestif, et aux hémorrhoïdes.

Tempéraments mixtes ou composés. — Des tempéraments dont les caractères viennent d'être décrits, le tempérament sanguin et le tempérament bilieux se manifestent particulièrement chez l'homme, tandis que le tempérament lymphatique et le tempérament nerveux appartiennent plutôt à la femme.

Mais, le plus souvent, au lieu de se montrer isolés et sans mélange, ces tempéraments s'associent deux à deux et produisent les combinaisons suivantes :

Tempérament nervoso-sanguin. — Il est fréquent chez les montagnards (basques et dauphinois).

Tempérament nervoso-lymphatique. — Il est prédominant chez la femme.

Tempérament sanguin-lymphatique. — Il est commun chez les populations du nord (belges, normands, etc).

Préceptes hygiéniques.

Tempérament sanguin. — Faire usage d'une alimentation très-modérée ou peu abondante; principalement composée de viandes blanches, de végétaux frais, de fruits,

S'abstenir de boissons stimulantes fermentées et distillées (vins généreux, café, liqueurs alcooliques); — l'eau est dans ce cas la meilleure boisson.

S'abstenir aussi d'assaisonnements excitants âcres et aromatiques.

Faire fréquemment de l'exercice en plein air, afin de mettre en jeu tous les muscles et de diminuer la surabondance du sang.

Eviter la chaleur des appartements étroits et peu aérés qui porte le sang à la tête.

Tempérament lymphatique. — Respirer un air pur et abondamment renouvelé.

Demeurer à la campagne dans un lieu sec et élevé, dans une habitation exempte de toute humidité et bien aérée.

Faire usage d'une alimentation abondante et azotée, tonique et reconstituante (viandes noires rôties, assaisonnements stimulants), et un usage très-modéré de viandes blanches, de légumes frais, d'aliments féculents non fermentés et de graisses.

Boissons stimulantes et fermentées, alcooliques, amères (vins généreux, bière, café).

Exercice régulier et assez énergique, mais en rapport avec les forces.

Toniques généraux et locaux. — (Vêtements de laine sur la peau, ablutions, affusions ou douches froides très-courtes, frictions sèches énergiques).

Tempérament nerveux. — Eviter les causes capables

d'éveiller la susceptibilité du système nerveux, en particulier celles qui agissent sur les facultés intellectuelles.

L'alimentation ne sera ni stimulante ni débilitante.

Faire un usage fréquent de bains tièdes prolongés ou de bains froids.

Se livrer à un exercice suffisant pour développer et fortifier les muscles, et substituer l'activité physique et musculaire à l'activité cérébrale, et à l'irritabilité nerveuse.

Tempérament bilieux. — Avoir tempérance et sobriété.

S'abstenir d'une nourriture excitante et surabondante, de viandes noires, d'aliments gras et sucrés, de condiments stimulants, et de tout excès de boissons alcooliques.

Maintenir la liberté du ventre.

Éviter les émotions morales trop vives.

Prendre beaucoup d'exercice.

DES ÉQUIVALENTS NUTRITIFS.

Équivalence des aliments. — Ration alimentaire quotidienne. — Ses équivalents en carbone, azote, amidon, matières albuminoïdes, corps gras. — Tableaux, Planches de la composition des aliments les plus usuels. — Observation. — Principaux phénomènes de la digestion.

L'équivalence des aliments en principes nutritifs, c'est-à-dire les quantités par lesquelles ils peuvent se remplacer les uns les autres, se tire de leur composition en carbone et azote ou en amidon et matière albuminoïde ou azotée. En établissant, en aliments frais, la ration quotidienne d'entretien, d'un homme de 65 kilogrammes, se livrant dans nos climats à un exercice modéré, il sera facile, à l'aide des tableaux suivants, de composer un régime en rapport avec les différentes conditions d'âge, de tempérament, de travail, etc.

Cette ration et ses équivalents peuvent être ainsi fixées :

ALIMENTS FRAIS	Carbone	Azote	Amidon (hydrate de carbone)	mat. albuminoïde ou azotée	Corps gras
	gr.	gr.	gr.	gr.	gr.
Pain, 850 grammes. . . .	255	8.5	408	76.4	8.5
Viande, 250 —	25	7.5	»	51.6	7 2
Graisse, 60 —	»	»	»	»	58.8
	285	26 »	408	128 »	75.5

Il faut ajouter à cette ration quotidienne environ 15 grammes de chlorure de sodium ou sel marin.

Le rapport de la matière albuminoïde à l'amidon et aux corps gras est 1 : 3.2 : 0.59.

Voici d'après Payen les proportions d'azote et de carbone, et d'après M. le Dr de Nédats, de Saint-Pétersbourg, les proportions approximatives d'albumine et de graisse, d'albumine et d'amidon, contenues dans les aliments de nature animale et de nature végétale les plus usuels :

Tableau des proportions d'azote et de de carbone contenues dans 100 parties de substance fraîche. (PAYEN.)

NOM DE L'ALIMENT	AZOTE	CARBONE
Viande fraîche (sans os)	3 »	11 »
Bœuf rôti.	3.53	17.76
Foie de veau	3.09	15.68
Foie gras d'oie	2.12	65.58
Chair de raie.	3.85	12.25
— d'anguille de mer (congre).	3.95	12 »
— de morue salée.	5.02	16 »
— de harengs salés	3.11	25 »
— — frais.	1.83	21 »
— de merlan	2.41	9 »
— de maquereau.	3.74	19.26
— de sole	1.91	12.25
— de saumon	2.09	16 »
— de brochet	3.25	11.50
— de carpe	2.40	12 40
— de goujon.	2.77	13.50

NOM DE L'ALIMENT	AZOTE	CARBONE
Chair d'anguille.	2 »	30.05
— de homard (crue)	2.93	10.96
Caviar de Russie	4.49	27.41
Chair d'huîtres	213	7.18
Escargots	2.50	9.28
Œufs de poule (blanc et jaune)	2.60	13.50
Lait de vache	0.55	8 »
Fromage de Brie	2.93	33 »
— de Gruyère	5 »	38 »
— de Chester	4.12	41.04
— de Parmesan	7 »	40 »
— de Roquefort	4.21	44.44
— de Camembert	3 »	33.05
Fèves	4.50	42 »
Haricots	3.92	43 »
Lentilles	3.87	43 »
Pois secs ordinaires	3.66	44 »
Pois cassés séchés verts	3.91	46 »
Blé dur du midi	3 »	41 »
Blé tendre	1.81	39 »
Farine blanche de Paris	1.64	38.50
— de seigle	1.75	41 »
Orge d'hiver (escourgeon)	1.90	40 »
Maïs	1.70	44 »
Sarrasin	2.20	42.50
Riz	0.99	41 »
Gruau d'avoine	1.93	44 »
Pain blanc de Paris (33 0/0 d'eau	1.08	29.50
Pain de munition actuel (35 0/0 d'eau)	1.20	30 »
Pommes de terre	0.33	11 »
Igname batate d'Algérie	0.39	13 »
Carottes	0.31	5.50
Champignons de couche	0.66	4.52
Morelle	0.64	5.10
Truffes noires	1.35	9.45
Châtaignes ordinaires	0.64	35 »
Châtaignes sèches	1.04	48 »
Figues fraiches	0.41	15.50
— sèches	0.92	34 »
Pruneaux	0.75	28 »
Amandes douces fraîches	2.68	40 »
Noix fraîches	1.40	10.65
Café (dans une infusion de 100 grammes)	1.10	9 »

NOM DE L'ALIMENT	AZOTE	CARBONE
Thé (dans une infusion de 100 grammes).	1 »	10.50
Chocolat (pour 100 grammes)	1.52	58 »
Lard	1.18	71.14
Beurre frais.	0.64	83 »
Huile d'olive	traces	98 »
Bière forte	0.08	52 »
Alcool pur	» »	4.50
Eau-de-vie ordinaire	» »	27 »
Vin.	0.015	4 »

Les nombres de la première colonne multipliés par 6,50 donnent approximativement le poids de la substance azotée sèche. (GAUTIER d'après PAYEN.)

OBSERVATION. — Il ne faut pas oublier que la valeur des aliments azotés est plus en rapport avec la quantité d'azote qu'ils livrent à l'absorption et à l'assimilation qu'avec celles qu'ils contiennent avant d'avoir subi l'action des organes digestifs. Ce qui revient à dire : « ce n'est pas ce qu'on mange qui nourrit, mais ce qu'on digère ».

Tableau comparatif des proportions approximatives d'albumine, de graisse et d'amidon contenues dans 100 parties des aliments les plus usuels. (Dr DE NÉDATS de St-Pétersbourg.)

SUBSTANCES ALIMENTAIRES	ALBUMINE	GRAISSE
Bœuf cru	15 »	30 »
— cuit.	21.42	44.79
— salé.	25.50	0.20
Veau	16.50	16.50
Mouton.	12.50	40 »
Porc	10 »	50 »
Foie de bœuf.	19.90	4.10
— de veau	20.10	5.58
Rein ou rognon de mouton	17.20	2.10
Cervelle de mouton	10.50	7.70
Volaille.	20 »	1.20
Canard	24.40	2.30

SUBSTANCES ALIMENTAIRES	ALBUMINE	GRAISSE
Oie	17 »	3 »
Pigeon	18.50	1 »
Lard frais	7.10	66.80
Œufs (blanc et jaune)	13.50	12.50
Lait de femme	3.20	3.34
— de vache	4.30	3.70
— de chèvre	4.50	4.10
— d'ânesse	1.70	1.40
Fromage de Gruyère	31.50	24 »
— de Chester	86 »	26.30
— de Hollande	29.40	27.50
— de Parmesan	44 »	16 »
— de Roquefort	26.52	30 »
— de Neuchâtel	13.03	41.91
— de Brie	18.48	25.73
Saumon	18.19	4.16
Morue salée	31.50	0.38
Hareng salé	17.50	12.70
Brochet	20.50	0.60
Anguille	9.90	13.80
Caviar d'esturgeon	31 »	4 »
Homard	19.17	1.17
Huîtres	14.01	1.51
Moules	11.72	2.42
		AMIDON
Farine de froment	14.16	63 »
— de seigle	12 »	59.84
Pain de froment	7.91	42.70
— de seigle	9.16	36.25
Pommes de terre	1.40	15.50
Haricots	24 »	36 »
Pois	23.40	37 »
Lentilles	25.20	56 »
Sarrasin	8.60	50 »
Maïs	10 »	65 »
Riz	6.50	74.10
Gruau de millet	10.30	66.10
— d'avoine	11.70	64 »
— d'orge mondé	6.31	69.40
Champignons blancs	10 »	» »

PLANCHES

Représentant les proportions approximatives d'albumine, de graisse et d'amidon contenues dans 100 parties des aliments de nature animale et de nature végétale les plus usuels.

(Dr J. Nedats, de Saint-Pétersbourg).

ALIMENTS DE NATURE ANIMALE.

Bœuf cru	Bœuf cuit	Bœuf salé	Veau	Mouton	Porc	Foie de bœuf	Foie de veau	Rein ou Rognon de mouton	Cervelle de mouton	Volaille	Canard	Oie	Pigeon	Lard frais
30,00	44,77	25,50	16,50	40	50,00	19,90	20,10	17,2	10,5	20,00	24,40	17,00	18,50	68,8
15,00	21,42	0,2	16,50	12,5	10,00	4,10	5,58	2,10	7,7	1,20	2,30	3,00	1,50	7,1

Albumine — Graisse

ALIMENTS DE NATURE ANIMALE.

	Œuf	Lait de femme	Lait de vache	Lait de chèvre	Lait de ânesse	Fromage de gruyère	Fromage de chester	Fromage de hollande	Fromage de parmesan	Fromage de roquefort	Fromage de neufchâtel	Fromage de brie
Albumine	13,50	3,20	4,30	4,50	1,70	31,50	26,00	29,4	44,00	28,52	13,04	18,48
Graisse	12,50	3,34	3,70	4,10	1,40	24,00	26,30	27,50	16,00	30,00	45,91	25,73
Sucre		3,71	5,20	5,80	6,40							

ALIMENTS DE NATURE ANIMALE.

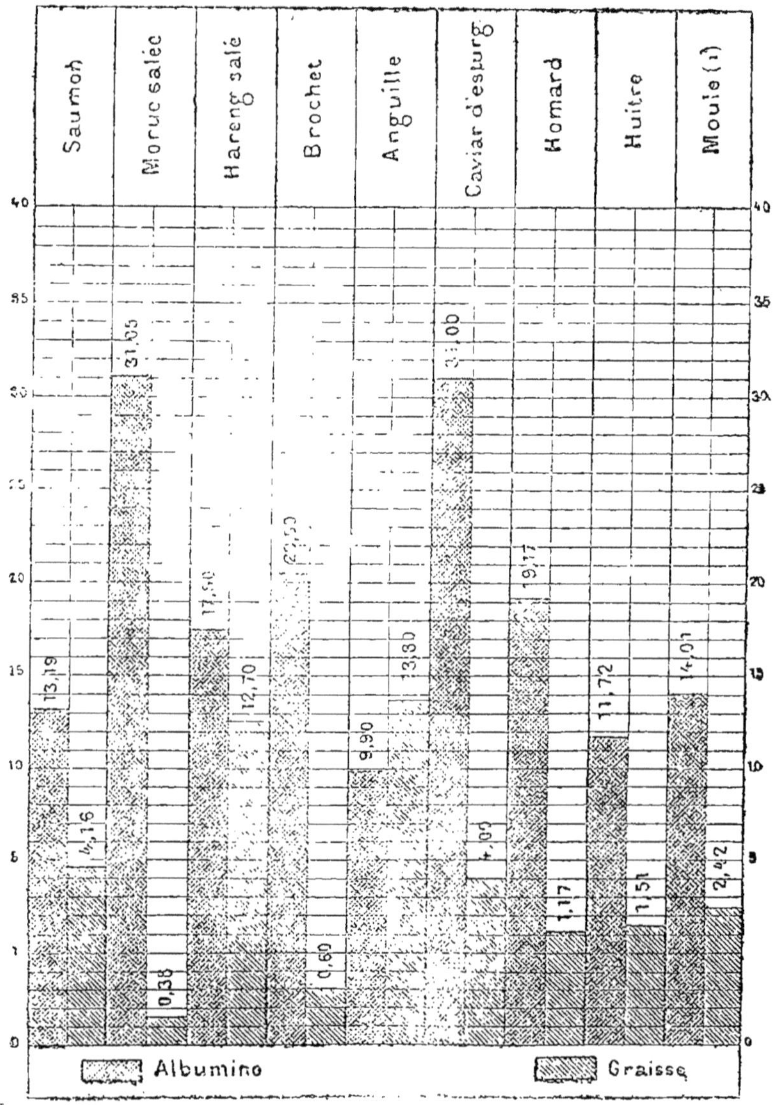

	Albumine	Graisse
Saumon	13,19	4,16
Morue salée	31,05	0,38
Hareng salé	17,90	12,70
Brochet	22,50	0,60
Anguille	9,90	13,80
Caviar d'esturg	31,00	4,03
Homard	19,17	1,17
Huître	11,72	1,51
Moule (1)	14,01	2,42

Échelle : 0, 5, 10, 15, 20, 25, 30, 35, 40

Albumine — Graisse

ALIMENTS DE NATURE VÉGÉTALE.

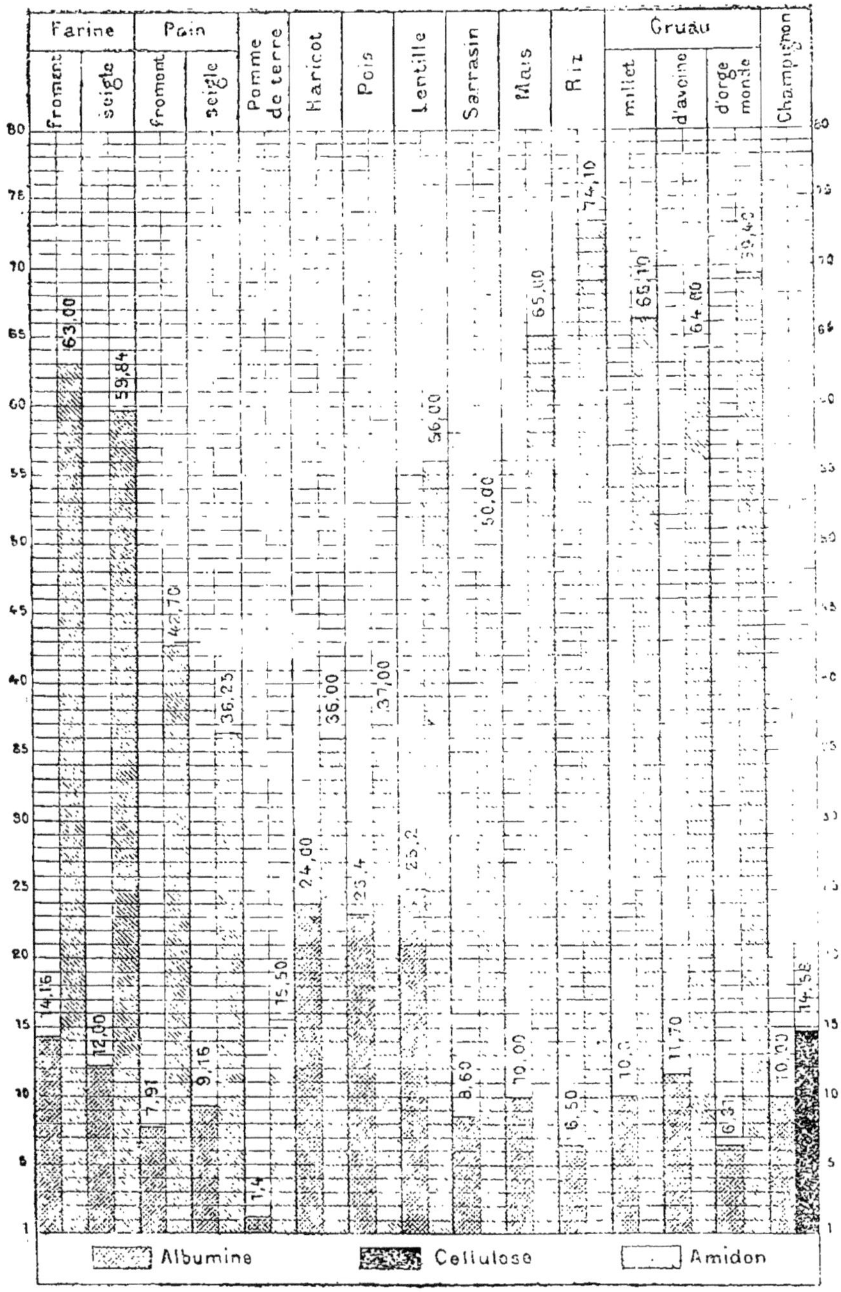

	Albumine	Amidon (sommet de la colonne)
Farine — froment	14,16	63,00
Farine — seigle	12,00	59,84
Pain — froment	7,91	42,70
Pain — seigle	9,16	36,25
Pomme de terre	1,4	15,50
Haricot	24,00	36,00
Pois	23,4	37,00
Lentille	25,2	56,00
Sarrasin	8,60	50,00
Maïs	10,00	65,00
Riz	6,50	74,10
Gruau — millet	10,0[illegible]	65,10
Gruau — d'avoine	11,70	64,60
Gruau — d'orge mondé	6,31	69,40
Champignon	10,00	14,58

Échelle : 1 à 80.

Albumine — Cellulose — Amidon

ALIMENTS DE NATURE VÉGÉTALE.

Concombre 0,20 2,50
Chou 1,40 7,10
Navet Tourneps 1,22 3,50 3,63
Betterave 2,60 10,00
Carotte 0,60 6,40
Artichauds 3,10 1,90 14,70
Epinards 2,00 6,00
Asperges 2,20 2,70
Panais 1,10 9,60 5,58
Topinambour 3,1 16 0,13
Truffe 8,7 16,5

0 0,5 1 5 10 15 20 25 30

Albumine Amidon Sucre Cellulose

Observation.

En outre des principes immédiats indiqués dans les tableaux qui précèdent (albumine, graisse et amidon [1]), de Nédats fait voir que les aliments contiennent dans des proportions diverses de l'eau, des sels, du sucre, de la cellulose, etc.

L'*eau* fait partie des substances alimentaires tirées du règne animal dans la proportion de 50 à 75 0/0.

Les farines des céréales et des légumineuses en contiennent environ 15 0/0.

Dans les légumes herbacés et les fruits elle entre pour 75 à 90 0/0.

Les *sels* sont associés à nos aliments dans la proportion de 1 à 6 0/0; ils s'élèvent à 20 0/0 dans le bœuf salé et la morue salée.

Le *sucre* s'y rencontre, soit à l'état de sucre cristallisable ou sucre de canne, comme dans la betterave, la carotte, etc., soit à l'état de sucre incristallisable ou *glucose*, comme le sucre de raisin, le sucre de lait, le sucre de fruits. C'est sous ce dernier état qu'il existe dans la plupart des substances alimentaires. En très-petite quantité dans les aliments de nature animale, il est plus abondant dans les farines des céréales et des légumineuses, et dans certains légumes herbacés; plus encore dans les fruits où il peut s'élever jusqu'à 15 0/0.

La *cellulose* forme la charpente (la fibre ligneuse) des

(1) La graisse, plus ou moins abondante dans les substances alimentaires de nature animale, n'existe qu'en très-petite quantité dans la plupart des aliments végétaux, où elle ne s'élève que de quelques millièmes à quelques centièmes, excepté dans les fruits oléagineux où elle peut atteindre la proportion de 50 0/0.

tissus végétaux et la partie fondamentale de la paroi primaire des cellules végétales. Les farines des céréales et des légumineuses n'en contiennent qu'une proportion moyenne de 1 à 3 0/0, cependant elle s'élève à 8 et à 10 0/0, dans le pois et le haricot (1) et aussi dans quelques racines potagères (le panais, etc.), et à 14 et 16 0/0 dans le champignon et la truffe dont le tissu charnu est dense et compacte.

Principaux phénomènes de la digestion. — L'albumine, la graisse et l'amidon sont les parties nutritives fondamentales de nos aliments; c'est à l'aide de ces matières que l'organisme se construit, se conserve, se renouvelle et se perpétue. Aussi nous paraît-il opportun de dire ici quelques mots de l'action qu'exercent les organes digestifs sur ces divers principes immédiats des aliments, et du rôle que ces principes jouent dans l'organisme après avoir été absorbés et être parvenus, charriés par le sang, dans la trame de nos organes. Leur digestion, en effet, ne s'opère ni de la même manière, ni dans les mêmes parties du tube digestif.

Les matières azotées : la *fibrine* de la viande de boucherie et du sang, la *caséine* du lait, le *gluten* (fibrine végétale) des céréales, la *légumine* (albumine ou caséine végétale) des différentes espèces de légumes (2), subissent, après leur arrivée dans l'estomac, l'action de la *pepsine* que contient le suc gastrique. Ce liquide a pour effet de faire passer à l'état d'albumine soluble celles de ces substances qui arrivent dans cet organe à l'état de coagu-

(1) Payen n'a trouvé que 3 0/0 de cellulose dans la farine de ces deux légumineuses.

(2) On leur donne aussi le nom de *matières albuminoïdes*, parce que leur composition se rapproche sensiblement de l'albumine du blanc d'œuf; et on appelle *protéine* la substance azotée qui paraît former le principe essentiel de toutes les matières albuminoïdes.

lation plus ou moins avancée, comme le blanc d'œuf cuit, la fibrine de la chair musculaire, ou qui s'y coagule après leur ingestion, comme la caséine du lait. Cette dissolution est nécessaire à leur absorption par les veines des intestins, et à leur transport dans le liquide sanguin de la circulation, pour concourir à la nutrition des organes, et à la formation des derniers éléments organisés (éléments plastiques ou réparateurs).

Les principes immédiats non azotés, graisse ou huile, amidon ou fécule, ne subissent au contraire aucune action de la part du suc gastrique, et éprouvent des modifications qui sont différentes pour chacun d'eux.

Les corps gras subissent un commencement d'émulsion par leur mélange avec la salive, et traversent l'estomac sans éprouver d'autre modification qu'une division extrême, qui les rend aptes à être saponifiés par la bile venue du foie, et émulsionnés par le suc pancréatique fourni par le pancréas. Ainsi préparés, ils sont absorbés par les vaisseaux chylifères, et transportés dans le sang veineux avec lequel ils pénètrent dans les poumons. La plus grande partie y est brûlée dans l'acte de la respiration et produit de l'acide carbonique, de l'eau et de la chaleur; ce qui échappe à la combustion va se déposer dans les mailles du tissu cellulaire, sous forme de globules de graisse.

L'amidon et la fécule qui, pour subir l'action complète des fluides du tube digestif, doivent être cuits, commencent à se convertir dans la bouche en dextrine, sous l'influence de la salive, traversent l'estomac sans éprouver de modification notable de la part du suc gastrique, puis, parvenus dans la première partie de l'intestin grêle (duodénum), achèvent de se transformer en *dextrine*, puis en *glucose*, au contact de la bile et du suc pancréatique. Enfin, sous cette dernière forme, ils sont absorbés, de même que l'albumine par les vaisseaux capillaires veineux de l'intestin et transportés, par le sang, dans les poumons pour y être brûlés par la respiration.

L'eau est destinée à réparer les liquides de l'économie, à délayer les substances alimentaires dans l'estomac, et à en faciliter l'absorption.

Les sels se dissolvent dans les liquides ingérés et, après avoir été absorbés, vont concourir à la reconstitution des parties inorganiques ou minérales de l'organisme.

Quant à la cellulose, elle résiste plus ou moins complétement à l'action des sucs intestinaux; c'est pourquoi les aliments qui en contiennent une certaine quantité sont d'une difficile digestion. Elle concourt à former les résidus du travail digestif qui s'accumulent dans le gros intestin, et sont ensuite expulsés au dehors.

TABLE DES MATIÈRES

PREMIÈRE LEÇON

Pages

Chapitre I. — De l'Hygiène :

Définition, but, moyen 1

Chapitre II. — Air atmosphérique :

I. Composition 5
II. Pression. 6
III. Température. 11
IV. Lumière. 19
V. Electricité 20
VI. Vents 22
VII. Altérations de l'air. 25
VIII. Des climats 29
IX. Endémies, épidémies. 32

DEUXIÈME LEÇON

Chapitre III. — Des Habitations :

I. État du sol. 39
II. Régime des eaux. 41
III. Construction de l'habitation 43
IV. Air confiné 49
V. Annexes de l'habitation. 54
VI. Chauffage, ventilation 59
VII. Éclairage. 67

TROISIÈME LEÇON

Chapitre IV. — Vêtements :

I. Substances vestimentaires 73
II. Forme des vêtements 77

Pages.

III. Des vêtements suivant les âges, les climats, les saisons 82
IV. Des vêtements appliqués sur la peau, du lit, de la propreté du linge et des vêtements 87

Chapitre V. — Des Cosmétiques. 93

Chapitre VI. — Bains, Lotions, etc. 99

QUATRIÈME LEÇON

Chapitre VII. — Des Aliments :

I. Définition, Classifications. 103
II. Aliments tirés du règne végétal 105
III. Aliments tirés du règne animal. 110
IV. Digestibilité des aliments. 115
V. Quantité des aliments 120
VI. Qualité des aliments 125
VII. Des repas. 132

CINQUIÈME LEÇON

Chapitre VIII. — Des Boissons :

I. Boissons aqueuses 138
II. Emploi des boissons aqueuses 140
III. Boissons fermentées, boissons distillées 151
IV. Effets des boissons alcooliques. 159
V. Boissons aromatiques et alimentaires 164

SIXIÈME LEÇON

Chapitre IX. — Condiments ou Assaisonnements 171

Chapitre X. — Aliments nuisibles ou toxiques. 176

Chapitre XI. — Conserves alimentaires :

I. Conservation des viandes. 188
II. Conservation d'aliments divers 193
III. Conservation des boissons 195

Chapitre XII. — Des Falsifications 198

Pages.

SEPTIÈME LEÇON

Chapitre XIII. — Hygiène des Sens :

I. Tact ou toucher 208
II. Goût 209
III. Odorat 211
IV. Ouïe. 215
V. Vue. 216

Chapitre XIV. — Veille et Sommeil, Travail intellectuel et manuel :

I. Veille 222
II. Sommeil. 224

Chapitre XV.

I. De l'exercice. 229
II. Exercices spéciaux. 232

Conclusion. 240

APPENDICE

Des Ages :

I. Première enfance 242
II. Deuxième enfance 252
III. Adolescence et maturité. 282
IV. Vieillesse 282
V. De la mort 284

Constitution, Tempérament :

I. Constitution 289
II. Tempérament 289

Des Équivalents nutritifs :

Tableau des proportions d'azote et de carbone contenues dans 100 parties de substance fraîche 294

Tableau comparatif des proportions approximatives d'albumine, de graisse et d'amidon contenues dans 100 parties des aliments les plus usuels 296

Planches représentant les proportions approximatives d'albumine, de graisse et d'amidon contenues dans 100 parties des aliments de nature animale et de nature végétale les plus usuels 299

IMPRIMERIE CENTRALE DES CHEMINS DE FER. — A. CHAIX ET Cie,
RUE BERGÈRE, 20, A PARIS. -- 14000-8.

www.ingramcontent.com/pod-product-compliance
Ingram Content Group UK Ltd.
Pitfield, Milton Keynes, MK11 3LW, UK
UKHW020200250726
13967UKWH00003B/1185